임상 아로마테라피

aromatherapy

임상 아로마테라피

The Practice of Aromatherapy

오홍근 지음

아카데미아

오홍근
의학박사 / 신경정신과 전문의 / 캐나다 대체의학박사
한국아로마테라피협회 회장 / 한국대체의학회 이사장
한국대체의학대학교수협의회 회장 / 전주대학교 대체의학대학원 원장

The Practice of Aromatherapy
임상 아로마테라피

1판 1쇄 인쇄 | 2010년 3월 5일
1판 1쇄 발행 | 2010년 3월 10일

지은이 | 오홍근

펴낸이 | 주용진
펴낸곳 | 도서출판 아카데미아
주소 | 서울시 서초구 양재동 316
전화 | 02-576-0922
팩스 | 02-577-8091
E-mail | academya@korea.com
http://www.academya.co.kr

ISBN 978-89-5938-224-8
값 18,000원

머리말

우리나라에 아로마테라피가 본격적으로 소개된 지도 어언 20년이 흘렀다. 초창기의 아로마테라피는 피부미용과 같은 향장분야에서 유행하였으며, 과학적인 바탕이 부족한 상태로 의료계에서는 별 관심을 갖지 않았으나 본격적인 웰빙 시대로 접어든 현재, 아로마테라피는 스파 문화와 함께 가장 각광을 받으며 꽃을 피우고 있다.

저자는 초기부터 아로마테라피 중에서도 의료 아로마테라피 분야에 가장 관심을 가지고 접근을 했었는데, 그 이유는 바로 아로마테라피에서 사용하는 천연 아로마 에센셜오일이 인공 화학 합성물로 만든 치료 의약품의 폐해를 벗어날 수 있는 효과적인 방법이 될 수 있을 것이라는 생각 때문이었다. 그 당시에 이미 선진국에서는 아로마테라피를 비롯한 다양한 대체요법들을 개발하고 연구하는 단계에 있었기 때문에 본 저자는 외국으로 나가 Naturopathic Medicine (자연치료의학)을 배우고 학위를 받고 오게 되었다. 이것은 병이 발생하여 전문적인 병원 치료를 받기 전에 미리 예방하고, 질병 전 단계에서 다시 건강한 상태로 돌아오게 해주는 요법이므로, 아로마테라피와 같은 대체요법은 건강 100세를 바라는 현대인들에게 가장 바람직한 건강법이라고 할 수 있다.

따라서 "임상 아로마테라피" 책은 의학적인 내용에 중심을 맞추고 임상 사례와 처방법들을 정리하였다. 이와 더불어 아로마테라피를 처음 접하거나 기존의 아로마테라피 지식으로 부족감을 느끼는 사람들에게도 도움이 될 수 있도록 기초분야 역시 함께 소개하였다. 또한 아로마 에센셜오일의 화학적 성질과 효능을 분석하고 뇌 생리학적 입장에서의 연구 결과들도 소개하고 있어 아로마테라피에 관한 과학적인 근거와 바탕을 제시하고 있는 책이라고 자부할 수 있다.

아로마테라피를 의학 임상 분야에 적용하여 환자에 직접 시술하고자 할 때 빼놓을 수 없는 또 하나의 중요한 시술법이 아로마 마사지요법이다. 이미 시중에 수많은 아로마 마사지법들이 있으나 이 책에서 소개한 것은 이미 오래전에 영국에서 마가렛 모리 여사가 창안하여 전수되고 있는 정통 영국 아로마 마사지법이다. 이 책에서는 상세한 설명은 물론 그림과 함께 수록하여 쉽게 이해할 수 있도록 하였으므로 많은 도움이 되었으면 하는 바람이다.

이 책이 정통 의료인들뿐만 아니라 대체의학과 피부 미용분야의 전문가와 이를 공부하며 실습하고 있는 학생, 그리고 향장업계에 종사하고 있는 전문가들에게도 미약하나마 도움이 되었으면 좋겠다. 또한 아로마테라피가 의료와 미용 분야에 그치지 않고 친환경 산업 분야, IT, BT, 그린 에코 허브 농산물 분야에 이르기까지 널리 활용되어 건강하고 행복한 세계를 창조하는데 이바지하기를 기대해본다.

끝으로 이 책이 나오기까지 많은 도움과 노력을 아끼지 않으신 아카데미아 출판사 여러분들에게 감사를 드린다.

2010년 3월

오 홍 근

Contents

Contents

제5장 캐리어 오일과 플로럴 워터 127

제6장 아로마 마사지 143

Contents

chapter 01

꼭 알아야 할 기초 아로마 지식

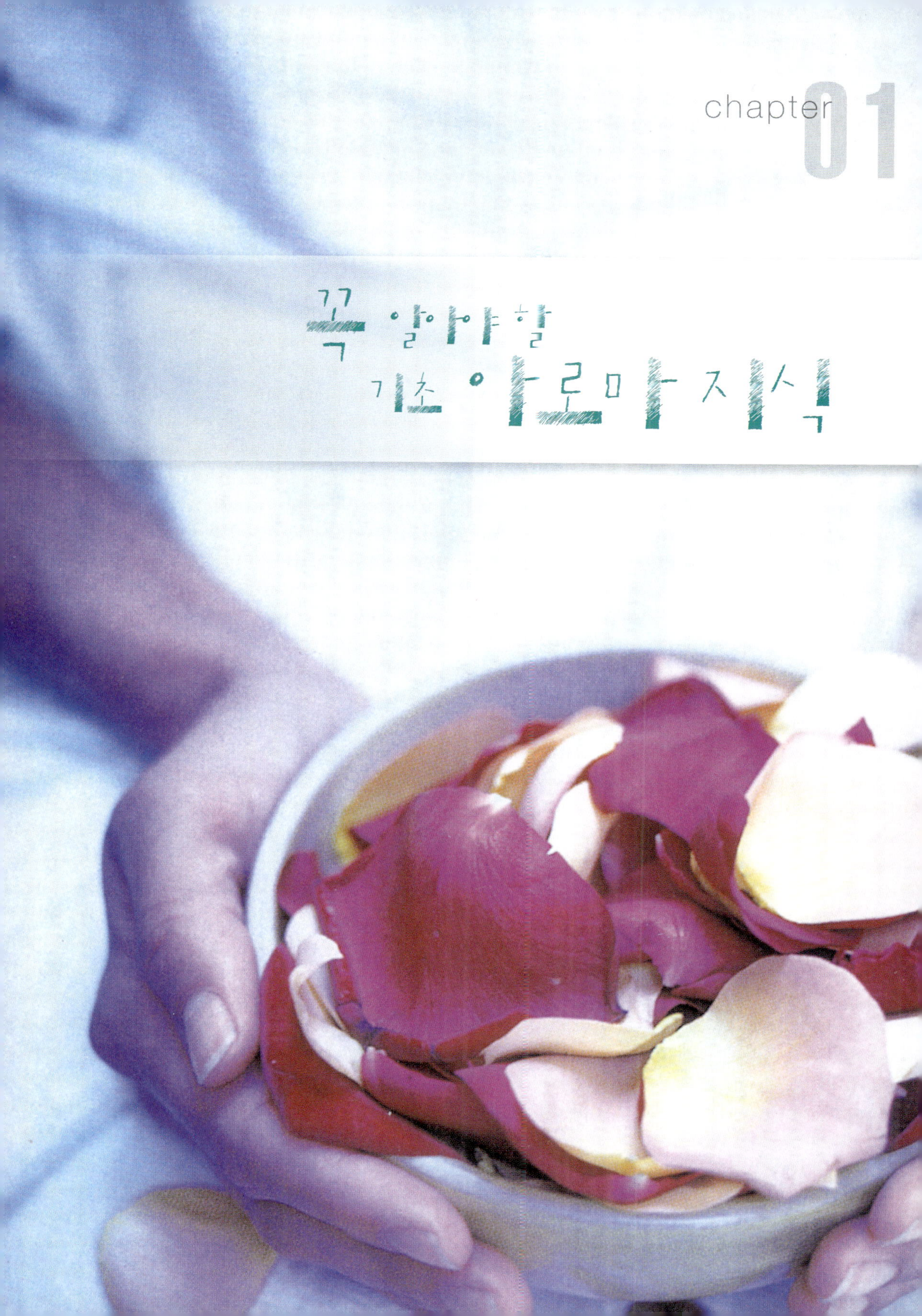

제1장

꼭 알아야 할 기초 아로마 지식

Aromatherapy

아로마테라피

아로마 향기치료에 강조되는 전인치료적 개념 Holistic concept

Holism은 전인치유란 의미를 담고 있는 용어로 몸, 마음, 영혼을 모두 치료한다는 의미이다. 그러나 실제 임상에서 이러한 개념은 어떻게 적용될 수 있을까? 하고 반문하지 않을 수 없다. Holism의 어원은 대단히 오래되어서 그리스어로 "holos" 즉 "whole"이란 뜻인 holy의 의미를 갖고 있다. 앵글로색슨과 고대 게르만어로는 치유와 건강의 의미가 있다. 이들보다 더 오래된 것으로는 산스크리스트어로 성장 growth, 양육 nourishment 의 의미를 가지며 몸을 양육시키는 것과 영혼을 살찌운다는 의미가 있다. 앞에 w자가 붙어서 wholistic이 되면 주로 육체적 건강이 완전하다 completeness 는 뜻이 되기도 한다. 정신이 문제가 있다면(영적인 부분도 마찬가지로) 아무리 신체적 치료를 해도 소용이 없다는 얘기가 된다.

결국 인간 전체를 치유하기 위해서는 개인의 병든 부분만 파고들 것이 아니라 한 인간으로서의 삶 전체를 다 훑어보아야 한다는 것이 전인치료의학 holistic medicine 이다. Holism과 allopathy (대증요법적 현대의학) 사이의 중요한 차이점은 한 개인을 독립적으로 분리해서 보지 않고 각 부분을 전체에 연결해서 보는 것에 있다. 아로마 향기치료와 같은 전인치료전문가는 증상을 분리해서 치료하지 않고 증상의 원인과 다른 요인과의 관계성을 파악해서 광의적인 치료를 펼쳐 나가는 것이 특징이다. 즉 인간과 환경의 관계도 중요시하여 보는데 자연, 식품, 공해, 사회환경, 대인관계, 생활습관, 식생활, 성격, 가족환경 등이 모두 고려되고 치유 대상이 된다.

대부분의 사람들이 일반의학에 대해 실망하게 되는 몇 가지 문제 중의 하나는 환자를 전체성을 가진 인간으로 보지 않고, 환자라는 공통분모를 의학적 틀에 꿰맞추어 보는 방식에 있을 것이다. 대부분 환자의 마음을 몸으로부터 분리된 것으로 간주하고 영혼도 같이 무시하기 일쑤여서 쉽사리 좋은 환자-의사관계를 형성하지 못한다. 그와 달리 아로마 향기치료법은 전인적 접근법을 써서 전체적 인간을 치료할 뿐만 아니라 환경에서 자연스럽게 생긴 물질과 화학적 구성분의 공통적인 성질을 가진 물질(아로마 에센셜오일)로 치료하는 것이다. 식물의 에센스는 식물의 전체적 활성 물질을 함유하고 있다. 어떤 것도 더하거나 뺄 것이 없다. 성분이 그 하나로는 해로울 수 있으나 다른 것과 균형을 이루어 치료적 효과를 만들어낸다. 무엇보다도 식물의 생명력이 담겨져 있는 에센스는 우리의 생명력에 힘을 가하고 우리에게 잠재되어 있는 치유력을 자극한다. 일반 의학은 "한 가지 증상에 한 가지 치료"라는 굳어진 개념이 도사리고 있다. 방광염이 있고 그것 때문에 불안감이 도사리고 있으면 방광염 약물 하나와 항불안제 약물 하나를 각각 투여받게 된다. 이 둘은 서로 잘 섞이지 않을 수도 있다. 이러한 경우에 아로마

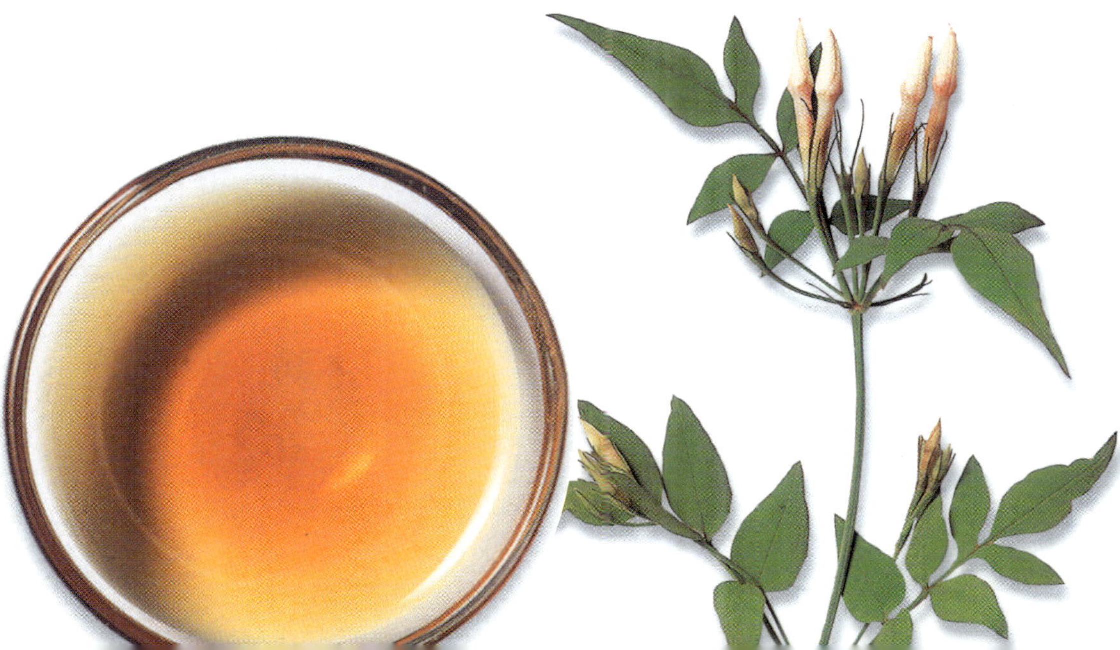

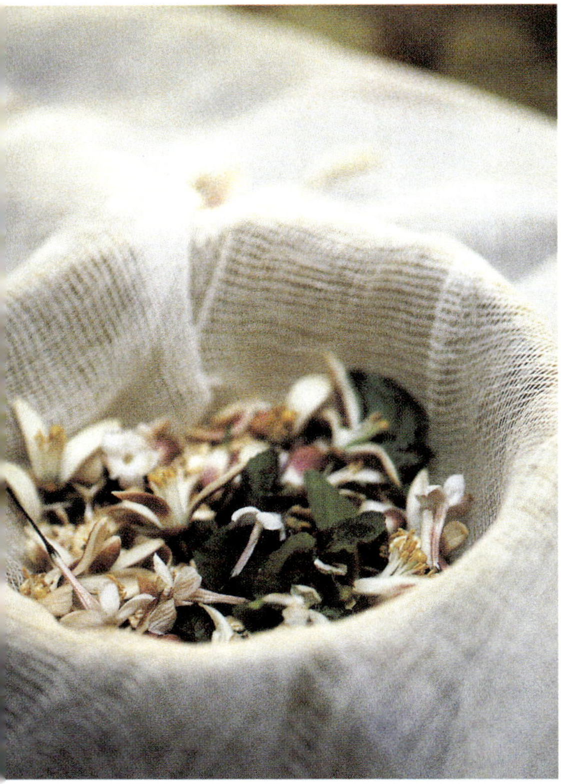

향기 치료법에서는 버가못 오일 bergamot oil 이라는 한 가지 오일로 치료해서 동반되어 있는 관련 증상 및 원인적 요인들을 치료하는 것이다. 물론 다른 아로마 에센셜오일과 합쳐 더 큰 효과를 볼 수 있다(시너지 효과 synergic effect). 치료방법도 향기를 자연스럽게 흡입하게 하거나 피부에 발라줌으로써 고통이나 불안감 없이 수행하게 한다. 3분간의 진료와 갈겨쓰는 처방전, 부작용을 걱정해야 하는 인공합성약물을 삼키게 하는 대신에 환자는 아로마 치료전문가의 종합적이고 전인적인 관심을 받게 되어 인간으로서의 가치를 느낄 수 있는 가능한 모든 것을 다 돌려받아 회복하게 된다. 처방되는 아로마 에센셜오일은 환자를 위해 특별히 제조되는 것이며 성의없이 대량으로 생산하는 화학합성 약물하고는 다르다. 아로마 향기 치료법의 배경에는 이처럼 몸, 정신, 영혼의 불협화음으로 생긴 모든 질병을 균형과 화합으로 이룩해주는 원리가 자리잡고 있다. 이러한 하모니는 각 개별 아로마 에센셜오일들을 상, 중, 하향과 같은 음계 note 의 개념으로 만들어 낸다. 색깔과 음악의 음계와 같이 혼합을 통해 화합과 치유의 효과를 창조해낸다. 따라서 아로마 치료전문가는 전인성에 대한 개념을 가지고 몸과 마음, 자연과 인간 등 자신의 주변과 분리할 수 없는 인간을 이해하고 있어야 하고 우리가 살고 있는 우주에 대해 깊은 이해가 있어야 한다. 아로마 향기 요법에서 식물의 에센스뿐만이 아니라 사람의 핵심이 되는 부분(에센스)에 대해 인식해야 하는 것이 가장 중요한 부분이다. 공식적으로 이야기해본다면 식물의 에센스는 환자의 에센스와 혼합되고 거기에 치료자의 에센스가 합쳐지게 된다. 화합을 잘 이루지 못하는 치료자는 다른 사람에게 하모니를 이끌 수 없다. 아로마 향기 요법은 색깔이나 음악과 같은 다른 요소와 잘 결합이 된다. 맞지 않는 음악이나 불쾌한 소음이 배경에 있고 거친 진료실의 색깔이 도사리고 있으면 아로마 향기 치료법의 좋은 효과를 무효로 만들어버릴 수도 있다. 치료자는

되도록 환자에게 필요한 전체성과 하모니를 제공해줄 환경 안에서 아로마 향기 치료를 하도록 노력해야 한다. 음식, 운동, 이완요법 등도 아로마 치료전문가의 치료법의 일부분이 된다. 아로마치료에 사용되는 모든 아로마 에센셜오일이 인간의 각 건강차원 즉 육체, 정신, 감정, 영적인 부분에 영향을 줄 뿐만 아니라 환자를 잘 이해하는 의사의 치료하는 태도에 의해 강화될 수 있기 때문에 전인적 치유로 설명할 수 있다. 아로마 에센셜오일이 각 차원에 작용하기 때문에 가장 전인적 형태라고 말할 수 있다는 뜻이지만 물론 아로마 향기 치료법 단독으로 치유가 충분하지 못하고 다른 치료법의 도움이 필요한 경우도 있겠다. 제대로 훈련받은 아로마 치료전문가는 환자를 치료할 때 환자의 생활의 모든 부분을 고려한다. 아로마 에센셜오일은 천연물질로써 전인적 성격을 가지고 환경을 오염시키지 않으며 지구의 자원을 고갈시키지도 않고 인간에게 자연의 에너지로 화합에 이르게 한다. 또한 아로마 치료전문가는 도움을 바라는 환자와 어울려 단지 한 부분에 대한 치료적인 수단으로만 아로마향을 사용하는 것이 아니라 한 인간의 건강에 관련한 모든 부분에 도움을 주게 된다. 믈론, 현대의학적인 치료 방법으로 간단하게 통증을 없앨 수 있을 것이다. 그리고 치료실 밖의 환자의 생활에 대해 알려고 하지 않고 치료공간에서만 환자를 치료할 수도 있을 것이다. 실제로 일부 아로마 치료전문가라고 하는 사람들도 이런 식으로 일하고 있다. 그러나 이런 것은 아로마 향기 치료법이 가지고 있는 훌륭한 특성이자 장점을 무시하고 일반 치료법과 동등하게 취급하고 있는 것 밖에 되지 않는다.

1. 아로마테라피란 무엇인가?

아로마테라피는 허브에서 추출한 휘발성 향유인 에센셜오일을 이용해 흡입이나 마사지 등의 방법을 이용해 심신을 건강하게 하는 요법을 말한다. '아로마 aroma '는 그리스어인 '향신료 spice '에서 파생된 말로써 일반적으로 좋은 향을 의미하며 '테라피 therapy '는 '치료'의 개념을 가진 '트리트먼트 treatment '를 의미한다. 즉 aroma + therapy의 합성어로 향기치료라고 한다. 아로마테라피의 기본원리는 코와 피부를 통해 향을 뇌에 전달함으로써 정신적, 신체적 치료효과를 가져오는 것이다. 아로마테라피의 기본적인 특성으로는 전인치유적 효과, 극소수의 부작용과 면역력 강화, 다양한 기능 개선 효과를 말할 수 있는데 아로마 향기치료와 전인치유적 접근 holistic approach 이라 함은 증상에만 집착하여 치료하지 않고 증상의 원인과 다른 요인과의 관계성을 파악해서 광의적인 치료를 펼쳐나가는 것을 말한다. 신경, 근육의 긴장 이완(특히 신경성 두통, 소화장애, 스트레스, 식욕부진, 불면증에 효과적), 호흡기 질환, 피부질환과 피부 관리, 각종 성인병 및 부인과 질환(질염, 생리장애, 폐경기 증후군, 생리 전 증후군, 변비, 방광염), 성적 활력 증대(특히 불감증, 발기 불능 등 성기능 장애에 효과), 수술 환자의 면역력을 증진시켜 회복기를 단축시키고, 기본적인 소독효과, 항균효과, 기억력 증진, 각성효과(치매, 학습장애)를 보여준다. 치과, 한의학, 간호학적인 영역에서 광범위하게 활용할 수 있으며 퇴행성 질환이나 암환자 재활에도 그 효과를 발휘할 수 있다.

2. 아로마테라피의 역사

유사 이전에는 약초를 이용하여 즙을 내어 상처를 치유하고, 훈증법을 이용하였다. **기원전 4000년**의 고대 중국 의서에도 아로마 허브가 기록되어 있고, **기원전 3000년** 이집트에서는 시신 방부 처리, 미용과 의용의 목적, 그리고 중요한 의식행사에 향유를 사용하였으며 멘즈, 투탄카멘 왕의 무덤에서 오일 사용의 기록을 볼 수 있다. 또한 성경 출애굽기에 기록되는 등 당시의 아로마 향유의 효능과 사용처를 확인할 수 있다.

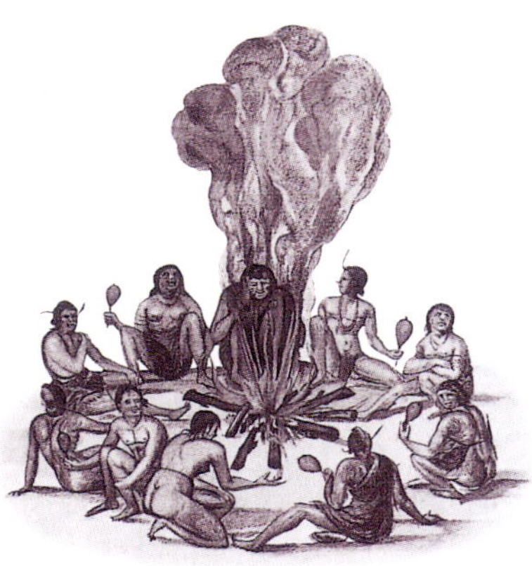

▲ 원시시대의 훈증법

파피루스는 식물들의 의학적 효과와 사용법이 기록된 가장 오래된 문서로써 이때 사용된 식물로는 aniseed, cedarwood, onion, garlic, cumin, coriander, castor oil, crapes, water melon 등이 있다.

바빌론에서는 약용식물(펜넬, 사프론, 타임, 머스타드, 카라웨이, 코리안더, 로즈)들을 재배한 기록이 있다.

고대 그리스의 히포크라테스는 수많은 의용식물에 대해 그의 저서에 기록(오피움, 벨라도나, 맨드레이크 등)하고 있다. **갈렌**은 약용식물요법의 이론을 정립하였고 **디오스코리데스**는 의용식물을 수집하여 정리하였다.

아비세나 Avicenna 는 최초의 위대한 아랍의사로서 증류법을 발견(쿨링시스템 개발)하였으며 식물이 인체에 미치는 효능에 대해 기술(라벤더와 케모마일 등)하고 있다.

중세에는 라벤더수와 화장수, 우려내는 오일을 만들어내는 방법을 기록하고 있는 책들이 많이 발간되었고 향료알, 라벤더주머니, 향수, 향낭 등을 사용하였다. 특히 **니콜라스 쿨페퍼**는 『약초학 Herbal』이라는 책을 발간하였다.

프리드리히 호프만은 에센셜오일의 성질에 대해 연구하였고, **17세기 후반**에는 전 유럽에서 아로마 성분을 사용하기 시작하였다.

18, 19세기에는 약초의 활성성분에 대한 연구가 활발히 진행되어 카페인, 퀴닌, 몰핀, 아트로핀 등의 물질들을 규명하였다. 그러나 점차 20세기 중간까지 새로운 합성약물이 우세하여 현재에 이르고 있다.

아시아 국가들의 역사를 보면 허브 이용이 이미 수천 년간 꾸준하게 이어져 왔음을 볼 수 있는데 그 중 인도의 가장 오래된 종교서적(기원전 2000년의 rigveda 등)에는 이미 700가지 식물에 대해 기술하고 있으며 이것은 오늘날의 아율베다 의학의 초석이 되었다. 중국은 침술과 함께 수천 년간 수많은 식물들을 이용하였으며 가장 오래된 기록으로는 황제내경(BC 2000년)을 대표적인 의서로 들 수 있다. 본초강목에도 2,000개 이상의 식물로 혼합된 처방을 기록하고 있다. 한국은 허준의 동의보감, 기미론, 사찰에서의 침향 사용 등을 통해 아로마테라피의 역사를 찾을 수 있다.

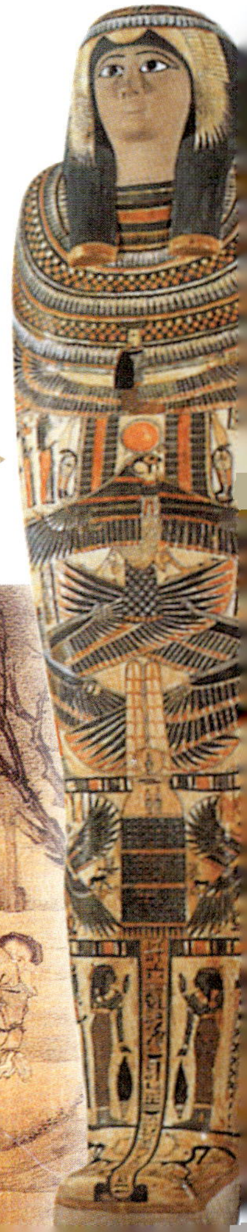

이집트 미이라 ▶

현대 아로마테라피는 **르네 드 모리스 가트포스** Rene de Maurice Gattefosse, **장 발레** Dr. Jean Valnet, **마가렛 모리** Margaret Maury 라는 3대 주요인물에 의해 그 본격적인 시대를 열게 되는데 '아로마테라피'라는 명칭이 치료법의 의미를 갖기 시작한 것은 1930년대 프랑스 화학자 르네 모리스 가트포스에 의해서이다. 향수를 만드는 공장에서 향을 배합하는 실험을 하다가 실수를 해서 화상을 입게 된

▼ 동양의 향문화

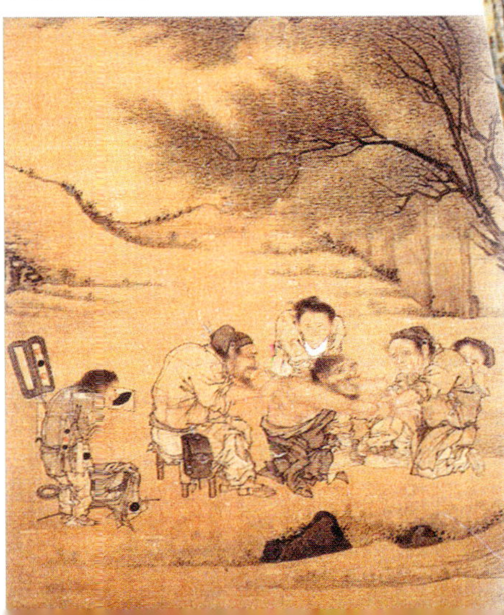

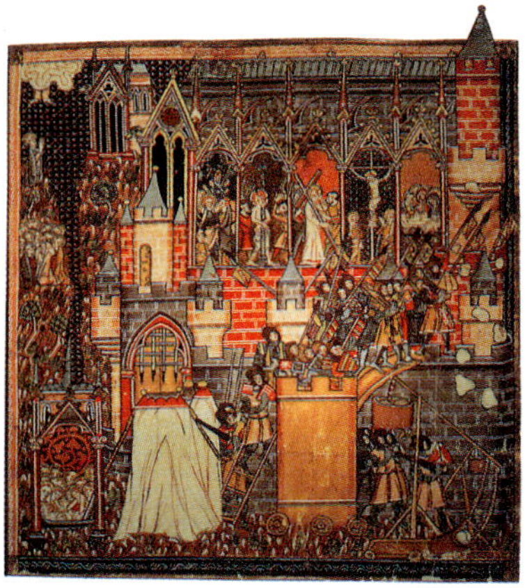
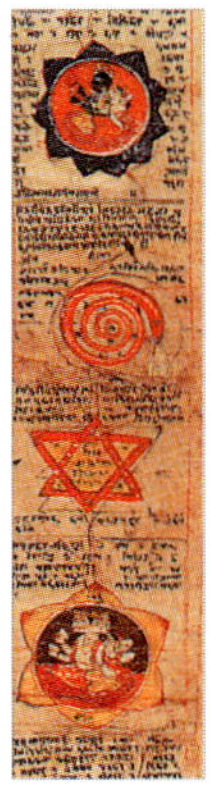
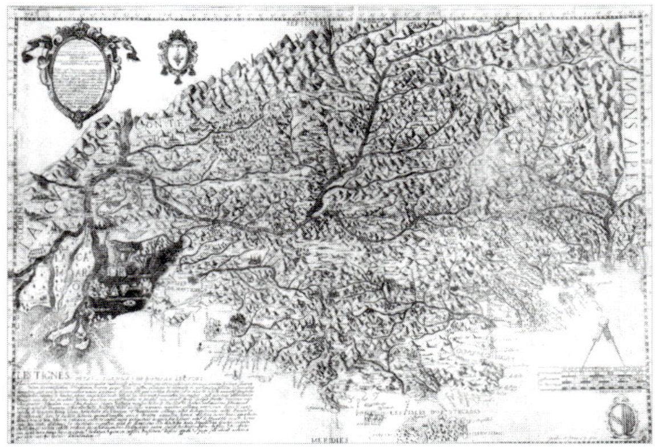

그는 마침 옆에 있던 라벤더 오일통을 발견하였고 다급한 마음에 무의식적으로 그 통에 손을 담그게 된다. 그런데 놀라운 일이 벌어졌다. 통증과 불에 덴 자리가 눈에 띌 정도로 확연히 사라져버린 것이다. 라벤더 오일의 상처 치유 성분이 화상에 탁월한 효과를 발휘한 것이다. 어떤 증상에 대한 구체적인 치료법이 없던 당시로서는 놀라운 발견이었으며 그는 향유를 적절하게 이용한다면 그때까지의 사용범위보다 훨씬 더 포괄적이고 구체적으로 치료에 사용할 수 있을 것으로 생각했다. 그는 다른 향유들도 실험해보았고, 그 결과 아로마 에센셜오일에서 소독, 살균, 진정, 소염 작용 등 놀라운 효능을 발견하게 된다. 바로 이때부터 아로마, 즉 향에 대한 연구가 시작되었고, 그 내용을 담은 향기요법에 관한 책이 프랑스에서 출간되기에 이른다. 향 치료의 개념이 정립되기 시작한 중요한 시점이 바로 이때부터다. 장 발레 또한 1차 세계대전이 발발하자 군의관으로 복무하면서 인도차이나 전쟁에서 에센셜오일을 사용하여 심한 화상이나 상처를 치유하였고 전후 1964년에 『The Practice of Aromatherapy (아로마테라피의 실제)』를 출간하게 되었다. 이 책은 최초의 임상 아로마테라피 교과서가 되었고 에센셜오일의 의학적 사용법을 기술한 중요한 출판물이 되었다. 아로마 마사지의 창시자 마가렛 모리는 프랑스 화학자 출신으로 피부재생, 노화방지에 관심이 많았으며 영국으로 건너가 피부미용에 에센셜오일을 적용한 아로마 마사지법을 창시하게 됐고 『The Scent of Life and Youth (생명과 젊음을 위한 향기)』라는 책을 발간한다. 그러나 20세기 중간까지 점차 새로운 합성약물이 우세하기 시작하면서 아로마테라피가 쇠퇴하게 되었다. 그러다가 아로마테라피는 최근 들어 다시 재발견되기 시작하여 대표적인 대체요법으로 각광을 받기에 이르른다.

근대 아로마테라피의 태동

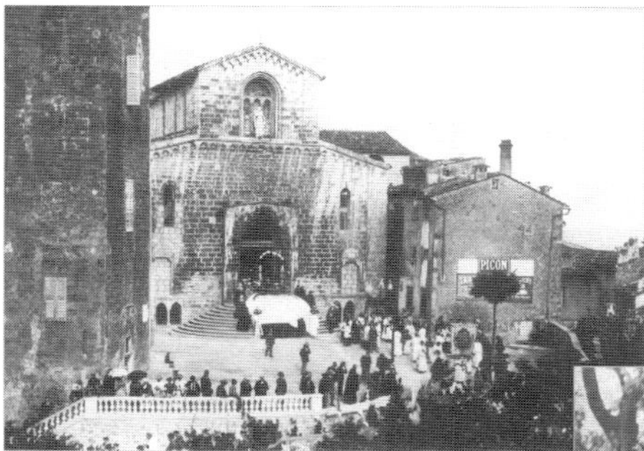

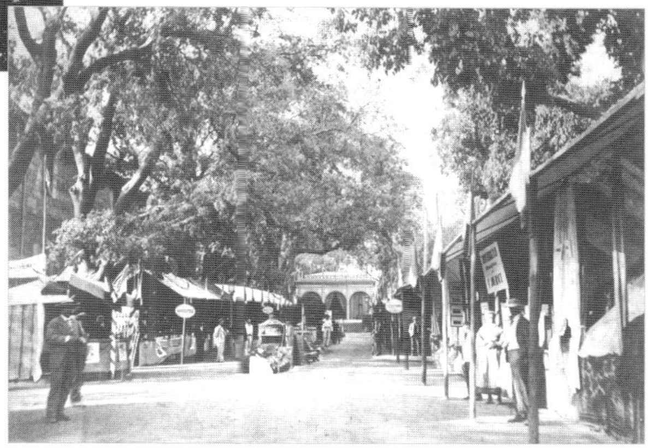

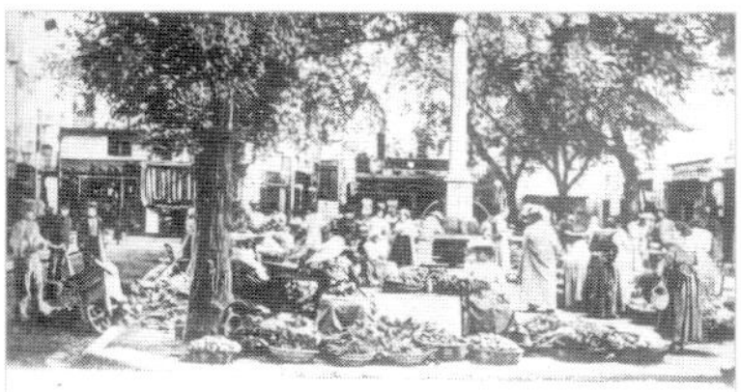

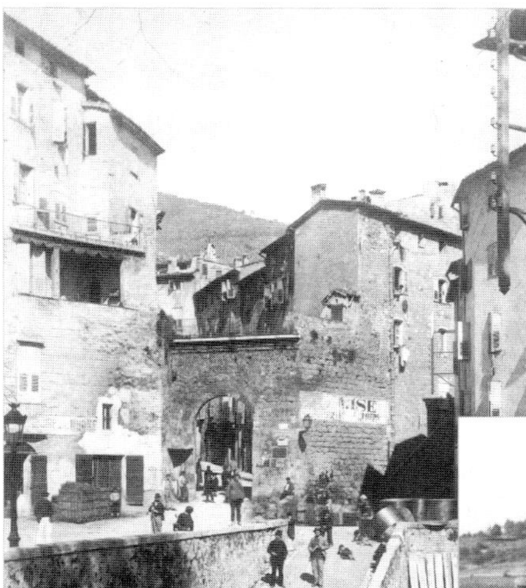

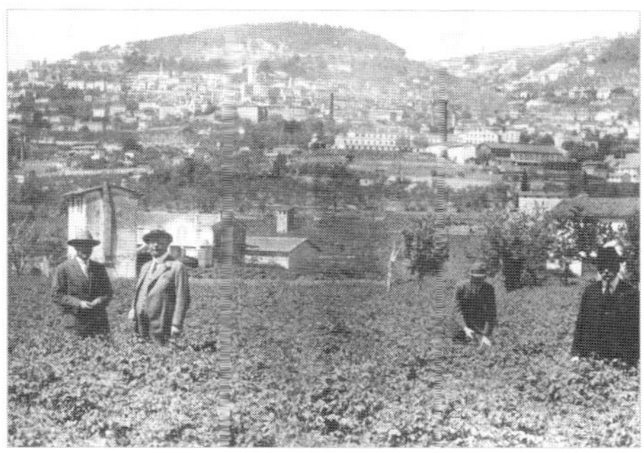

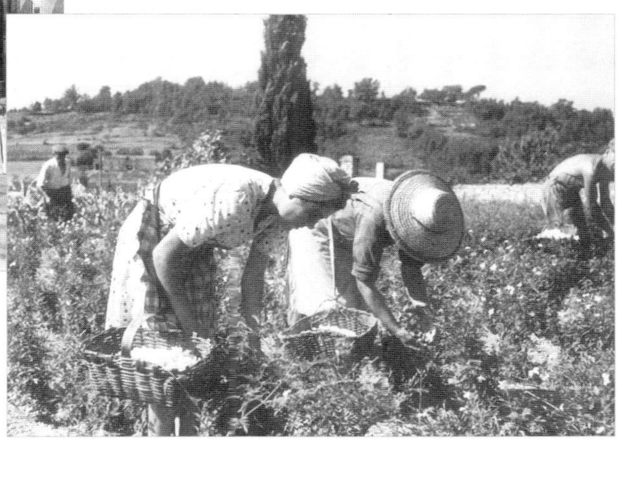

사진으로 보는 아로마테라피의 역사

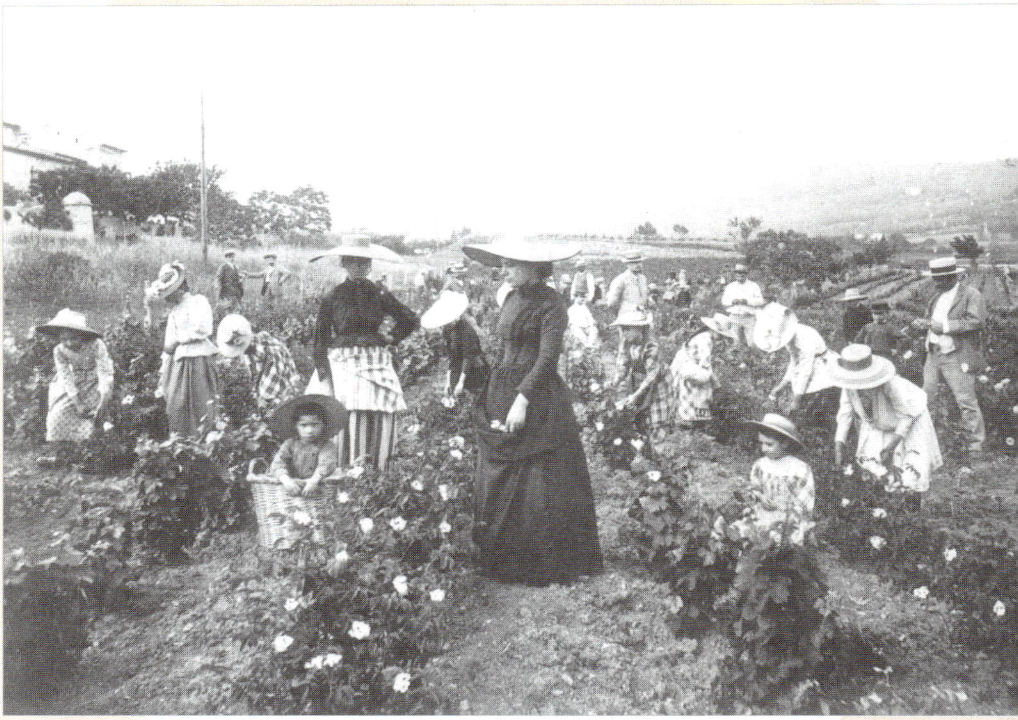

▲ 장미허브 수확

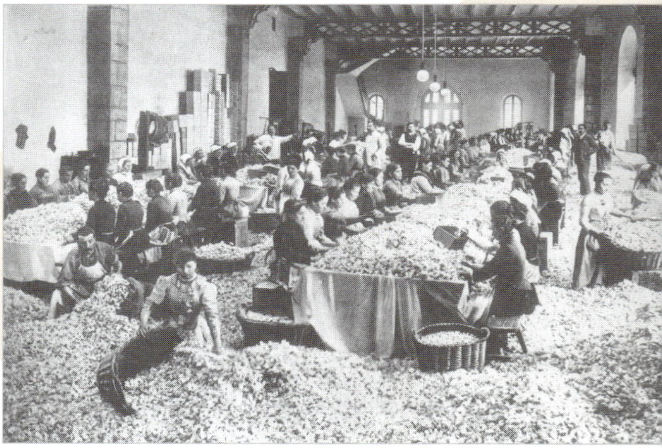

▲ 수확한 허브를 다듬는 작업

▼ 증류기에 넣기 위한 허브들

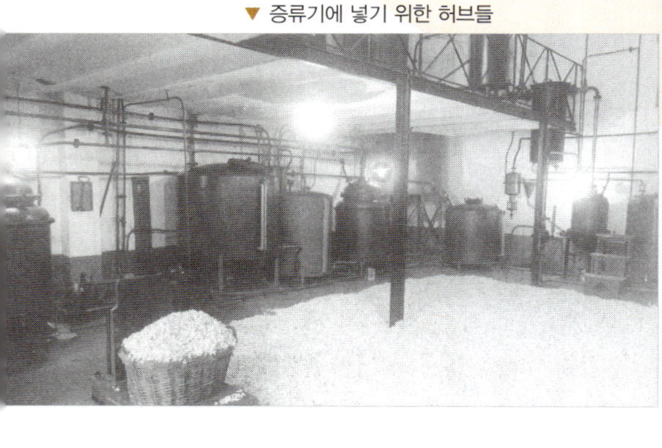

①②③④ 대형 증기 증류기와 저장고

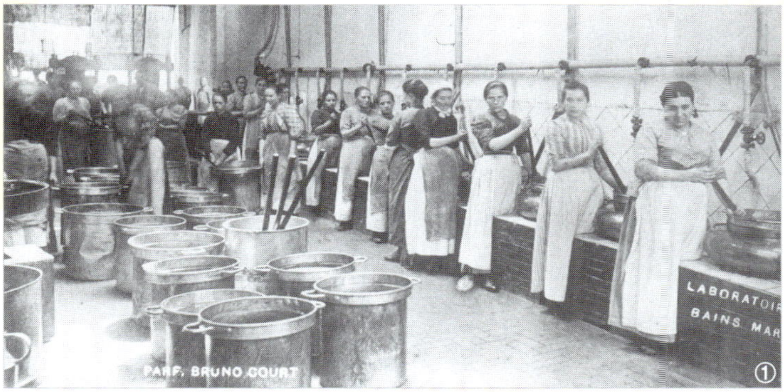

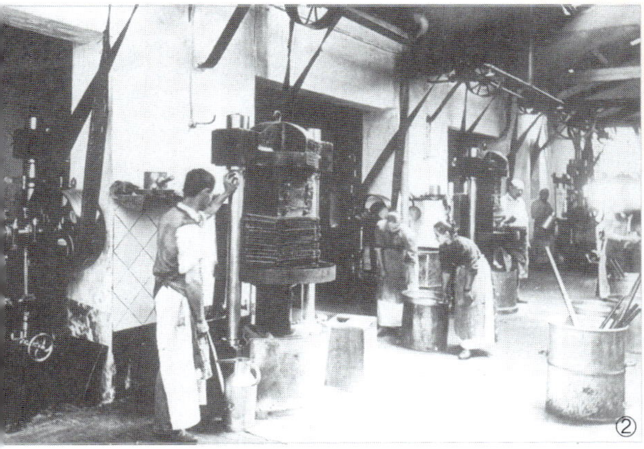

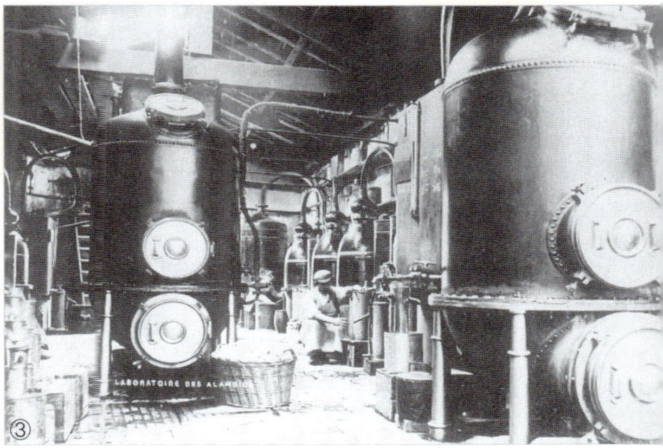

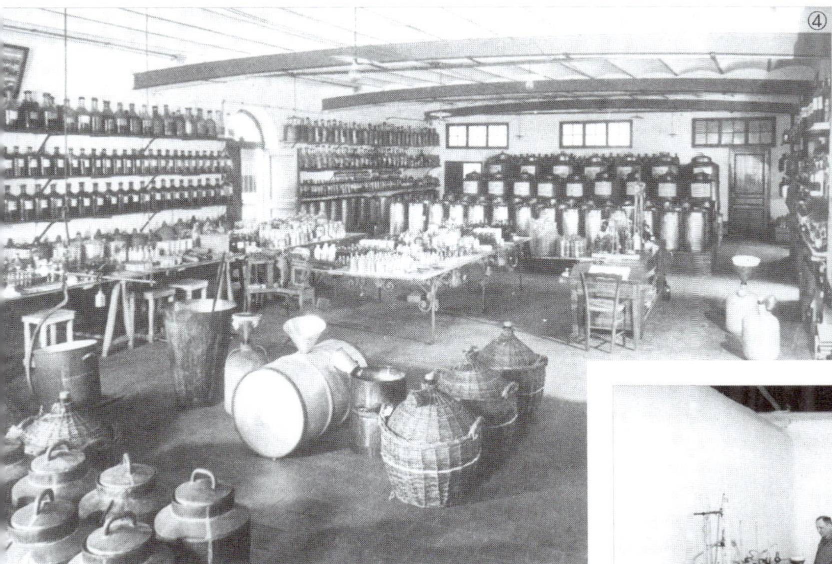

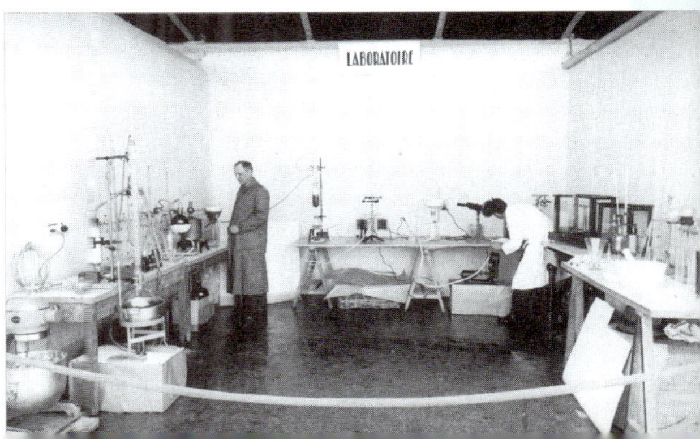

에센셜오일 실험실 ▶

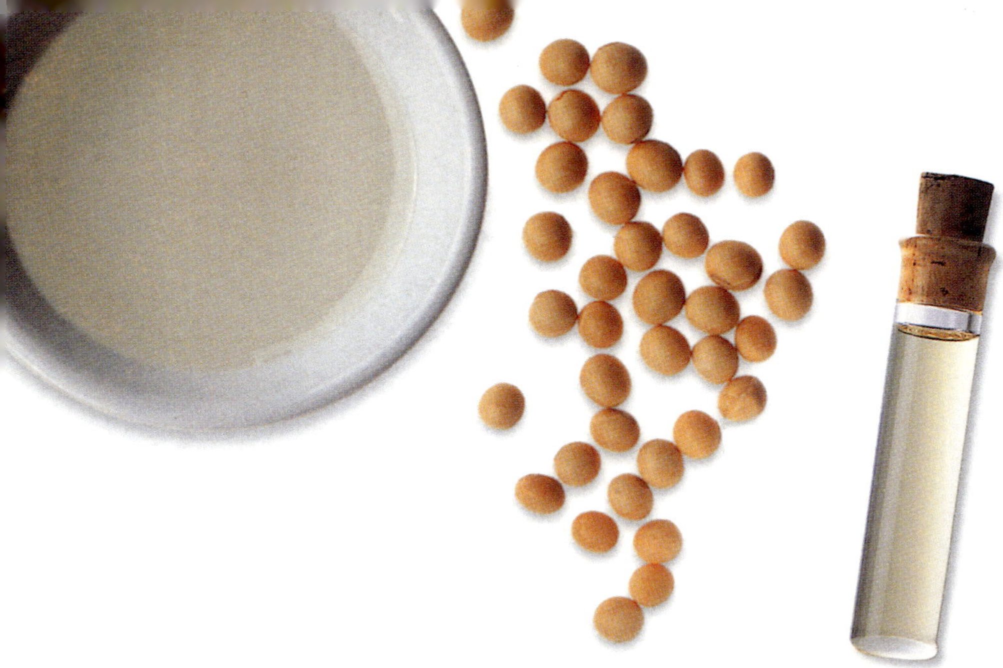

3. 국내 아로마테라피의 현황과 전망

국내 아로마테라피의 현황

의사들이 아로마 요법을 의학에 적용하여 임상에서 사용하기 시작한 것은 본 저자가 국내에서 교육을 시작한 1995년경부터이며, 대체의학의 한 분야로 의사를 중심으로 한 의료단체에서 강의와 흡입요법 위주의 아로마테라피에 대한 소개를 시작하였다. 피부미용분야에서는 마사지를 중심으로 한 아로마 요법이 이전부터 이용되어 왔다. 현재는 한국 아로마테라피협회를 비롯한 여러 전문 단체에서 정규 교육과정을 개설하여 아로마 치료전문가를 양성하고 있다. 2000년부터 한국 아로마테라피협회는 일본 아로마테라피협회와 함께 국제 아로마테라피학회를 개최해 오고 있으며 의학적인 아로마테라피 연구를 활발하게 진행하고 있다. 앞으로 예방의학적 차원의 생활 아로마테라피를 육성 발전시키고 허브농장의 활성화, 아로마향 공조시스템 개발 등 다양한 아로마 산업의 발전 등이 이루어질 수 있어야 할 것이다. 또한 아로마 에센셜오일의 품질관리, 아로마 전문 비즈니스의 창업, 아로마 치료전문가 제도화 등 법적, 제도적 보안이 이루어질 수 있도록 많은 노력을 기울여야 한다.

한국 아로마테라피의 전망과 비전

한국에서의 아로마테라피는 다른 나라와 경쟁적 또는 협조적으로 발전할 수 있는 독창적인 특성들을 많이 가지고 있다. 이러한 특성들을 중심으로 그 전망과 비전을 제시해보면 다음과 같다.

- 우리의 유서 깊은 역사적 뿌리에서 한국적인 고유한 향문화를 찾아내고 그것을 현대적인 관점에서 개발할 수 있다. 예를 들면 계절별 훈증요법, 지역에 따른 전통 향 문화의 현대화 등이다.
- 그동안 풍부하게 확보해온 한국적 대체요법들에 아로마테라피 개념을 접목함으로써 다양한 응용 아로마테라피를 창조해낼 수 있다. 예를 들면 한국적 오감요법(창, 고전 무용 등과의 접목) 등이다.
- 아로마테라피를 과학적이고 안전하게 사용하기 위해서 필요한 아로마 에센셜 오일의 표준화 작업에 선도적 역할을 할 수 있다. 에센셜오일의 투여량, 확산속도, 시간당 필요량, 공간 면적당 필요량등을 국내 및 해외 인접 분야의 전문기관 및 전문인들과 함께 추진할 수 있다.
- 21세기 산업의 특징인 문화와 생명과 창조의 화두에 걸맞게 아로마테라피의 적용범위를 확대하여 모든 의약, 산업, 문화, 생활분야에 접목하여 활성화할 수 있다.
- 아로마테라피 관련 법적 제도의 확립과 제도적 장치를 보완하기 위한 인프라 구축에 적극적이어야 한다.

아로마테라피의 가치

- 현대의학적 입장에서 적절한 진단과 치료방법이 정립되어 있지 않은 기능성 질환과 병전상태 또는 만성, 퇴행성 질환 내지 말기암 상태에 있는 환자들에 대한 관리에 효율적이다.
- 대체의학의 인간 중심적인 진료와 폭넓은 인간이해의 부분에 같은 목적을 두고 있으며 이를 모범적으로 실행하는데 가치를 두고 있다.
- 인공화학약물이나 극단적 수술의 폐해로부터 벗어날 수 있고 장기적으로 치료에 적용을 해도 부작용의 우려가 적다.
- 의료비용의 절감효과가 있다.
- 예방과 건강증진 차원에서 도움을 준다.

4. 아로마테라피의 특징

- 부작용이 거의 없는 치료법이다.
- 비 침습적이고 외용적인 치료법이다.
- 치료와 면역력 강화에 효과적이다.
  : 질병을 목표하는 것이 아니라 인간 자체의 면역력을 높이는 근원적 치료
- 전인적 치유의 장점이 있다.
- 효능의 다양성과 간편성이 특징이다.

5. 아로마 진단학

아로마테라피의 진단방법으로는 현대의학적 진단과 대체의학적 진단법이 있다. 이 중 대체의학적 진단법으로는 BRT, 킬리안 촬영진단법, 후각신경 테스트 진단법, A-K 진단법, EEG, HRV 등이 있다.

- BRT biological resonance therapy
- 킬리안 촬영진단법 kirlian photography
- 후각신경 테스트 진단법
- A-K 진단법 applied kinesiology
- 뇌파검사 electroencephalography
- HRV heart rate variability

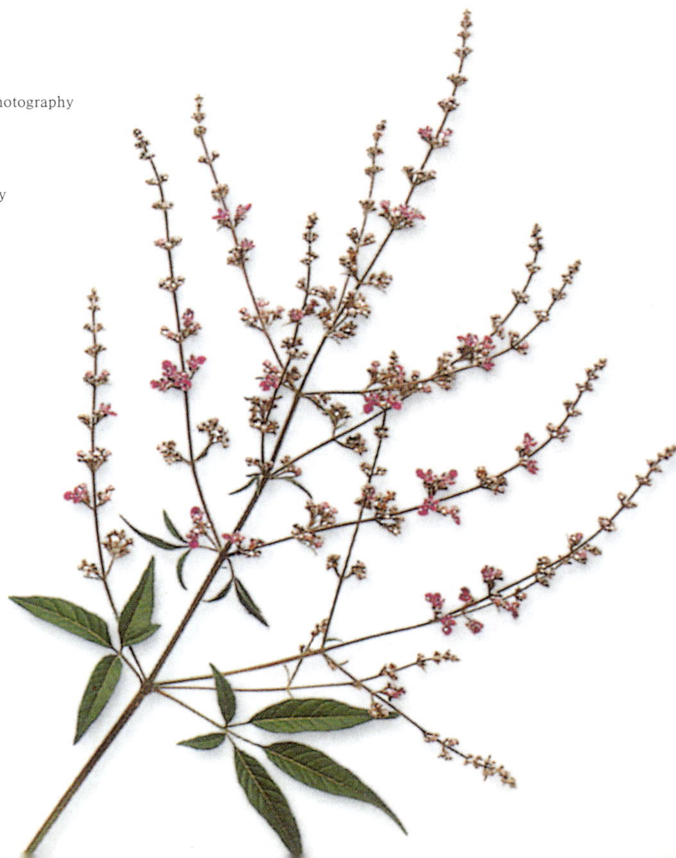

제1장

꼭 알아야 할 기초 아로마 지식

아로마 에센셜오일이란?

1. 아로마 에센셜오일이란?

아로마 에센셜오일이란 식물에서 추출한 화학물질과 호르몬 성분으로 구성되어 있으며, 우리 인체에 여러 화학물질과 호르몬이 필수 불가결하듯 식물이 가진 생명의 힘도 여기서 나온다고 할 수 있다. 인체에 사용 가능한 오일은 약 300여 종 이상이 있으며, 그 중 약 60여 종의 오일을 사용한다. 에센셜오일의 종류에 따라 추출 부위가 달라지는데, 예를 들어 레몬은 껍질에서, 주니퍼 베리는 열매에서, 로즈마리는 꽃잎에서 추출한다. 이러한 향유는 개별적으로 쓰일 수도 있고 목적에 따라 2~3종류를 혼합해서 사용할 수도 있다. 모든 향유는 소독 및 방부 효과가 뛰어나며 100% 순수 자연성분으로 생명력을 가지고 있고, 식물에서 추출되는 향유의 양은 전체 식물의 양에 비해 극히 미량이다. 향유는 추출법도 까다롭고 추출 시기에 따라 그 효과가 달라지는 등 매우 세심한 주의가 필요하기 때문에 희소가치가 높을 수밖에 없다. 아로마 에센셜오일을 고를 때는 반드시 좋은 품질의 것을 고르고, 이때 원산지를 확인하는 것을 잊지 말아야 한다.

2. 아로마 에센셜오일의 작용

아로마 에센셜오일의 작용은 크게 균형유지 balancing, 세포성장 촉진, 식물성 호르몬 phytohormones 분비, 최음작용이 있다. 또한 오일이 갖고 있는 특수성으로는 기억능력, 주관성, 특정 향에 대한 후각상실 specific anosmia 이 있는데, 이 중 기억능력이란 향이 인체에 미치는 영향 중 가장 독특한 것으로 기억의 연상 작용으로 특정 향에 대해 독특한 반응을 보이는 것이다. 향은 감정과 연관된 과거의 경험을 가지고 있기 때문에 과거의 사건뿐만 아니라 그때의 감정상태까지 연상시켜준다. 예를 들어 아주 어렸을 때 맡았던 엄마의 향수냄새는 그와 유사한 냄새를 맡을 때마다 푸근한 느낌을 떠올리게 한다. 이렇듯 향은 아주 오래 기억되기 때문에 아로마테라피를 처음 접하는 환자에게 얼마나 편하고 좋은 느낌을 남기냐가 관건이 아닐 수 없다. 주관성이라는 말은 사람마다 같은 향을 대하면서도 서로 다른 반응을 보이는 것을 말한다. 예를 들어 같은 향수를 사용하더라도 사람마다 조금씩 다르게 느껴지는데 이는 개개인이 지닌 체취가 다르기 때문이며 이러한 체취의 원인은 페로몬 pheromone 이라는 분비물 때문이다. 사람에 따라 어떤 특정 향에 대해 전혀 반응을 보이지 않기도 한다. 이런 현상을 후각상실이라고 하는데 특이한 것은 이런 경우에 피부는 그 향에 대해서 반응을 보이는 것이 뇌파검사 EEG electroencephalogram 에 의해 밝혀졌다.

3. 아로마 에센셜오일의 품질과 가격

아로마 에센셜오일은 추출법과 희귀성에 의해 가격이 차이가 난다. 최고가 오일은 오티그, 멜리사, 네놀리, 재스민, 로즈 등이다. 고가 오일로는 저먼/로만 캐모마일 등이 있고, 적정가 오일은 샌달우드, 프랑킨센스, 멀을 들 수 있다. 중저가 오일로는 라벤더, 제라늄이 있고 저가 오일로는 감귤류(citrus 계열)의 오일들이 있다. 또한 수확량에 따라 오일의 가격이 책정되기도 하는데 예를 들어 100kg의 유칼립투스를 추출하면 10L의 오일을 생산할 수 있고 100kg의 라벤더를 추출하면 3L, 100kg의 장미를 추출하면 100mg, 3톤의 멜리사를 추출하면 0.5L의 오일을 생산할 수 있다. 아로마 에센셜오일의 품질은 생태학적 요소(즉,

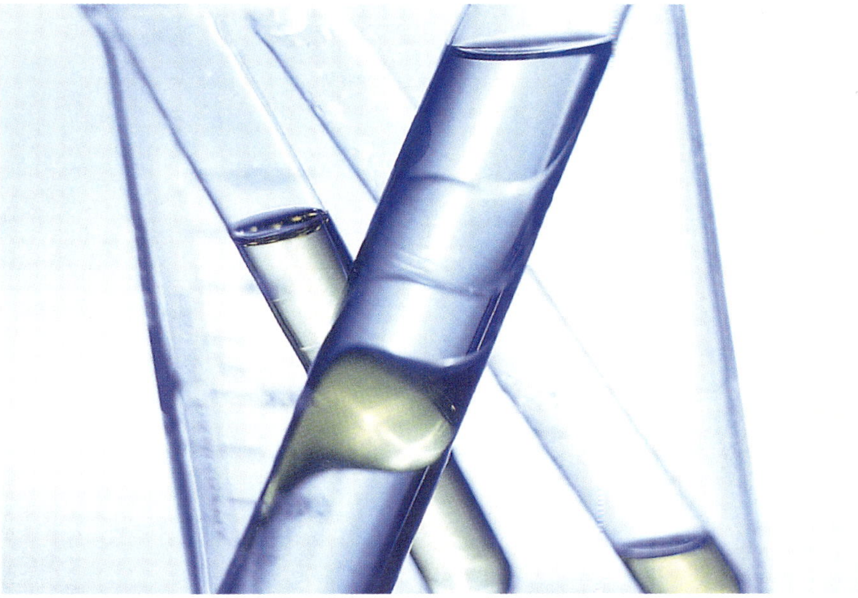

토양, 기후, 화학비료 사용), 수확시기, 유전적 요소, 화학구조에 따라 구분된다. 이와 같이 원하는 만큼의 치료효과를 얻으려면 얼마나 순수한 오일을 선택하느냐 하는 것이 중요하다. 반드시 그렇지는 않지만 오일의 품질은 가격과 비례한다. 유기농법으로 재배한 식물에서 얻은 오일이 가격면에서는 조금 비싸지만 높은 품질을 갖고 있고 좋은 효과를 기대할 수 있다. 때에 따라 이득을 많이 남기기 위해 순수오일은 최소화하고 거기에 유사한 오일이나 알코올성 오일들을 섞는 경우가 많은데 이런 경우 향이 아무리 좋아도 생명력이 없기 때문에 치료효과를 기대하기는 어렵다.

오일의 순도를 알아보는 방법은 다음과 같다. 한 방울의 오일을 손가락 위에 떨어뜨려서 기름기가 느껴지면 식물성 오일과 혼합되어 있을 가능성이 많은 것이며 오일을 물에 떨어뜨렸을 때 물에 뜨지 않고 물과 잘 혼합되거나 물이 탁한 색으로 변하면 유화제가 섞인 화장용이나 공업용일 수 있다. 또한 냄새를 맡아보아 알코올냄새가 나면 에틸알코올을 섞었다고 볼 수 있다.

4. 아로마 에센셜오일의 추출방법

에센셜오일을 추출해내는 방법은 증류법, 엄프라지, 솔벤트 추출법, 냉각 압축법이 있는데 오일 중 약 80% 정도는 증류법에 의해 추출된다. 증기와 열, 농축의 과정을 통해 추출하는 방법인 증류법은 다소 시간이 오래 걸리고 추출이 비효율적이라는 점과 추출 중 산화가 일어나 오일의 성분이 변할 수 있다는 단점이 있다. 열대성 과일열매에서 오일을 추출할 때는 냉각 압축법을 사용하며 시트러스 계열의 오일들이 이 추출법을 통해 만들어진다. 라드라는 동물성 기름을 사용해 추출하는 방법인 엄프라지는 지금은 거의 사용을 하지 않는 옛날방식이며 로즈, 재스민 같은 질이 높은 오일을 만들기 위해선 솔벤트 추출법이 사용된다.

추출 부위를 살펴보면, 재스민, 네놀리, 일랑일랑, 로즈 등(성욕증가, 항우울성)은 꽃에서, 로즈마리, 라벤더, 페퍼민트, 바질 등(해독작용)은 꽃잎에서, 티트리, 파출리, 페티그레인, 유칼립투스 등(호흡기 질환)은 잎에서 추출하며 오렌지, 만다린, 레몬 등(기분전환, 원기왕성)의 감귤류는 껍질에서 오일을 추출한다. 그외에도 열매에서 추출하는 오일로는 펜넬, 블랙페퍼 등(해독작용), 말린 씨는 주니퍼(이뇨작용), 수지는 프랑킨센스, 멀(안정성, 호흡기 질환, 소독, 살균)이 있으며 시다우드, 로즈우드, 샌달우드(비뇨기 생식기관 감염 시)는 나무에서, 베티버, 생강, 엔젤리카(신경계통의 진정)는 뿌리에서 그 오일을 추출해낸다.

증기 증류법 Steam distillation

증기 증류법은 과거부터 가장 기본적이고 광범위하게 실시되고 있는 추출법으로 수증기를 이용하여 식물의 세포벽을 깨서 아로마 에센셜오일을 추출하는 방법을 말한다. 일정 온도 이상이 되면 식물에서 향기물질이 증발되는데, 이 증발된 향기물질을 다시 냉각시킨 것이 액체상태의 아로마 에센셜오일이다. 증기 증류법은 가장 경제적이고 대량으로 아로마 에센셜오일을 얻어낼 수 있고, 짧은 시간에 많은 양을 추출할 수 있다는 장점이 있으나, 고온에서 열에 의해 불안정한 성분이 파괴되기도 한다. 거의 대부분의 아로마 에센셜오일들이 증기 증류법에 의해 추출되고 있다.

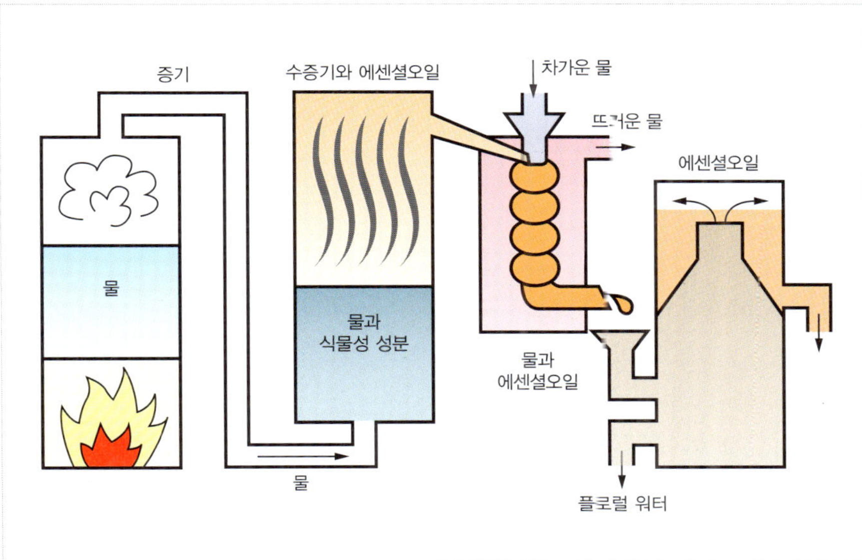

증기 증류법

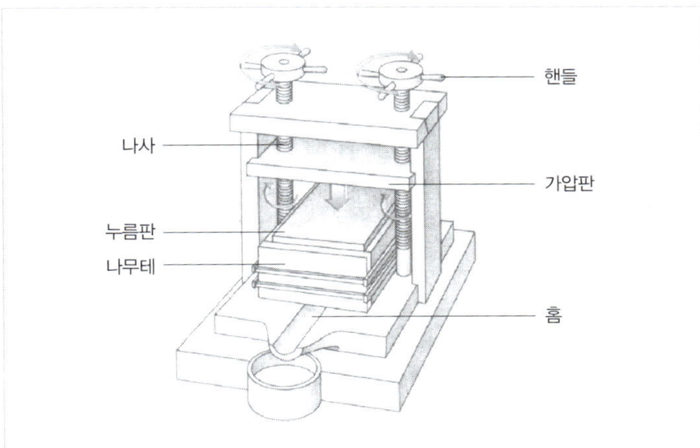

압착법

압착법 Expression

압착법은 허브의 열매, 특히 감귤류의 껍질 등을 직접 압착하여 아로마 에센셜 오일을 얻는 방법이다. 레몬, 오렌지스위트, 버가못, 그레이프프루트 등의 감귤류 오일을 얻는데 주로 사용된다. 압착을 할 때 일부 성분이 파괴되는 것을 막기 위해 냉각한 후 압착하기 때문에 "냉각 압착법 cold expression"이라고도 한다.

용매 추출법 Extraction

용매 추출법은 휘발성 혹은 비휘발성 용매를 사용하여 비교적 낮은 온도에서 아로마 에센셜오일을 얻어내는데 이용된다. 다른 추출법으로는 뽑기 힘든 복잡한 식물의 오일을 얻는 방법이다.

- **솔벤트 추출법** solvent extraction : 핵산 hexane 과 같은 휘발성 유기 용매에 식물의 꽃을 일정기간 냉암소에서 침적시킨 후 향기 성분을 우려낸 후 농축하여 왁스를 얻는다. 여기에 에틸알코올을 가하면 왁스는 녹지 않고 아로마 에센셜오일만 나오게 된다. 보통 장미나 재스민과 같은 질이 높은 오일을 효율적으로 얻기 위해 사용하는 고급 추출법이다.
- **엄프라지** enfleurage : 냉침법이라고 한다. 이 방법은 과거부터 많이 이용해온 전통적인 방법이었으나 오늘날에는 거의 사용하지 않고 있다. 먼저 동물이나 식물의 지방유를 유리판에 바른 후 그 위에 꽃잎을 배열하고 24시간마다 바꾼다. 몇 주간 실시하면 향기물질이 지방유에 포화되어 얻어진다. 이 물질을 포마드라고 부른다.

이산화탄소 추출법 CO_2 extraction

액체 상태의 이산화탄소는 용매 작용을 하기 때문에 최근 아로마 에센셜오일의 추출에 널리 사용되고 있다. 이산화탄소 추출법은 저온에서 추출이 가능하기 때문에 열에 약한 성분들을 파괴시키지 않고 그대로 추출할 수 있어 고순도의 질 좋은 아로마 에센셜오일을 추출하는데 사용한다. 그러나 경제적으로 비용이 많이 드는 단점이 있다.

아로마테라피의 원리 및 사용방법

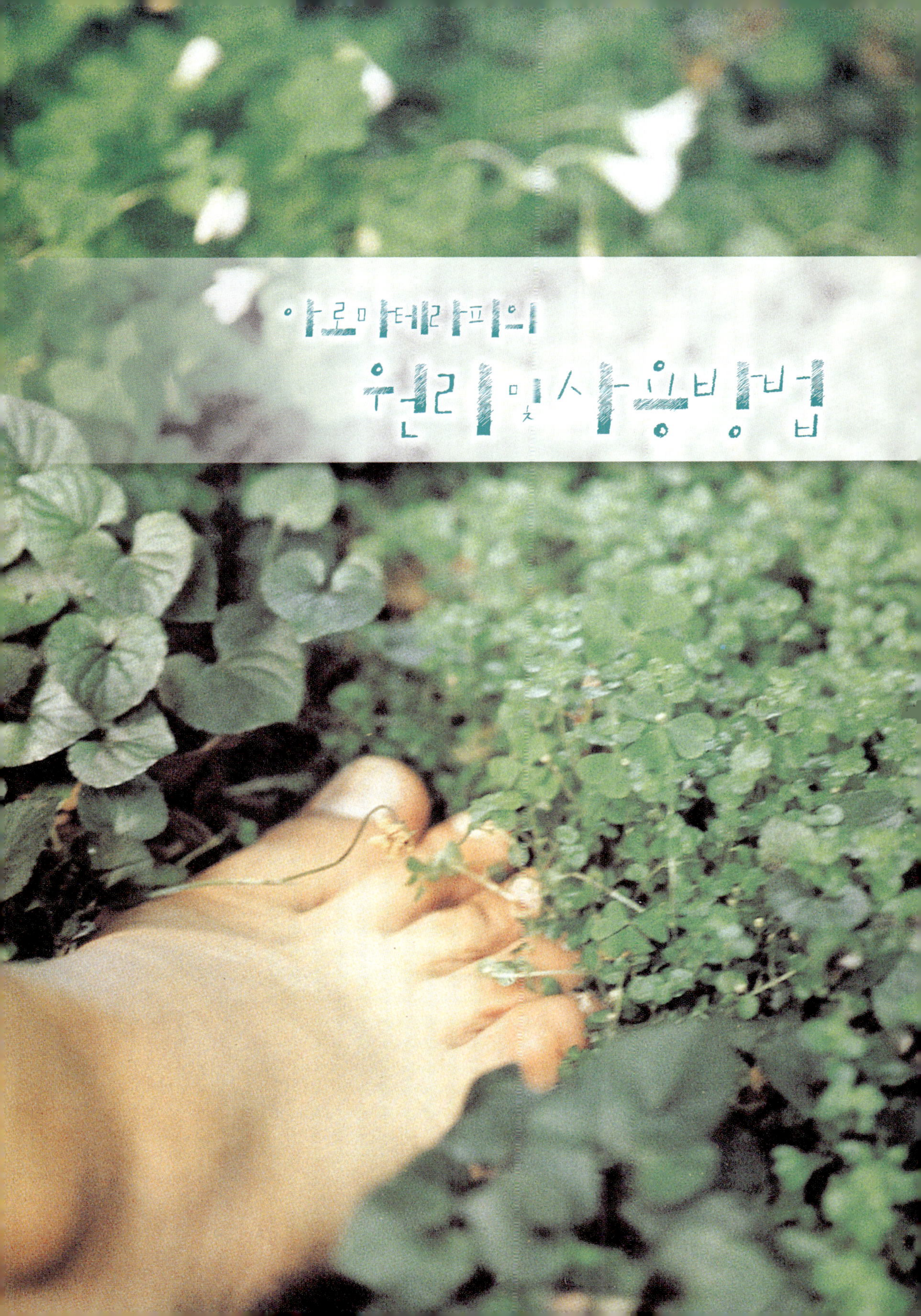

제2장

아로마테라피의 원리 및 사용방법

아로마 에센셜오일의 작용기전

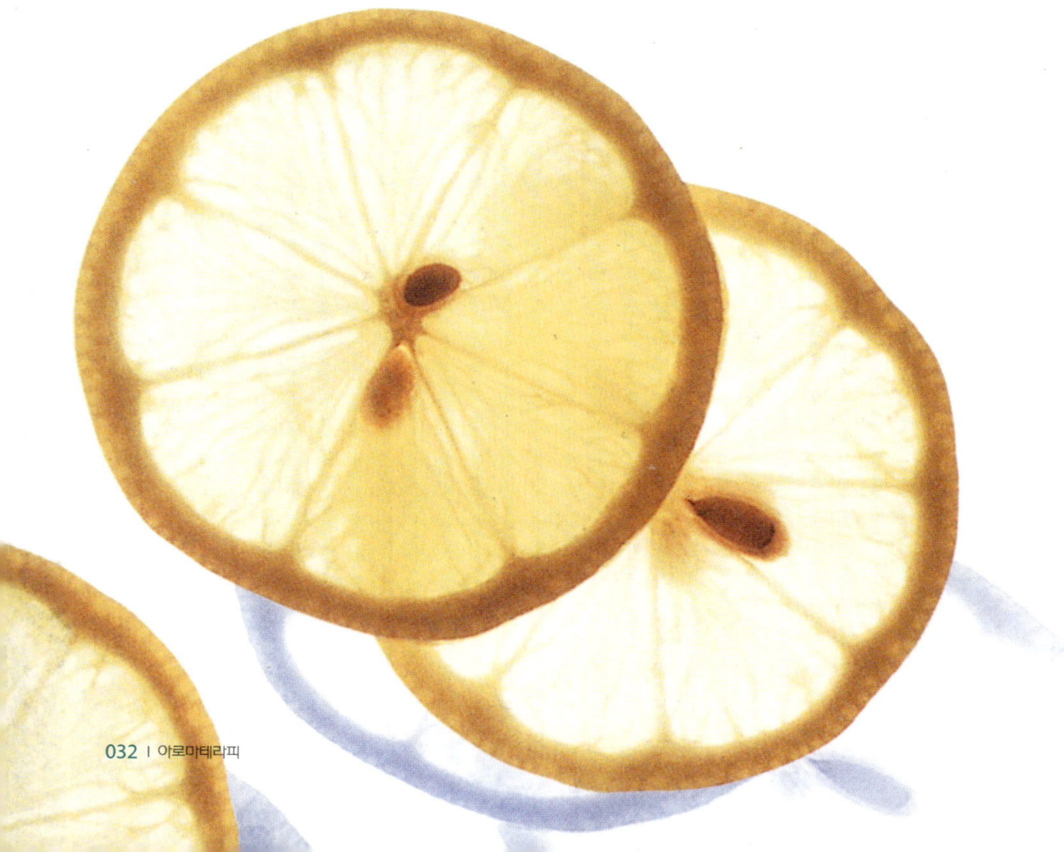

1. 코를 통해 후각에 작용하는 기전

아로마 에센셜오일 → 흡입 → 코 → 후각신경 → 뇌의 변연계 → 신경전달물질 → 자율신경계 · 내분비계 · 면역계에 작용

코를 통과한 아로마 에센셜오일의 입자는 말초후각신경가지인 실리아 cilia 에 의해 후각신경세포에 전달된다.

후각신경세포의 수용체들이 아로마 에센셜오일 입자와 접속하게 된다. 후각신경세포는 이러한 정보 메시지를 전기화학적 에너지로 다뇌의 변연계를 통해 직접 뇌에 전달한다. 이렇게 뇌로 전달된 메시지는 정신 및 신체에 치료적인 영향을

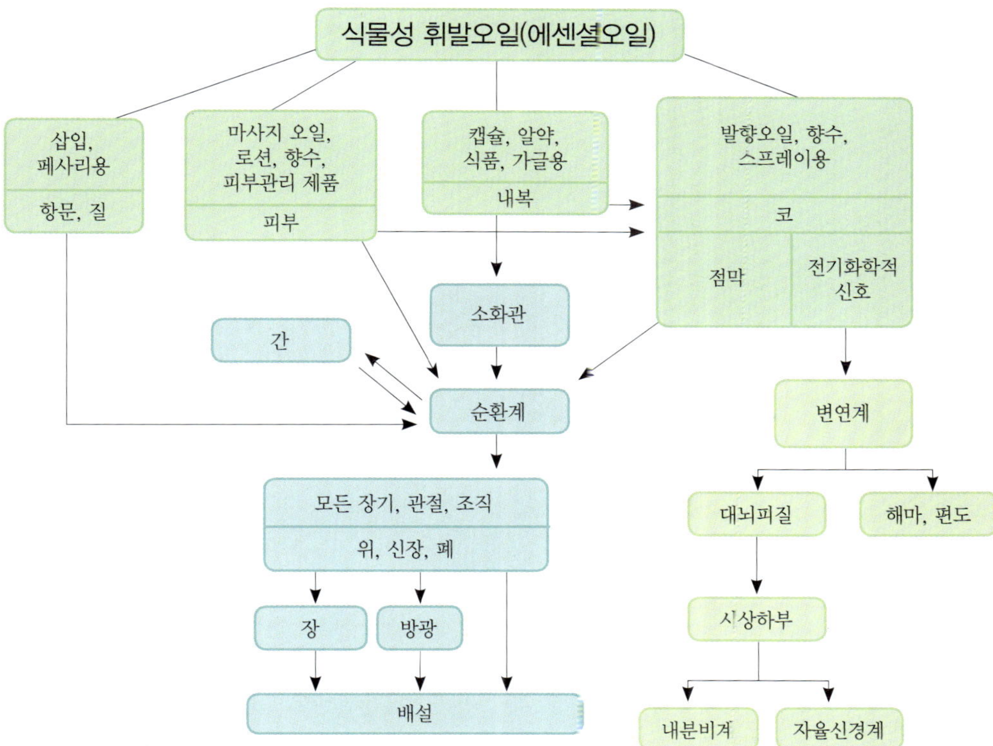

아로마 에센셜오일의 작용기전

미친다. 아로마 에센셜오일의 메시지가 후각 신경을 통해 대뇌 변연계까지 전달되면 인간의 감정과 생리 기능을 관장하는 중추 신경기관에 직접적인 영향을 주어 정신 기능, 성 기능, 기억 장치, 학습 능력, 좌우 뇌의 통합기능 등에 효과를 발휘한다. 또 각각의 아로마 에센셜오일의 메시지는 각기 다른 자극을 뇌에 전달하여 진정, 긴장 완화, 자극, 행복감 등의 효과를 지닌 신경 전달물질을 생성한다. 이처럼 아로마 에센셜오일의 메시지가 변연계를 자극하여 자율신경계, 내분비계, 면역계를 조절하여 신체적 질병과 증상에 치료적 영향을 주는 셈이 된다.

※ 실제로 몸의 각 기능은 신경계, 내분비계, 면역계 등을 통하여 뇌에 의해 조절된다. 그래서 뇌로 메시지를 직접 전달시킬 수 있는 과정은 신체와 정신 모두에 영향을 줄 수 있고, 아로마 치료법이 이러한 냄새감각과 그 직접효과를 함축하고 있다는 것은 임상에서 대단히 중요하다.

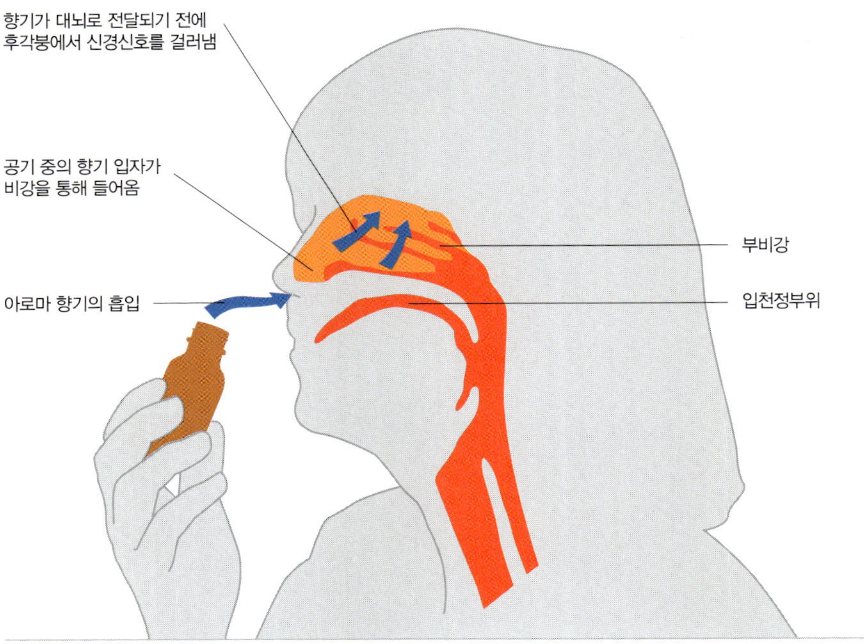

2. 호흡을 통해 폐에 작용하는 기전

아로마 에센셜오일 → 흡입 → 폐 → 혈액순환을 통해 전신효과

폐 안에서는 기관지가 작은 가지 모양으로 갈라져서 세기관지로 된다. 각 세기관지 끝부분은 더 작은 폐포관으로 된다. 각 폐포관은 조그마한 풍선들을 모아놓은 것과 같은 공동, 즉 폐포로 이어져 있다. 우리 몸의 세포는 살아남기 위하여 항상 산소의 공급이 필요하다. 따라서 우리 몸은 산소를 흡입하고 탄산가스를 내보내는 가스교환이 필요한데, 여기에는 두 가지 과정이 있다.

첫 번째는 폐와 혈관 사이에서 가스교환(외호흡)이고,
두 번째는 혈관과 세포 사이의 가스교환(내호흡)이 일어난다.

탄소가스의 배출은 이와 반대방향으로 다음 호흡에 배출된다. 공기에 흡입된 물질들은 이러한 가스교환에 다 관련되는데, 여기에는 물론 아로마 분자도 해당된다. 여러 오일들의 서로 다른 양이 혈행에 확산되는 것은 관련 오일의 휘발성과 화학구조에 달려 있다. 흡입된 아로마 성분의 어떤 부분은 다음 호흡 때 곧바로 배출되는가 하면 어떤 부분은 혈행으로 통과한다. 몸 속에서 피는 놀라운 속도로 순환이 된다. 혈행 속에 확산된 성분은 몸 안에 대단히 빠르게 영향을 준다. 호흡으로 흡입된 아로마 에센셜오일은 이 과정을 거쳐 몸의 각 부분에 도달한다. 일부 오일은 몸 안의 특정기관이나 조직에 친화력이 있어서 오일이 순환을 거쳐 그 부분에 도달하면 그 기관이나 조직에 특별한 효과를 나타낸다. 여기서 내호흡의 과정을 거쳐 모세혈관에서 세포 내로의 확산이 이루어진다. 오일은 전체 또는 부분적으로 그들이 특별히 친화력이 있는 기관에, 어떤 오일들은 몸 전체에 전반적인 효과를 나타내기도 한다.

3. 마사지를 통해 피부에 작용하는 기전

아로마 에센셜오일 → 피부 → 혈액순환을 통해 전신효과, 국소효과

아로마 에센셜오일의 입자는 아주 작아서 1차적으로 모공과 땀샘을 통해 피부에 흡수되고 2차적으로 에센셜오일의 지용성, 즉 지방에 녹는 성질로 인해 지방질 속에 녹아들어 피부층 사이로 침투하며 피부의 진피층까지 흡수된다. 그 이후 모세혈관과 임파순환을 통해 전신을 순환하게 된다. 순환하던 오일은 친화력을 가진 특정 기관에 머물기도 한다. 인체 내에서 오일은 짧게는 몇 시간에서 길게는 며칠 동안 머물면서 치유 과정이 계속된다.

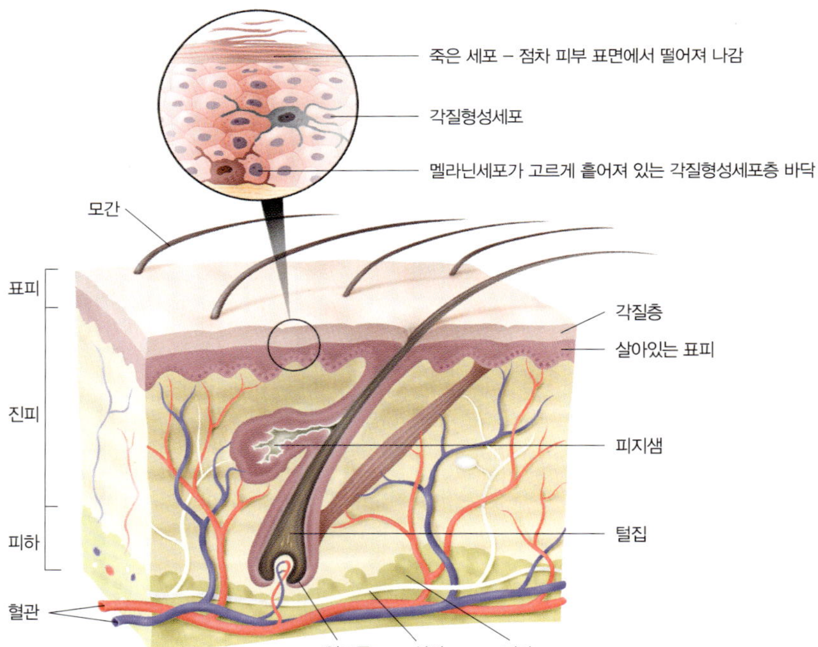

피부의 단면

결국 에센셜오일은 흡입되어 대뇌변연계, 폐, 피부 등으로 스며들며 전신의 순환작용을 통해 자율신경계, 면역계, 내분비계에 영향을 주는 셈이 된다.

제2장

아로마테라피의 원리 및 사용방법

에센셜오일의 사용방법

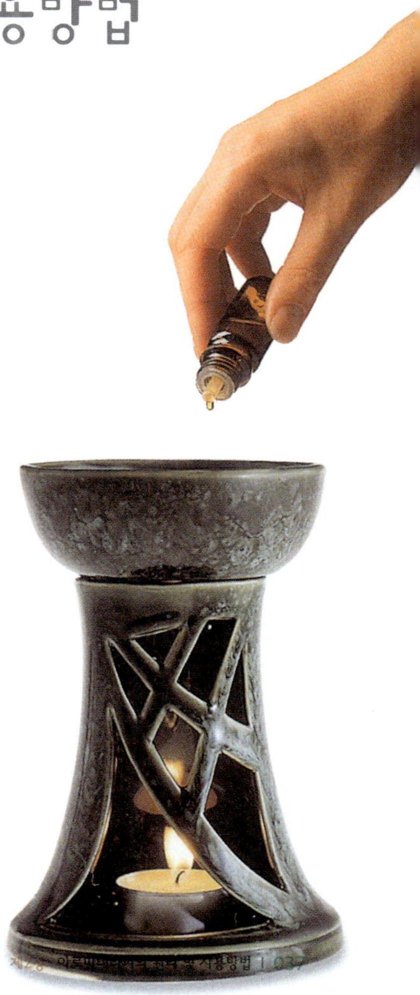

1. 흡입법

건조 흡입법

손수건이나 티슈에 아로마 에센셜오일 2~3방울을 떨어뜨려 수분간 흡입한다. 부정기적으로 증상이 나타날 때마다 사용하는 방법으로 언제 어디서나 편리하게 사용할 수 있다.

램프 흡입법(발향법)

램프를 이용하여 뜨거운 물에 아로마 에센셜오일을 3~5방울 떨어뜨리고 증발 흡입한다. 흡입 시간은 3~4시간 정도가 적당하다.

2. 스팀법

큰 대야에 600ml 정도의 뜨거운 물을 붓고 증상에 적합하게 제조된 에센셜오일을 3~5방울 첨가한 후, 머리카락이 피부에 닿지 않도록 정돈한 후 목욕수건 등을 이용해 김이 밖으로 빠져나가지 않도록 하고 스팀을 쬔다. 너무 뜨겁지 않게 거리를 조절(대개 20~30cm)하고 눈을 감은 상태에서 5~10분 정도 스팀을 쬔다.

3. 습포법

물 1리터에 처방된 아로마 에센셜오일 5~10방울을 떨어뜨려 잘 섞이도록 희석한 후, 수건을 물에 잘 적시고 적당히 짠 후에 찜질하도록 한다. 온습포법, 냉습포법, 온 · 냉습포 교차법이 있다. 온 · 냉습포 교차법은 최소 3번 교차해야 한다(냉-온-냉). 끝은 냉습포법으로 마무리한다.

4. 수욕법

욕조 가득히 물을 받은 후 증세에 따라 아로마 에센셜오일 8～15 방울을 떨어뜨려 잘 섞은 후 20분 정도 온몸을 담그는 것이다. 전신욕, 반신욕, 좌욕, 족욕 등이 있다.

5. 마사지법

아로마 마사지 테크닉을 배운 후 전신 마사지나 부분 마사지를 한다. 마사지를 할 때는 반드시 아로마 에센셜오일을 캐리어 오일로 희석해서 사용한다. 일반적으로 3%로 희석하며, 12세 이하의 어린이나 노약자는 1% 이하로 희석해서 사용한다.

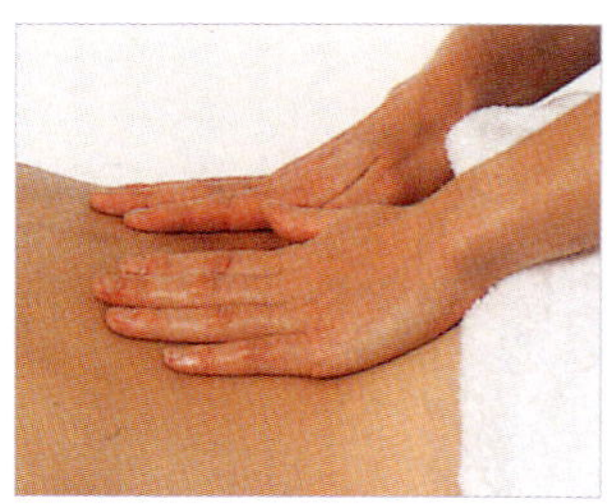

6. 가글링

아로마 에센셜오일 1~2방울을 물 1컵에 섞은 뒤 입안을 헹군다.

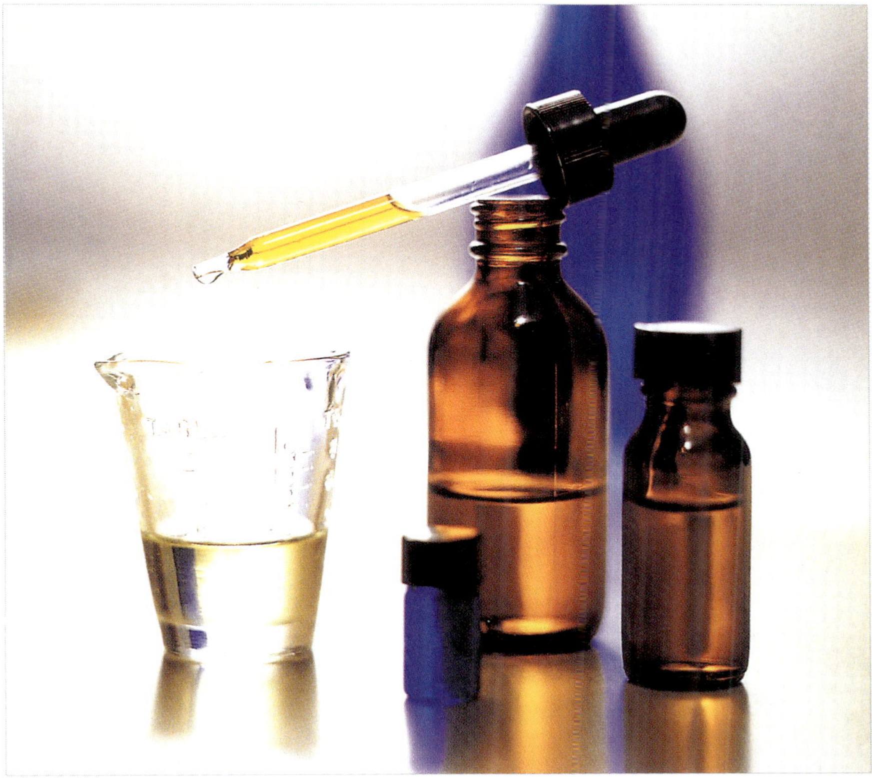

chapter 03

쉽게 배우는 아로마화학

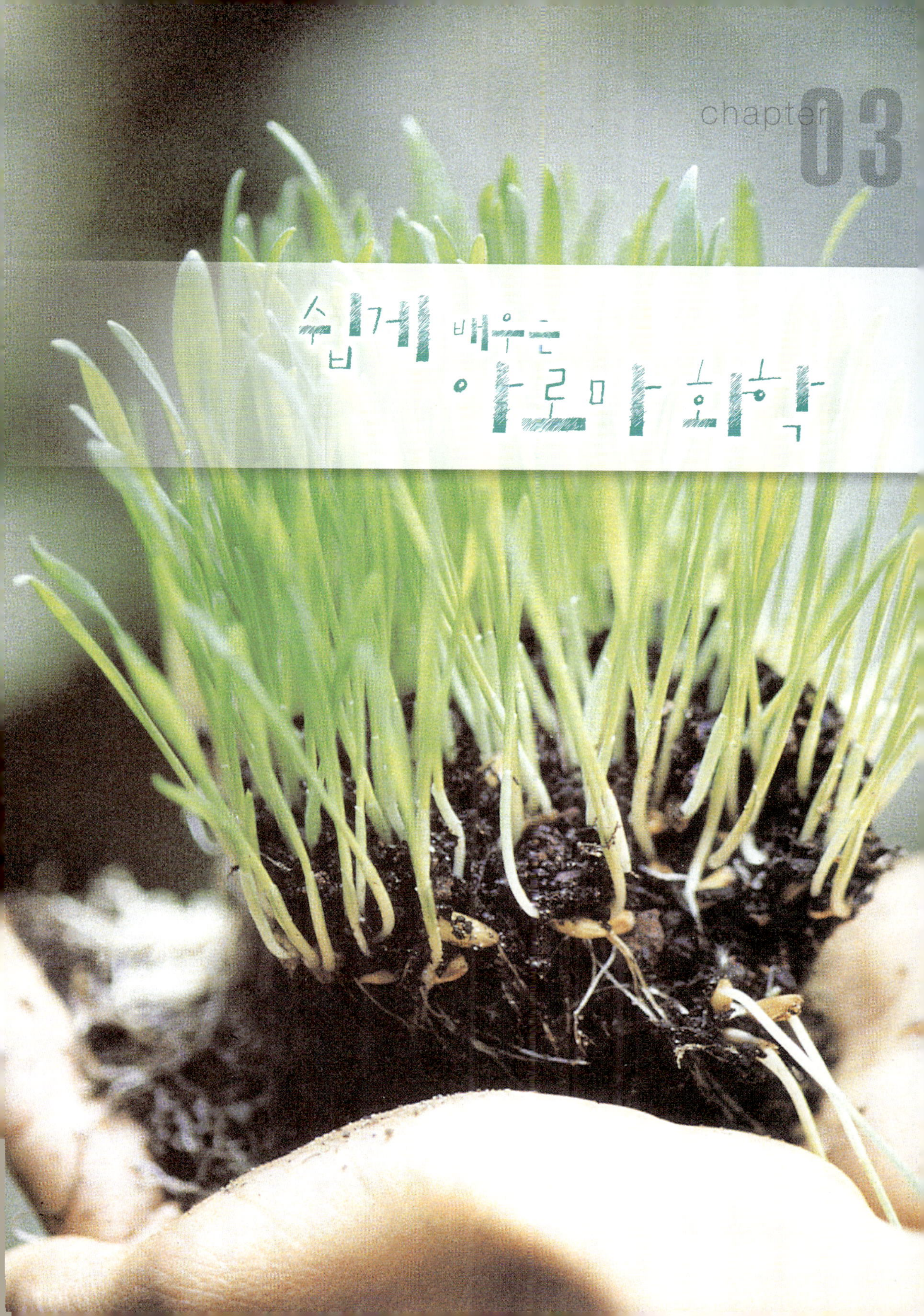

제3장

쉽게 배우는 아로마 화학

아로마 에센셜오일의 특성

1. 시너지효과 Synergistic effect

시너지효과란 2가지 이상의 에센셜오일을 섞어 사용할 때 생기는 상승작용을 말하는 것으로, 예를 들어 버가못에 티트리를 함께 쓰면 방부성, 피지피부, 여드름, 종창, 방광염에 효과적이고 라벤더를 혼합하면 정신적 안정, 근심걱정과 스트레스에 효과적이며, 로즈마리와는 피로를 없애고, 재스민의 경우 최음효과, 항우울, 신경계통 문제에 시너지효과를 볼 수 있다. 오일 혼합은 아로마테라피에서 가장 중요한 요소라고 할 수 있다. 오일 혼합은 오랜 훈련을 통해 훌륭한 처방을 할 수 있게 되며 직관과 연습으로 균형을 이룰 수 있기 때문에 일종의 예술이라고 할 수 있다. 에센셜오일은 매우 동적이다. 서로 작용하여 상승작용의 효과를 내기 때문이다. 그래서 모든 아로마테라피 전문가는 적절한 오일 혼합을 할 줄 알아야 한다. 개인이 좋아하는 기분 좋은 향기의 성질보다는 환자에게 적절한 치료목적의 에센셜오일이 필요하다.

아로마 에센셜오일은 그 휘발성과 성질에 따라 상 · 중 · 하향 top · middle · base note 으로 구성되어 있다. 훌륭한 아로마 향처방이란 이 3가지 요소가 균형적으로 혼합됨에 따라 질이 평가된다. 이러한 기법은 19C 프랑스의 삐아제에 의해 개발되었으며 음악의 음계에 비유한 것이다. 시너지효과는 에센셜오일의 3가지 노트 즉, 상 · 중 · 하향이 적절하게 조화를 이룰 때 일어나는 것이다. 브랜딩에서 3가지 노트의 배합비율은 상향 15~25%, 중향 30~40%, 하향 45~55%가 적당하다. 그러나 5개 이상의 에센셜오일을 섞으면 역효과가 나온다고 알려져 있다.

상향 Top note

맨 처음 맡을 수 있는 향으로 오래 가지 못하나 배합에 대단히 중요하다. 버가못, 페티그렌, 네놀리, 레몬, 라임, 오렌지(모든 시트루스 포함), 레몬글라스, 페퍼민트, 타임, 시나몬, 클로브 등이 이에 속한다. 대단히 날카롭고 침투적이고 극단적이며 차거나 뜨겁지 결코 따뜻하지는 않다. 이 중 자유스럽게 사용할 수 있는 것으로 레몬, 버가못, 페티그렌 등이 있으며, 대단히 작은 용량으로 사용하는 것으로는 시나몬, 클로브, 타임 등이 있다. 향은 3시간 정도 지속된다.

중향 Middle note

배합의 몸체라고 할 수 있어서 전체 에센셜오일의 50~80%가 이에 속한다. 예민한 모서리를 부드럽게 해주고 각진 것을 둥글게 해주는 역할을 한다. 로즈우드, 제라늄, 라벤더, 캐모마일, 마조람 등이 이에 속한다. 모두 따뜻하고 둥글며 부드러운 성질을 가지고 있다. 기능촉진제로 작용하는데 의학적 효과보다는 향을 위해 추가되는 부분이다. 향은 6시간 정도 지속된다.

하향 Base note

배합을 안정시키고 깊게 해주기 위한 오일들이다. 피부에 잘 고정되고 뿌리로서 지속성을 지니고 있으며 향을 오랫동안(2일 이상) 유지시켜준다. 클라리 세이지, 파출리, 멀, 프랑킨센스, 시다우드, 베티버 등이 여기에 속한다. 뚜껑을 열면 하향은 잘 맡을 수 없이 희미하나 피부에 바르면 강하게 작용하고 그 힘을 발휘하여 수시간에서 수일간 간다. 꼭 유쾌한 향은 아니지만 이들이 없으면 적절한 배합을 만들 수 없다. 이들은 아껴쓰고 절약해서 사용되는 부분으로 5% 이상을 넘지 않게 사용한다. 특히 흡입을 위한 발향으로는 필요하지 않으며 피부에 사용되는 경우는 거의 필수적이다. 깊고 강렬하며 근원적인 성질을 가지고 있다. 전통적으로 의식에 사용해왔으며 차크라, 정신, 감정, 영혼 등에 영향을 준다.

2. 상호 억제 효과 Quenching effect

시너지 효과와는 다른 것으로 에센셜오일의 혼합된 여러 성분 중 독성이 있는 성분이 다른 성분과 섞여있을 때 그 독성 효과가 발휘되지 못하는 상태를 말한다.

예 1) **레몬** 오일의 5%를 차지하는 알데하이드 시트럴만 뽑아서 사용해보면 피부 자극이 나타나고 생식기 장애를 가져온다. 그러나 레몬 오일 전체를 사용하면 특별한 부작용 없이 효과를 보인다. 즉 d-limonene, α-pinene 등 다른 terpene이 작용하여 그 문제를 줄여주기 때문이다.

2) **레몬그라스**는 Citral 성분이 70%이며 이것은 피부자극을 일으킨다. 그러나 d-limonene 같은 terpene이 많이 들어있는 에센셜오일과 섞어 쓰면(예를 들면 그레이프프루트는 90% 이상의 d-limonene이 들어 있음) 부작용을 줄일 수 있다.

3) **시나믹 알데하이드**는 심한 피부자극을 일으키는데 d-limonene과 같이 쓰면 없어진다.

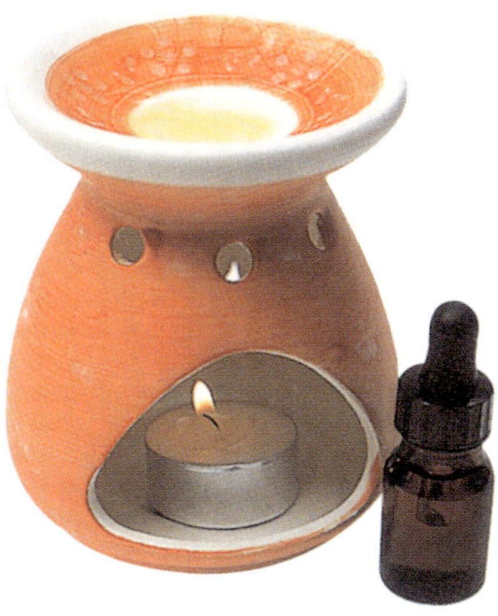

3. 향 테스트

에센셜오일의 향을 평가하기 좋은 장소로는 조용하고, 통풍이 잘 되며, 습기가 유지되고, 집중할 수 있는 곳이 적당하다. 에센셜오일의 평가 기준으로는 향의 질, 향의 지속도, 증발하여 변화되는 향의 형태, 확산속도가 있다.

향의 유형 Odour type

아니스 열매향 Anisic	펜넬, 아니씨드
발삼수지향 Balsamic	벤조인 – 기름지며 달콤, 따뜻, 바닐라향을 연상시키며 대개 하향의 고착제로 쓰인다.
캠퍼, 장뇌향 Camphoraceous	카제풋, 유칼립투스, 로즈마리
감귤향 Citrus	버가못, 레몬, 라임(냉각압착) – 자극적이고 신선하다.
침엽수향 Conifer	파인 – 상쾌하고 활기를 준다. 녹색 침엽수 수지에서 추출되는 향이다.
흙향 Earthy	풍부하고 신선한 느낌을 준다.
찌기, 분향 Faecal	재스민, 로즈 – 인돌이 함유되어 나오는 향이다.
꽃향 Floral	재스민, 로즈, 일랑일랑
과일향 Fruity	라임(증류)
약초향 Herbaceous	라벤더, 마조람, 로즈마리, 타임 – 군냄새와 푸른 향기, 희미한 나무향 냄새가 난다.
민트향 Minty	페퍼민트, 페니로얄, 스피아민트 – 멘솔향, 상쾌함, 관통하는 느낌이 든다.
기름진 향 Oily	올리브, 일랑일랑 – 고착제를 연상시킨다.
페퍼향 Peppery	블랙페퍼 – 따뜻, 건조, 스파이스한 향이다.
스파이시향 Spicy	클로브 버드, 시나몬, 진저 – 혀와 코를 찌르는 향이며, 요리용으로 사용한다.
나무향 Woody	시다우드, 샌달우드

향의 성격

균형 잡힌 Balanced	희석 시 함유된 오일의 향
확산성 Diffusive	제라늄, 일랑일랑 같은 오일
건조 Dry	파출리처럼 매마른감을 주는 향
평범 Fla	특징없고 평범한 향
신선함 Fresh	감귤류향
거친 Harsh	시트로넬라, 네드타임과 같은 와일드한 향
무거움 Heavy	재스민, 일랑일랑같은 거무스름한 향
가벼움 Light	높은 질을 가진 오일 – 네놀리, 프렌치 알파인 라벤더
곰팡내 Musty	베티버
풍부함 Rich	일랑일랑, 로즈, 클로브 버드
날카로움 Sharp	레몬, 카제풋
달콤 Sweet	로즈, 아니씨드 – 부드러움, 섬세함.
매끄러움 Smooth	샌달우드, 시다우드 – 부드러운 발삼향기
따뜻함 Warm	스파이시 계통, 진저, 블랙페퍼, 재스민, 장미

제3장

쉽게 배우는 아로마 화학

에센셜오일의 물리·화학적 연구

천연 화학 성분은 특별한 냄새, 맛, 의학적 성질을 가지고 있다. 에센셜오일을 추출하는 허브의 구성성분으로 alkaloid, saponin, glucocide, volatile oils, tannin, phytohormone, minerals, vitamin 등이 있는데 이 중 향기치료에 쓰이는 것은 휘발성 오일이다.

1. 에센셜오일의 물리적 특성

에센셜오일은 휘발성이고 광, 열, 산소 및 습기에 의해 변할 수 있으며 물에는 용해되지 않는 특성을 가지고 있다.

2. 에센셜오일의 화학적 특성

아로마 화학 구조

원자

각 원자는 같은 수의 전자와 프로톤을 가지고 있어서 전기적 충전상태는 제로이다.

전자

핵 주위의 각 층을 돈다. 첫 층은 최대 2개의 전자를, 두 번째 층은 최대 8개의 전자를 가질 수 있다. 또한 원자핵의 안쪽부터 채워지기 때문에 바깥쪽 층은 비어 있기 마련이다.

주요 원소 구조

수소 ⇒ 가장 흔한 원자, 가장 간단한 구도. 단 하나의 전자만이 하나의 층 주위를 돌고 있다. 한 층에 하나의 빈 공간만 가진다.

탄소 ⇒ 6개의 프로톤에 6개의 전자를 가지고 있다. 2개의 전자는 첫 층에 있고, 4개는 두 번째 층에 있으며 4개의 빈 공간을 가지고 있다.

산소 ⇒ 8개의 전자, 8개의 프로톤이 있다. 2개의 전자는 1층에, 6개는 2층에 있어 2개의 빈 공간이 남아있다. 원자는 빈 전자층을 채우려는 추진력을 가지고 있다.

결합 종류

단일 결합 ⇒ 수소, 산소 : 2개의 원자가 하나의 전자를 나누어 가지고 있는 경우

이중 결합 ⇒ 산소 : 2개의 전자를 나누어 가지고 있는 경우

삼중 결합 ⇒ 탄소 : 3개의 전자를 나누어 가지고 있는 경우

일반적으로 아로마 분자는 3개의 기본 원소(탄소, 수소, 산소)로 이루어져 있으며, 그 외에도 유황화합물, 질소화합물도 일부 포함되어 있다. 보통 한 개의 에센셜오일에 100여 종의 아로마 분자가 있다(10~500까지 다양). 식물마다 각각 다르게 분자들이 결합되어 독특한 에센셜오일을 만들어낸다.

에센셜오일의 약리작용

휘발성 오일의 부분은 분자의 타입에 따라 화학적, 기능적으로 나눌 수 있는데 이와 같이 분류하는 것은 각 오일의 특성과 작용을 이해하고 처방하는데 용이하기 때문이다.

향유는 허브 등의 방향성식물에서 추출하여 얻는다. 향유 중에 존재하는 성분을 방향분자 aroamtic molecules 라고 부르며 허브 단체 單體 에서의 함유성분과는 다른 것인 경우도 많이 있다.

〈표 1〉에서와 같이 향유의 대표적인 방향분자가 있으며 일반적이지 않은 것까지 포함하면 수만 개가 존재한다. 방향분자는 산소, 수소, 탄소 등으로 구성되고 이러한 것들이 여러 형태로 결합하여 페놀, 테르펜, 알코올, 케톤, 에스터, 에테르, 옥사이드, 알데히드, 쿠마린, 아시드(단 아시드는 에센셜오일에는 흔하지 않은 종류임)를 만들어낸다.

테르펜계 탄화수소

이것은 10개의 탄소로 이루어진(2개의 isoprene units) 모노테르펜 탄화수소 monoterpene hydrocarbons 와 15개의 탄소로 이루어진(3개의 isoprene units) 세스키테르펜 탄화수소 sesquiterpene hydrocarbons 의 2개로 나누어진다. 또 탄소 20개로 이루어진 디테르펜 탄화수소 diterpene hydrocarbons 도 존재한다. 테르펜류는 단어의 말미가 엔 en 으로 끝나므로 그것을 쉽게 알 수 있다.

Isoprene units는 탄소원자 5개가 결합된 것이며 세스키 sesqui 는 1.5배를 의미한다.

테르펜에 속한 대표적인 방향분자는 다음과 같다.

- **카르펜** : 쥬니퍼
- **디펜텐** : 버가못, 펜넬
- **리모넨** : 오렌지, 레몬, 버가못, 네를리, 펜넬
- **페란드렌** : 코리안더, 레몬, 페퍼민트
- **피넨** : 사이프러스, 유칼립투스, 펜넬, 로즈마리
- **사비넨** : 스위트 마조람

표 1. 에센셜오일의 분류

성분분류	주요성분	대표적 에센셜오일	주요효능
모노테르펜	리나롤, 그라니올, 테르피네올1-4, 멘톨, 네롤	라벤더, 페퍼민트, 페티그레인, 로즈우드, 티트리, 타임트야놀, 스위트 마조람	항균, 항감염, 항바이러스, 이뇨작용, 면역상승
알디히드	시트로네롤, 제라니올, 네롤, 시트랄	레몬그라스, 시트로네랄, 멜리사, 유칼립투스시트로도라 (레몬유칼립투스)	항염증, 진정, 항진균
에스테르	작산리나릴, 살리틸산메틸, 작산제라니올, 메틸살리시레이트	로만 캐모마일, 클라리 세이지, 페티그레인, 라벤더, 윈터그린	진통, 진정, 항진균, 약한 항염증
에틸	유제놀, 에스트라콜, 아네솔, 메틸카비콜	바질, 타라곤, 에니시드	전신 조정작용, 진통, 구충작용
케톤 (임신, 소아 금지)	피노켐퍼, 튜존, 프레곤, 켐퍼, 버베논	에버레스팅, 세이지, 히솝, 페니로얄, 튜존, 웜우드	반흔 형성촉진, 점액용해작용, 신경독성
락톤	버갑톤, 코마린	버가못, 이누라, 크라에	광독성, 점액용해작용
옥사이드	1,8시네올, 1,4시네올, 리나롤옥사이드	유칼립투스 등, 라반세라, 니아우리, 로즈마리	점액배출, 면역자극
모노테르펜 탄화수소류	리모넨, 피넨, 테르피넨, P-시멘, 밀센	레몬, 그레이프푸루트, 오렌지, 쥬니퍼, 시더우드	항균, 광자극, 피부자극, 스테로이드호르몬작용
페놀 (원액을 피부에 바르지 않음)	티몰, 카바크롤, 유제놀, 사브롤	타임, 오리게놀, 사보리, 클로브, 아존	항균작용, 면역향상, 피부자극, 신경독성, 강장작용, 체온상승
세스키테르펜 탄화수소류	캠아줄렌, 카리오피렌, 비사보렌, 파넷센, 아줄렌	저먼 캐모마일, 야로우, 타나세탐	항염증, 항바이러스, 항알레르기, 체온저하
모스키테르펜 알코올	비사보롤, 산타롤, 파네졸, 네로리돌, 스크레올	저먼 캐모마일, 샌달우드, 로즈, 클라리 세이지, 네롤리	항균, 항염증, 항알레르기, 약한면역자극, 여성호르몬작용

모노테르펜 탄화수소 Monoterpene hydrocarbons

모노테르펜 탄화수소는 대부분의 향유에 함유되어 있고, 공기 중의 산소와 반응하므로 이것을 많이 함유하는 향유는 병뚜껑을 단단히 막고 열이나 빛으로부터 차단할 필요성이 있다.

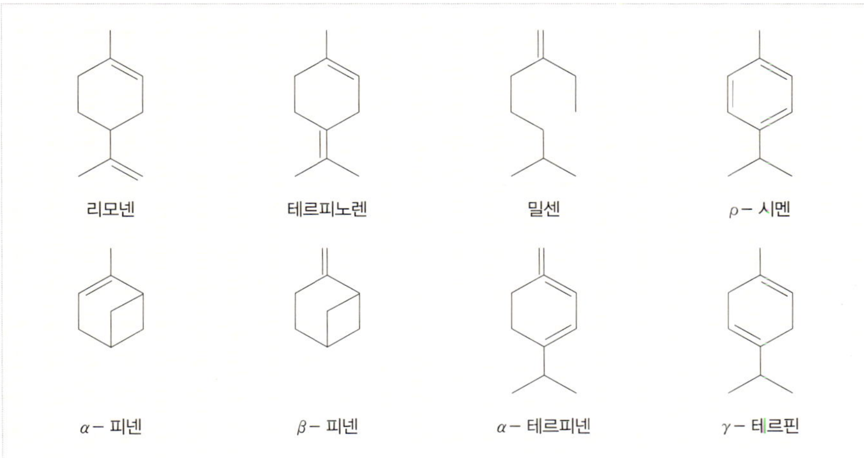

그림 1. 모노테르펜 탄화수소에 속하는 대표적인 방향분자

결합이 끊어져 있는 비환구조(그림 1에서는 밀센)가 아닌 환구조에 이중결합이 많은 것일수록 모노테르펜탄화수소로서의 작용은 강하나 반면 피부자극이 강하므로 주의해야 한다. 공통되는 작용은 항균작용, 항염증작용 등이 있다. 감귤류의 향유의 대부분은 이것을 주성분으로 하고 있고, 레몬과 오렌지, 그레이프프루트 등은 많은 것은 90% 정도가 모노테르펜탄화수소의 리모넨으로 구성되어 있다.

리모넨 limonene 등은 산화하여 오존을 형성하고 공기 중 잡균을 감소시킨다. 이 반응은 빛에서 더 강하다. 혈관확장작용, 혈류항진작용, 피부온도상승작용, 항염증작용, 부종개선작용 등이 있다.

세스키테르펜 탄화수소 Sesquiterpene hydrocarbons

세스키테르펜은 향유에 많이 존재한다. 예를 들어 저먼 캐모마일 중에 존재하는 캠아줄렌은 항염증작용과 항알레르기작용이 보고되고 있다. 또 클로브 중에 존재하는 카리오페넨에는 강한 진정작용과 진통작용, 살균작용이 있다.

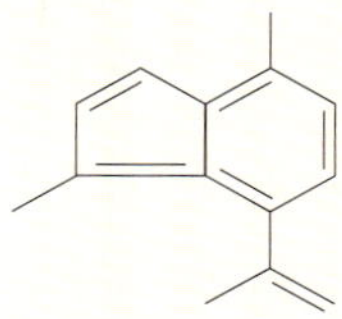

캠아줄렌

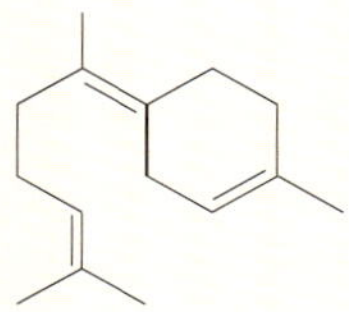

비사보렌

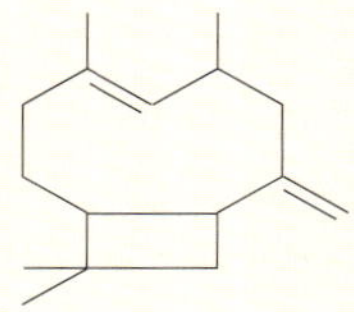

카리오피렌

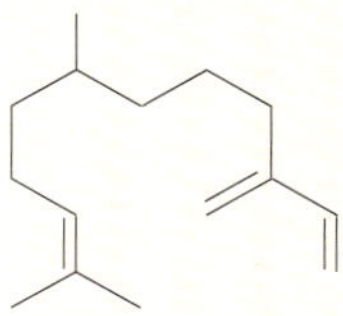

파르네센

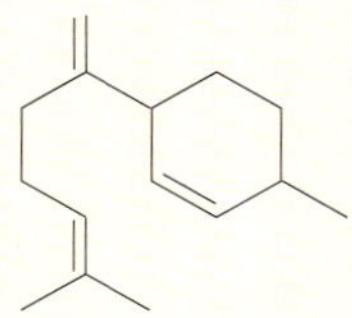

징기베렌

그림 2. 세스키테르펜 탄화수소

- 캠아줄렌 : 프랑킨센스, 레몬, 티트리
- 카리오피렌 : 라벤더, 스위트 마조람, 로즈마리, 클라리 세이지, 클로브, 시나몬
- 세도렌 : 아틀라스시다, 쥬니퍼

OH기가 환구조 중의 수소원자와 치환하여 알코올을 형성한다. 말미가 올(-ol)로 끝나므로 그것임을 알 수 있다. 알코올은 모노테르펜 알코올 monoterpene alcohols 과 세스키테르펜 알코올 sesquiterpene alcohols 로 분류된다.

이상을 정리하면 테르펜(CH)은 :

- 방부, 흥분효과가 있다.
- 피부에 자극을(농도가 짙으면) 준다.
- 레몬, 오렌지, 머스틱, 너트미그, 알젤리카, 파인, 블랙페터, 버가못이 이에 속한다.
- 테르펜은 다시 탄소원자의 숫자에 따라 세 가지로 분류한다.
  - Monoterpene
  - Sesquiterpene
  - Diterpene
- C30, C40과 같은 테르펜 분자가 식물에 있으나 이들은(식물성 스테로이드, 호르몬이라고 부름) 분자량이 커서 증기로 발산되기 어렵다.

모노테르펜 Monoterpene

복합성분으로는 리몬, 테르피넨, 캔펜, 미르센, 사비넨, ρ-시멘, 펠란드렌, α & β-피넨, 튜젠이 있다.

세스키테르펜 Sesquiterpene

중요한 그룹으로 뿌리나 나무에서 증류법으로 추출해서 얻거나 asteraceae계의 식물에서 추출한다. 세스키테르펜의 복합성분으로는 카리오필렌(클로브)이 있고 이것은 항염증, 항바이러스 작용을 가진다.

- 파네솔 클로즈, 캐모마일에는 항박테리아 작용
- 캠아줄렌, 비사보롤(탄지, 야로주, 캐모마일)에는 항염증, 진통작용
- 발레라논(발레리안)에는 항경련, 진정작용
- 산타롤(샌달우드)
- 진지베롤(진저)
- 베리테론, 베리베랄(베티버)
- 카로톨(캐롯시트)
- 스파이크나드 - 100% 세스키테르펜으로 구성되어 있다.

디테르펜 Deterpene

에센셜오일에는 드물게 함유되어 있다.

알코올

모노테르펜 알코올 Monoterpene alcohols

대표적인 모노테르펜 알코올은 〈그림 3〉과 같다. 환구조로(비환구조가 아닌) 이중결합이 많은 것일수록 살균력이 강하다. 테르피넨-4-올은 티트리에 많이 함유되어 있어(최저라고 해도 30% 이상) 티트리의 살균효과가 높다는 것을 알 수 있다. 그리고 α-테르피네올도 유칼립투스 라디아타에 많이 함유되어 있고 유칼립투스 라디아타에는 다른 유칼립투스 등과는 달리 1,8시네올효과 이외에 α-테르피네올의 살균효과도 기대할 수 있다. 멘톨은 페퍼민트에 많이 함유되어

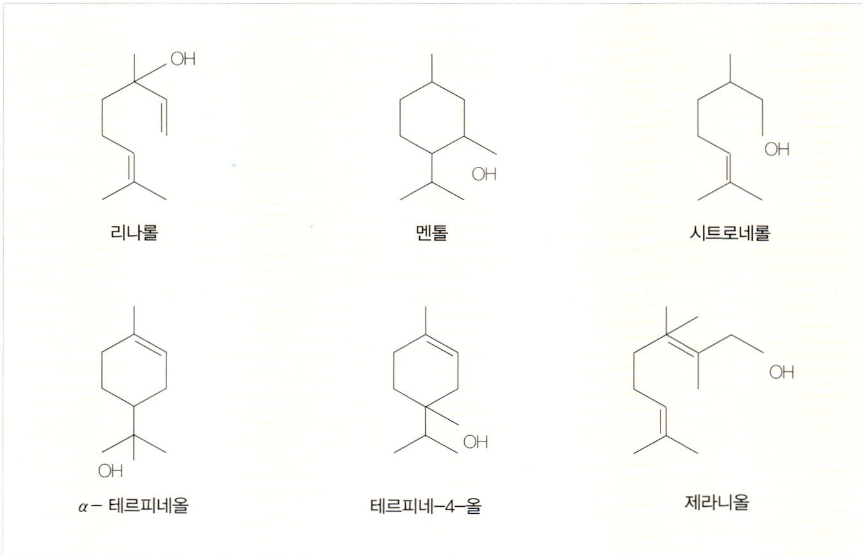

그림 3. 모노테르펜 알코올

있는데, O-157에 페퍼민트가 효과적이라는 발표가 있었다.

- 리나롤 : 라벤더, 네로리, 타임리나롤
- 멘톨 : 페퍼민트
- 네롤 : 버가못, 네롤리, 페티그레인
- 테르피네올 : 버가못, 제라늄, 스위트 마조람, 네롤리

세스키테르펜 알코올 Sesquiterpene alcohols

세스키테르펜 알코올은 살균효과 자체는 약하지만 항알레르기와 간기능항진작용, 소염작용(염증제거작용) 등 갖가지 효과를 나타내는 것이 있다. 저먼 캐모마일에 함유되어 있는 비사보롤은 저먼 캐모마일에 함유되어 있는 세스키테르펜 탄화수소의 캠아줄렌보다 강한 항염증작용과 항알레르기작용을 나타내는데, 특유의 청색은 그 때문이다.

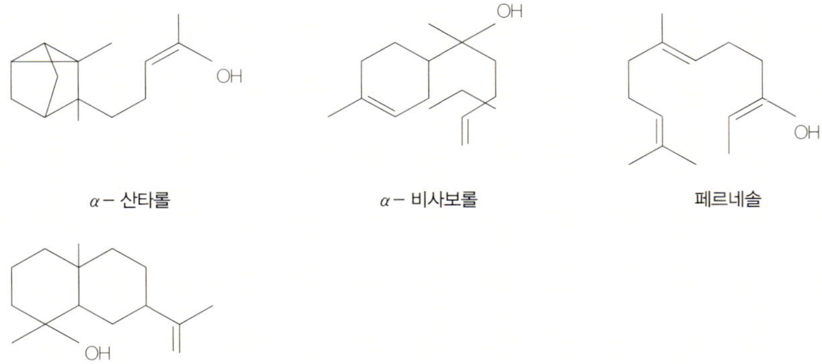

그림 4. 세스키테르펜 알코올

- 세드롤 : 시다우드
- 파르네졸 : 로즈, 팔마로사, 일랑일랑
- 네롤리돌 : 네롤리
- 파츄롤 : 파출리

디테르펜 알코올 Diterpene alcohols

스크라레올 : 클라리 세이지

이상을 정리하면 알코올(-OH)은 :

- 강장, 흥분, 항박테리아, 항바이러스 작용이 있다.
- 에너지를 주고 일반적으로 독성이 없다.
- 모노테르펜 알코올 성분을 가진 아로마오일로는 제라늄, 라벤사라, 로즈우드, 로즈, 티트리가 있다.
- 완전히 자극성이 없고, 사용하기에 안전하다.
- 복합성분으로 제라니올, 멘솔, α-테르피네올, 테르피네올-4, 사비놀, 리나롤(=리나룰), 튜야놀 등으로 존재한다.
- 모노테르페놀 성분으로는 시나롤, 제라니올, 네롤, α-테르피네올, 쿠미놀, 카베올, 보르네올, 피노카르베올, 멘톨이 있다.

- 알코올 그룹 중 세스키테르펜 알코올 분자가 실험과 흥미를 많이 끌고 있는데 항염증, 면역반응촉진의 작용이 있기 때문이다. 이에 속하는 복합성분으로는 네롤리돌(네롤리), 비사보롤(캐모마일), 카로톨(케롯시드), α&β-산타롤(샌달우드), 베티베롯, 파쵸우롤(파출리), 파네솔(로즈)이 있다.

페놀 Phenols

알코올의 일종으로 상당히 강한 살균작용을 지니고 있는데, 피부자극이 강하여 특히 약한 피부에는 사용하기 어려운 향유이다. 살균효과 이외에 면역계를 강화시킨다고 알려져 있지만, 그에 대한 데이터는 없다. 그리고 장기간 대량으로 사용하면 간에서 서퍼네이트 sufonates 로 변환될 때에 간장에 대해 악영향을 끼친다고 알려져 있다.

꼭 페놀을 사용해야 할 필요가 있을 때에는 저농도(가능하면 1% 이하)에서 단기간(1개월 이하) 사용하고 피부 특히 점막에 접촉시간을 가능한 한 짧게 하도록 해야 한다. 시나몬이나 로즈에 함유되어 있는 유제놀 eugenol 은 가장 강한 살균력을 나타내고 국소 마취작용을 한다는 보고도 있지만 피부자극이 강하므로 피부에는 사용을 금해야 한다.

아니스의 주성분인 트란스아네톨과 바질의 주성분인 메틸카비콜도 페놀이므로 사용에 세심한 주의가 필요하다.

카바크롤 티몰

그림 5. 페놀

- 카바크롤 : 오레가노, 윈터세보리
- 타임티몰 : 타임
- 유제놀 : 시나몬, 클로브

이상을 정리하면 페놀(-OR)은 :

- 박테리아 살균, 면역조절작용이 뛰어나다.
- 피부에 자극적이다. 간에 독성이 있으므로 주의해서 사용해야 한다.
- 이 그룹에 속한 아로마 에센셜오일로는 클로브, 오레가노, 세이보리, 특정 케모타입의 타임이 있다.
- 복합성분으로는 카바크롤, 티몰, 유제놀, 가이아콜, 카키콘, 오스트라롤이 있다.

알데히드 Aldehydes

이것을 많이 함유하고 있는 향유도 피부자극이 있기 때문에 1% 이하로 사용하는 것이 좋다. 그리고 증류가 불완전하거나 열이 충분히 가해지지 않은 향유의 경우 피부에 더 위험하다. 1% 이하에서 사용하면 진정효과와 항염증작용을 얻을 수 있다. 시트로넬라 등에 함유되어 있는 시트로넬랄은 진정작용이 있다.

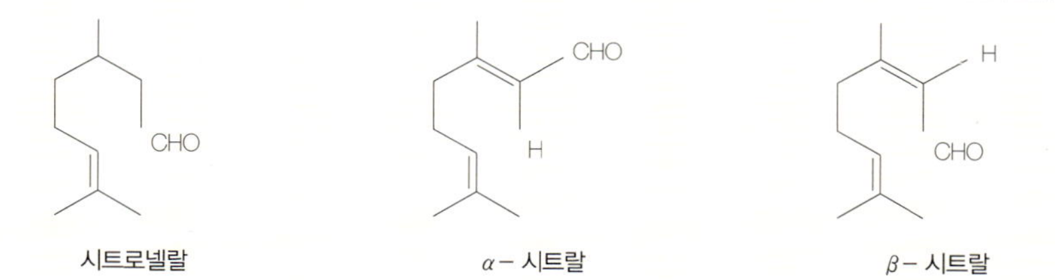

그림 6. 알데히드

- 아니시크알디히드: 스타아니스
- 신나미크알디히드: 시나몬
- 시트로넬랄 : 유칼립투스, 시트로넬라, 레몬그라스, 멜리사
- 시트랄 : 레몬그라스, 제라늄

이상을 정리하면 알데히드(-CHO)는 :

- 항염증, 진정, 방부, 안정작용을 한다.
- 피부에 자극적이기도 하다(희석하지 않으면).
- 대부분의 레몬 냄새나는 오일이 여기에 속한다. 레몬그라스, 멜리사, 레몬버베나, 시트로넬라, 유칼립투스, 시트리오도라

- 시나몬 바크도 이 그룹에 속한다. 여기에는 또 다른 피부자극 성분도 들어있다.
- 아로마 분자로는 시트랄, 제라니올, 네랄, 세트로넬랄, 니르테날, 펠란드랄, 시나믹 알데히드, 벤잘데히드가 있다.

케톤 Ketones

가장 주의해서 사용해야 하는 에센셜오일 중의 하나이다. 일반적으로는 케톤류에는 신경에 대해서 독성이 있는데, 알코올이나 페놀 등도 사실은 신경 독성약으로써 통증클리닉 영역의 의사는 이상지각 異常知覺 의 치료에 사용하고 있다. 이런 것과 마찬가지로 케톤이나 락톤에도 신경조직 자체에 유해한 작용을 미치는 것이 있다. 그렇기 때문에 케톤이라는 방향성분을 많이 함유하고 있는 에센셜오일을 사용할 때에는 사용량, 사용기간 등에 충분히 주의하여 신중하게 사용해야 한다. 특히 유아나 임산부, 노인에게 사용해서는 안된다. 신경독성 때문에 장기간 지속적으로 사용하면 절림증세, 지각이상, 신경마비, 간질발작, 유산의 가능성이 있다. 주된 케톤의 화학구조식는 〈그림 7〉과 같다. 케톤의 대표적인 특성에는 점액을 녹여서 배출하기 쉽게 하는 작용이 있다. 신경독성에 대해서 항상 염려해야 되지만 그렇다고 모든 케톤을 사용하지 못하는 것은 아니다. 가장 주의가 필요한 케톤은 히솝에 함유되어 있는 피노칸판과 세이지에 함유되어 있는 튜존이다. 케톤의 함유량이 많은 웜우드와 튜자 등도 사용하지 않는 것이 좋다.

로즈마리나 유칼립투스는 일반적으로 많이 사용하고 있는 에센셜오일인데, 그 속에도 케톤이 함유되어 있다. 단지 함유량이 적기 때문에 부작용보다도 치료효과를 기대할 수 있다.

그밖에 케톤에는 면역활성상승작용, 지방분해작용, 진통작용, 세포활성상승(C7-14) 등을 기대할 수 있다. 성분 중 캠퍼 cinnamomun camphora 라는 것이 있는데, 우리나라에서는 장뇌 樟腦 라고 알려져 있다. 장뇌 속에 방향성분으로서의 캠퍼가 50% 정도 존재한다. 장뇌는 예로부터 호흡기계의 감염증에 사용되어 왔다.

캠퍼를 많이 함유하고 있는 오일을 지나치게 사용했을 경우에는 중추신경계까지 장애를 미치고 구토나 두통을 일으켜 경련, 호흡정지, 심장정지 등으로 사망할 수 있다.

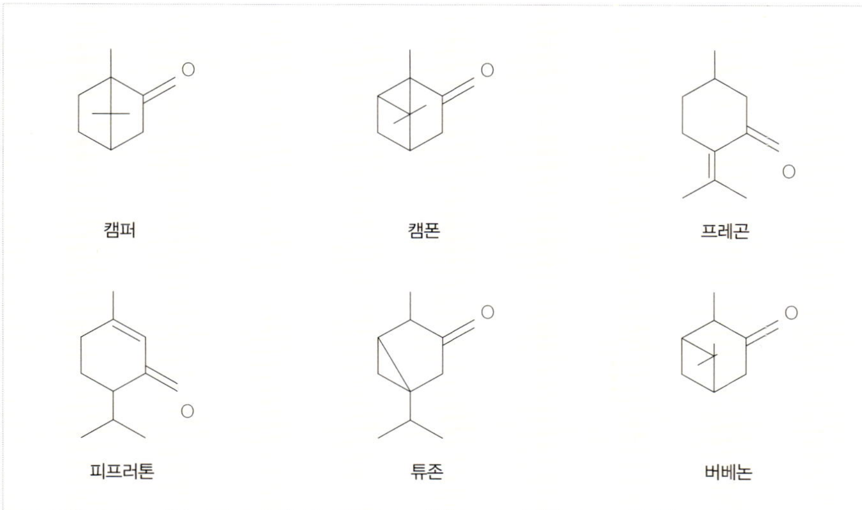

그림 7. 케톤

- 보네온 : 스파이크라벤더
- 카르본 : 스페아민트
- 펜콘 : 펜넬
- 쟈스몬 : 재스민
- 멘톤 : 페퍼민트
- 피노캠판 : 히솝
- 프레곤 : 페퍼민트
- 피페리톤 : 유칼립투스 디비스
- 튜존 : 세이지

이상을 정리하면 케톤 (-COR)은 :

- 거담, 상처치유, 지방분해의 작용이 있다.
- 세이지, 히솝, 페니로얄, 튜자에는 독성이 강한 케톤이 있다. 이들 독성은 식물에 따라 그 작용이 다르며 유산, 경기, 의식불명. 간질을 일으킬 수 있다.
- 케톤 향분자로는 튜존, 카본, 멘트론, 아틀란톤, 베ㅌ본, 피노캠폰, 피페리톤, 크리프톤, 버베논, 재스몬, 펜촌, 프레곤이 있다.

- 헬리크리숨, 사이토톡신 락톤에 있는 딘 dine 그룹도 여기에 속한다.
- 독성이 없는 그룹으로는 재스민, 펜넬, 페퍼민트가 있다.

락톤과 쿠마린 Lactones and coumarins

이들은 케톤항목에서 말했듯이 신경독성이 있고, 피부에 자극성이 있다. 또 하나의 특징은 일광과민 日光過敏 이다. 예를 들면 버가못의 방향성분의 하나인 버갑텐과 프로쿠마린은 세포의 단계에서 멜라닌 생산세포인 DNA를 저해한다. 즉 멜라닌 생산 시 자외선으로부터 피부를 보호하지 못해 피부암의 가능성을 높이는 것이다. 사용 시에는 충분한 주의가 필요하다.

쿠마린 버갑텐

그림 8. 락톤, 쿠마린

- 쿠마린 : 라벤더
- 버갑텐 : 버가못, 레몬, 펜넬

이상을 정리하면 :

- 독성이 있어 간에 치명적이며 감광성이 있다.
- 피를 묽게 하는 물질이기도 하다. 따라서 이에 연관된 질병에는 금물이다.
  예) 용혈제 복용환자
- 버갑텐, 허니아린, 안젤리신, 시트로넨, 퓨로쿠마린이 이에 속하는 아로마 분자이다.
- 버가못, 암미 비스나가, 안젤리카, 시트루스가 이에 속한다

옥사이드 Oxides

옥사이드에서는 1,8시네올이 대표적이다. 1,8시네올은 유칼립투스나 로즈마리에 많이 함유되어 있는데, 점액선을 자극하여 무틴의 생산을 촉진하고 거담작용과 점막의 손상 치유를 촉진한다.

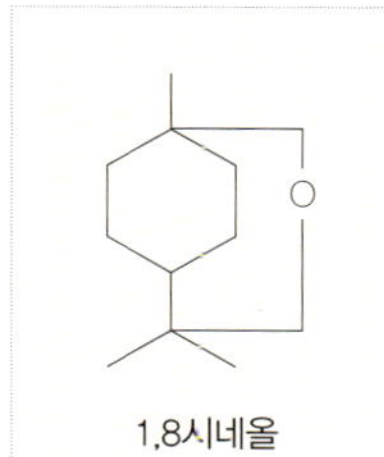

그림 9. 옥사이드

이상을 정리하면 :

- 티트리, 니아울리, 로즈마리, 카제풋, 히솝, 베이 토렐, 유카립투스와 같은 캠퍼 오일에 함유되어 있다.
- 이 그룹에서 가장 중요한 아로마 분자는 1,8 시네올이다. 기타 피페리토녹사이드, 비사보롤 옥사이드, 비사보론 옥사이드, 리나롤 옥사이드도 여기에 속한다.
- 독성분자가 있어 경기를 일으킬 수 있다. 이에 해당되는 아로마 분자로는 아사론(카라무스), 아스카리돌(웜시드 오일)이 있다.
- 개화기 때 수확한 식물에서 뽑은 페퍼민트 오일의 경우, 멘토퓨란 성분이 독성작용을 한다.

에스테르 Esters

에스테르는 알코올과 아시드의 반응에 의해 발생한다. 식물에서 생산되는 아시드는 수용성이지만 에센셜오일 속에서 반응은 일어나지 않아 증기증류에 의해 얻어진다. 그러나 알코올과는 간단하게 반응한다. 즉 알코올은 oℓ이 떨어지고 yℓ이 붙고, 아시드는 ic가 떨어지고 ate가 붙는다.

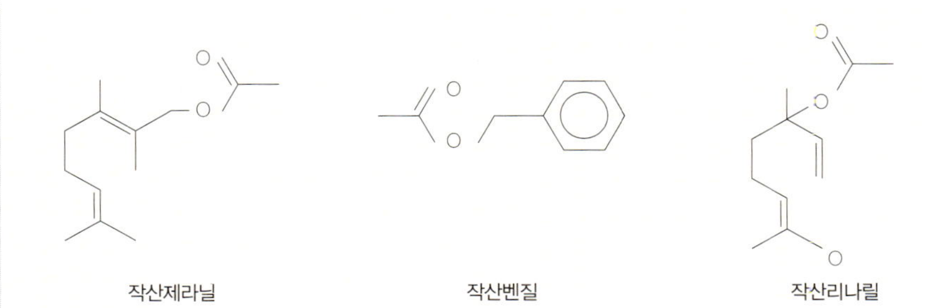

그림 10. 에스테르

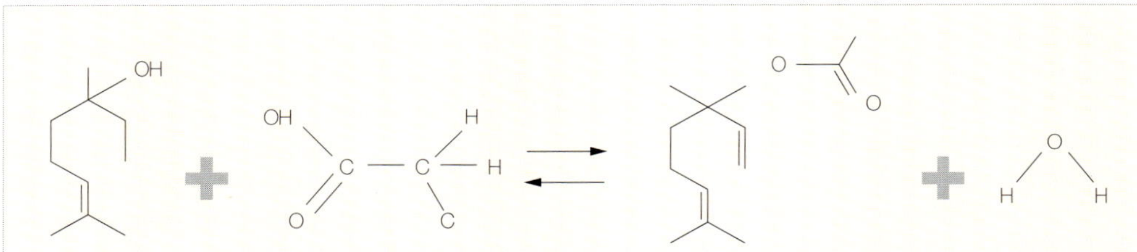

그림 11. 알코올이 에스테르로 변화하는 반응

에스테르의 특징은 과실향과 꽃향기가 나고, 진정작용, 즉 중추신경계의 억제작용이 있으며 경련 진정작용을 나타낸다.

로만 캐모마일은 이소브틸 안제레이트나 이소아밀 안제레이트 등 많은 에스테르가 존재하는데 이것에 의해 항경련작용이 보이는 것이다. 경련 진정작용의 강도는 반응 후에 생기는 에스테르의 구조나 탄소기의 수에 의해 결정된다.

다른 형태의 많은 에스테르가 존재하는데, 에스테르가 주요 구성성분인 에센셜오일은 소량으로도 향기에 영향을 일으킨다. 작산 리나릴이 많이 존재하는 에센셜오일로는 라벤더와 클라리 세이지, 페티그레인 등이 있고, 칸디다에 효과가 있다. 그리고 제라늄에 함유되어 있는 에스테르는 항진균작용도 확인되고 있다.

이상을 정리하면 에스테르(-COOR)는 :

- 모든 에센셜오일의 화학성분 중 가장 균형 잡힌 성분이며 아시드와 알코올의 반응으로 만들어지는 물질이다.
- 이완, 진정효과, 항경련, 항균작용을 한다.
- 에스테르가 잘 분포되어 있는 아로마오일은 향기가 대단히 좋다.
  예) 라벤더, 버가못, 클라리 세이지, 일랑일랑, 로만 캐모마일, 마조람
- 여기에 해당되는 아로마 분자로는 리나롤 아세테이트, 네릴 아세테이트, 제라닐 아세테이트, 보닐 아세테이트, 기타 아세테이트 등이 있다.

산 Acid

대부분의 아로마오일은 산(-COOH) 성분이 없고 아로마틱 하드로솔의 형태로 존재해 있다. 항염증, 방부, 보습효과가 있다.

예) 카르복실린산, 안젤린산, 퀴닌산

에테르 Ether

- 바질, 타라곤, 시다가 이에 속한다.
- 해당되는 아로마 분자로는 메틸 카비콜, 메틸 유제놀 시드릴 메틸 에테르가 있다.
- 항경련 작용이 있다.
- 아니스에 있는 트랜산네톨, 파슬리에 있는 아피올, 너트메그에 있는 미리스티신도 여기에 속한다.

호르몬 작용이 있는 향유

유럽소나무(소나무과)

원산지 : 프랑스

모노테르펜 탄화수소

- 피넨(강장작용) 30% 정도
- 칸펜
- 리모넨

에스테르

- 작산보르닐

스테로이드 작용을 나타낸다. 그 때문에 관절이나 근육의 부종과 염증에 사용한다.

브락스프르스(소나무과)

원산지 : 캐나다

모노테르펜 탄화수소

- 피넨(강장작용) 20% 정도
- 칸펜

에스테르

- 작산보르닐

관절이나 근육의 부종과 염증뿐만 아니라 피부의 염증에도 사용한다.

클라리 세이지(차조기과)

원산지 : 프랑스

에스테르

작산리나릴 70% 정도

모노테르펜 탄화수소

리나롤 10% 정도

디테르펜 알코올

스크라레올 5%

진정작용, 여성호르몬작용 phytoestrogen 이 있다.

스타아니스(목련과)

원산지 : 베트남

페놀

트란스아네틀 80%

트란스아네틀에는 강한 에스트로겐작용이 있다.

세이지(차조기과)

원산지 : 프랑스

케톤–튜존, –튜존(프로제스테론작용)

펜넬(미나리과)

원산지 : 프랑스

페놀

트란스아네틀 60%에는 강한 에스트로겐작용이 있다. 그리고 유즙 乳汁 분비 촉진 작용도 있다.

에센셜오일의 독성 작용

신장 독성

에센셜오일을 구강으로 복용 시 강한 항박테리아 효능을 가지지만 고용량으로 간에 피해를 줄 수 있다. 구강으로 낮은 용량이더라도 장기간 주면 간 효소에 변화를 준다. 따라서 짧게 집중치료를 하고 끝내는 것이 좋다. 주니퍼가 신장에 가장 강한 독성을 주는 것으로 나타났는데 모노테르펜 성분이 신장조직에 자극을 주어 손상을 일으키기 때문이다. 따라서 주니퍼 베리만 사용하는 것이 좋은데 여기에는 모노테르펜이 없고 테르펜 알코올만 있기 때문이다.

모든 고도의 테르펜 하이드로카본이 있는 에센셜오일은 사실 조심해야 된다. 테르펜 하이드로카본이 80~90% 들어 있는 에센셜오일은 대부분 지방친화성 lipophilic 이고 대부분의 모노테르펜 알코올은 수분친화성 hydrophilic 이다. 신장은 고도의 테르펜 알코올이나 에스테르(예 : 라벤더, 클라리 세이지, 티트리)에 잘 견디므로 이들이 안전하고 좋다.

발암성 독성

쥐에 12개월간 칼라무스, 사사프라스 에센셜오일을 먹였더니 암이 발생하였다. 이 실험은 대량 투여이기 때문에 인체에는 해당되기 어려운 실험이었다. 에스트라고올(예 : 바질에 많이 들어있음)이 암을 유발하고 타라곤 오일도 80% 에스트라고올이 들어있으므로 암을 유발할 수 있다.

쥐 실험에서 500mg 에스트라고올/2 lb B.W 투여로 간암이 유발되었다. 이때 에스트라고올 자체가 발암 물질이 아니고 체내에 생성되는 대사물질이 발암 물질인데 이 대사물질은 에스트라고올의 용량에 좌우된다. 따라서 에스트라고올이 소량 들어오면 대사물질은 전혀 생성되지 않을 수 있다. 인체 적용 시 140 lb 체중에 하루에 30g의 에스트라고올(바질이나 타라곤 오일 40g)과 같은 용량으로 환산되므로 현실적으로 적용될 수 없는 실험이다. 이것은 어디까지나 고용량의 단일 성분으로 장기간 투여 시에 일어났던 실험이다.

알레르기성 독성

시나몬, 클로브가 심하게 알레르기를 일으킨다. 붉은 반점, 부풀어오름, 수종 등을 일으킨다(바세린에 2% 시나믹 알데히드만 넣어도 일으킬 수 있다).

에센셜오일의 특이한 치료 효능

켈라 오일의 간암 치료효과

0.4% 이하로 떨어진 면역기능 때문에 항암치료를 중단했는데 켈라 오일을 마누카에 섞어 흡입시켰더니 4일 후 면역이 정상으로 돌아와 다시 치료를 계속할 수 있었다. 계속 흡입시켰더니 더 좋아졌다는 연구 보고가 있다.

쿠마린의 치료효과

쿠마린은 벵고 알파 피론에서 나온 것으로 구아나와 남아메리카의 쿠마루나 트리에서 뽑아낸 성분이다. 소량이(고분자량임) 들어 있어 식물 박리의 성장에 도움을 주는데 항응고, 순환 · 촉진 효과를 가지고 있다. 항경련, 진정, 항균작용도 가지고 있다.

바이러스 치료효과

1995년 1st Wholistic and scientific conference on the therapeutic uses of essential oil에서 시나믹 알데히드, 시나민산, 유제놀, 티몰, 블랙페퍼가 강하게 항박테리아 작용이 있었음을 발표하고 시나믹 알데히드, 블랙페퍼, 클로브, 유제놀, 티몰은 강한 항균작용이 있음을 보고한 바 있다. 또한 아플라톡신을 형성하는 곰팡이에는 시나몬, 클로브, 유제놀이 효과적임을 밝히고 항바이러스 효과는 시나몬, 시나믹 알데히드, 블랙페퍼, 유제놀, 기타 테르페노이드, 페닐 프로파노이드에서 있었음을 밝힌 바 있다(헤르페스, 아데노바이러스). 시나믹 알데히드, 테르펜은 면역 단백질인 Ig를 증가시켜 면역기능 항진효과가 있음을 보고하였다.

케모타입 Chemotypes

같은 종, 같은 속에 속한 식물이라도 다른 아로마 분자로 구성되는 현상을 말하며 날씨, 토양, 조사량 등에 따른 영향에 의해 클론 clone 이 형성되어 발생한다.

예) 타임 thyme 오일에는 thyus vulgaris linalol, thymus vulgaris thymus 등이 있다.

반면에 유칼립투스 오일은 케모타입이 아니며 이때는 종이 서로 다르기 때문에 나타나는 현상이다.

예) eucalyptus globulus, E.citriodora, E.radiata

케모타입의 종류

로즈마리의 케모타입

1) Rosemarinus officinalis, camphor-borneol type : 30%
스페인, 크로아티아에서 생산되며 간, 신장의 배설 기능 강화, 거담, 담즙 촉진, 이뇨, 충혈해소 및 생리촉진 효과가 있으며 긴장된 근육 이완에 효과가 있다.

2) Rosemarinus officinalis, 1, 8-cineole type : 40~55%
튀니지, 모로코 산이며 카타르성 감염증에 가장 효과적이다. 또한 거담, 진경작용, 상처치유 및 호르몬조절 효과가 있다.

3) Rosemarinus officinalis, verbenone type
코르시카 산으로 재생효과가 뛰어나므로 피부관리에 최적이다.

타임의 케모타입

1) Thymus vulgaris, lynalol type
가장 흔하게 사용하는 케모타입이다. 허브 냄새가 나며 에스테르가 들어있어 순하다. 항박테리아, 항곰팡이, 기생충 박멸, 신경강화, 자궁강화 작용이 있다.

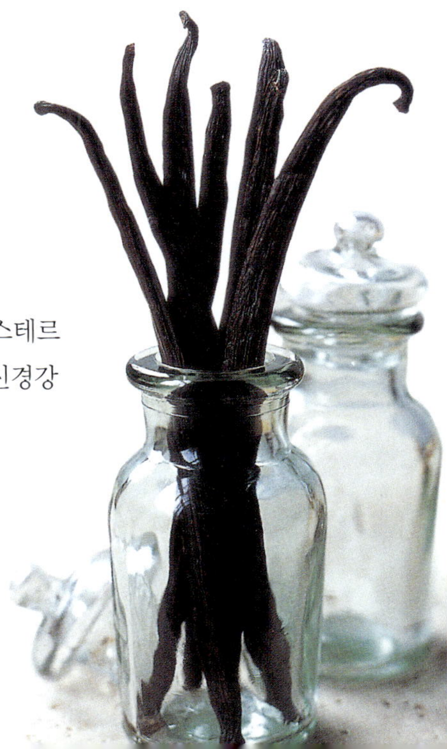

2) Thymus vulgaris, geraniol type

에스테르 제라닐 아세테이트 함유(80~90%)하고 있으며 봄에는 geranyl acetate이 많고 가을에는 geraniol 성분이 많다. 항바이러스, 항곰팡이, 항박테리아, 자궁강화, 신경강화, 심장강화 작용을 한다.

3) Thymus vulgaris, thujanol-4 type

계절에 관계없이 알코올 50% 함유하고 있으며 항감염, 박테리아살균, 면역증강(IgA), 순환촉진, 항당뇨, 신경강화 작용이 있다.

4) Thymus vulgaris, thymol type

항균효과가 강하나 피부에 자극이 심하다(페놀과 티몰 성분이 많아서). 봄에 추출하면 30% thymol, 가을에 추출하면 60~70% thymol 함유량을 가진다.

5) Thymus vulgaris, carvacrol type

봄 30% carvacrol, 가을 60~70% carvacrol의 함유량을 보인다.

※ 1) 2) 3)은 terpene alcohol을 많이 함유하고 있고, 4) 5)는 강력한 thymol 성분을 가지고 있다.

※ 4) 5) 둘다 감염치료제이다. phenol을 함유하고 있다.

6) C.T. α-terpinol (peppery 냄새)

에스테르 테르페닐 아세테이트를 함유하고 있다.

※ 1) 2) 3) 6)은 alcohol을 함유하고 있다.

7) C.T. cineol

류머티스 관절염에 효과적이며 옥사이드를 함유하고 있다.

기타 케모타입

타라곤 : artemisia dracunculus

C.T estragole

C.T sabinene

바질 : acimum basilium

C.T linalol

C.T estrogole

C.T eugenol

세이지 : salvia officinalis

C.T thujone

C.T cineole

발레리안 : valeriana officinalis

C.T. valeranone

C.T valeranal

C.T cayptotouranol

멜리사(레몬 밤) : melissa officinalis

C.T citral

C.T citronellal

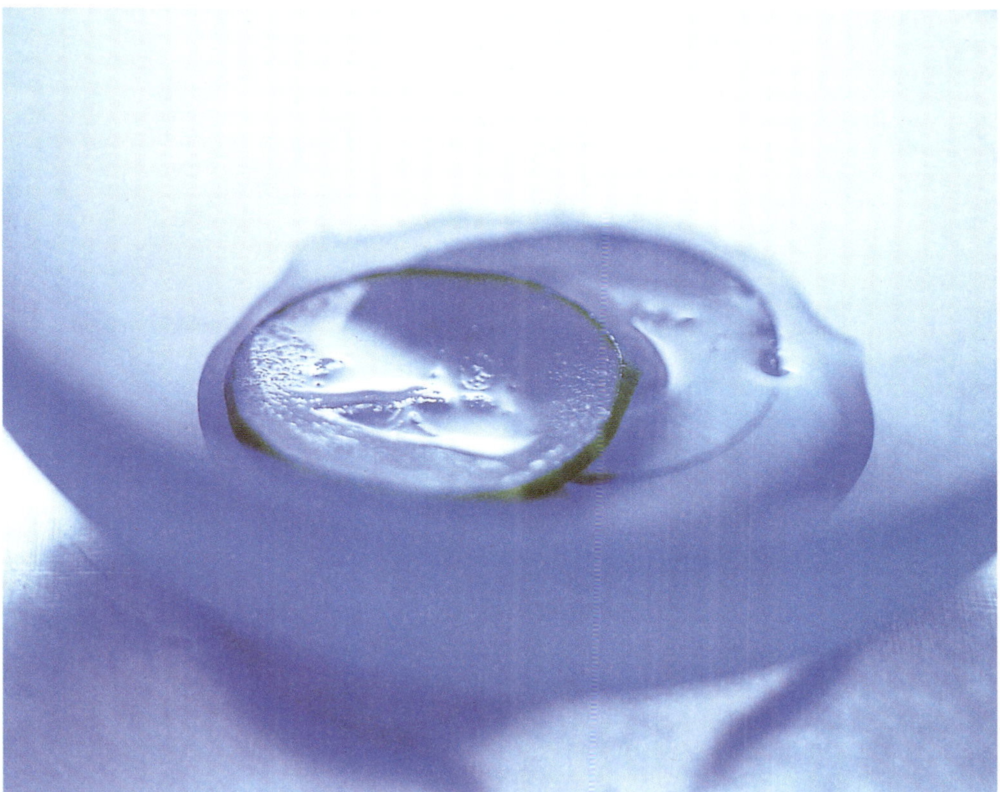

에센셜오일의 임상생리학적 연구

1. 향기의 임상생리학적 특성

냄새는 원래 중요한 생리적 특성과 기능을 가지고 있다. 그러나 자연 친화성 환경에서 산업환경, 하이테크 생활로 바뀌면서 그 중요한 의미와 기능을 상실하게 되었다. 즉 문화적, 정신기능적, 성적, 면역반응 부분에 상실을 가져온 것이다. 냄새가 가지고 있는 이 부분의 신경생리학적 특성을 연구한 결과들을 살펴보면 다음과 같다.

파올로 로베스티 Paolo Rovesti 의 연구

정신기능에 미치는 향기의 효과를 연구하고 여러 지역, 문화권을 조사한 결과 영적, 마술적, 사회적 의식이나 행사에 향기가 관련되어 있음을 발견하였다. 고도로 문명화된 사회에서 무취증 환자가 많다는 것을 발견하고 이것은 도시 생활의 정서, 스트레스와 직접 연결되어 있기 때문임을 알게 되었다. 반면 시청각 감각은 과부하 상태로서 개인의 냄새(겨드랑이 냄새 등)는 소실되고 억압되는 등 개인의 주체성이 줄어들고 개성이 없어지는 집단주의적 상태가 되어가고 있는 현상을 보았다. 즉 냄새는 시청각 감각이 인간을 집단적으로 동일시 하는 현상에 대해 개별성과 주체성을 갖게 해주는 중요한 역할을 한다는 것을 발견한 것이다.

이미 19세기의 문헌에 많은 향기가 언급되어 있는데 예를 들면 우비노 쥬비널 박사 Dr. Urbino Juvenal 는 "정신이 들기 위해 포타지움 브로마이드 potassium bromide 를 먹고, 쑤시는 데는 살리실레이트 salicylate 를 먹고, 현기증에는 에르고스테롤 ergosterol 몇 방울, 불면증에는 벨라도나 belladonna 를 먹는다. 그 외 주머니에는 항상 캠퍼 camphor 가 있어서 심호흡으로 흡입하여 많은 약을 먹고 있는 공포로부터 벗어나려고 한다."라는 표현을 함으로써 당시의 향기요법을 서술하고 있다. 이것은 향기가 정신기능을 도와주는 기능을 감당하고 있음을 알 수 있다

로베스티의 연구결과로 사람마다 독특하고 특별한 냄새를 가지고 있다는 것을 발견하고 그 뒤 필라델피아의 모넬의 맛과 냄새 연구소 Monell Institute of Taste and Smell Research 에서도 후각시스템이 면역계의 유전적 차이를 식별할 수 있다는 것을 밝혔다. 모든 포유류에서 몸냄새와 면역시스템 사이는 긴밀히 연결되어 있음을 발견한 것이다.

루이스 토마스 박사 Dr. Lewis Thomas (전 모넬 연구소장)의 연구

사람은 각 개인마다 독특한 냄새를 가지고 있고 또한 다른 사람의 냄새를 구별할 줄 안다. 면역시스템도 자신의 것과 타인의 것을 구별할 줄 아는 50개 이상의 유전자 세트를 가지고 있고 이를 Major Histocompatibility Complex MHC 라고 한다. 이 면역조절 MHC 유전자는 후각적 구별이 가능한 시스템과 직접 연관성을 가지고 있다. 예를 들면 쥐 실험에서 서로 다른 냄새를 가진 이성쥐와 짝짓기가 서로 이루어지는 것을 볼 수 있다. 이는 MHC 유전자가 개인의 냄새를 형성하고 있는 시스템과 연결되어 있기 때문이다(MHC-Determined Odor: MHC 결정 냄새인자).

냄새

땀, 침, 모유 등으로 옮기며 식사, 환경, 유전인자에 의해 강하게 영향을 받는다. 겨드랑이 냄새도 아포크린 샘 분비물에서 발생하고 두피, 볼, 젖꼭지, 항문부위에서도 발생하는데 털에 기생하는 미생물에 의해 원래의 냄새가 바뀌기도 한다. 성 호르몬인 테스토스테론 testosterone 과 비슷한 분자 구조를 가지고 있어서 성적

자극을 유발하는 페로몬 pheromone 과 유사하게 생각하고 있다.

2. 아로마테라피의 뇌생리학적 연구

아로마 에센셜오일의 흡입에 대한 연구

라벤더를 가지고 SPL skin potential level 를 측정했더니 진정작용이 강한 것으로 나타났으며 토리 박사 S. Torii 의 연구에서는 캐모마일은 CNV가 감소하고 재스민은 CNV가 증가하였다. CNV contingent negative variation 는 뇌파검사기에서 slow upward shift 되는 뇌파를 말하는데 긴장, 예감에 떠는 사람에서 많이 나타나는 현상이다. 이로서 에센셜오일이 카페인이나 정온제처럼 진정과 자극을 줄 수 있는 것이라고 증명한 셈이 된다.

구보타 Kubota 등의 연구

CNV 연구에서 에센셜오일의 분편 fraction 상태를 더 자세히 실험해보았다. 에센셜오일의 저 비등 분편 light boiling fraction (주로 휘발성 모노테르핀 하이드로카본)과 에센셜오일의 고 비등 분편 higher boiling fraction (주로 세스키테르펜)을 조사해보았더니 한 가지 구성물이 자극쪽으로 작용하면 다른쪽은 진정쪽으로 작용함을 발견하였다. 즉, 한 가지 시너지에서 복합된 서로 다른 효능을 발휘한다는 것을 알게 되었다.

또한 맥파계 plethysmograph 를 이용하여 자율신경계 중 교감신경 작용으로 인해 말초 혈액 흐름이 어떻게 변하는가 관찰해보았더니 페퍼민트는 말초혈관을 수축시키고 재스민은 말초혈관을 이완시키는 것으로 나타났다.

이 외에도 여러 연구결과들이 많이 발표되고 있지만 꼭 일치되는 결과를 보여주는 것은 아니며 서로 상반되는 것도 많다. 따라서 이 분야는 앞으로도 계속 연구가 되어야 할 것으로 보인다.

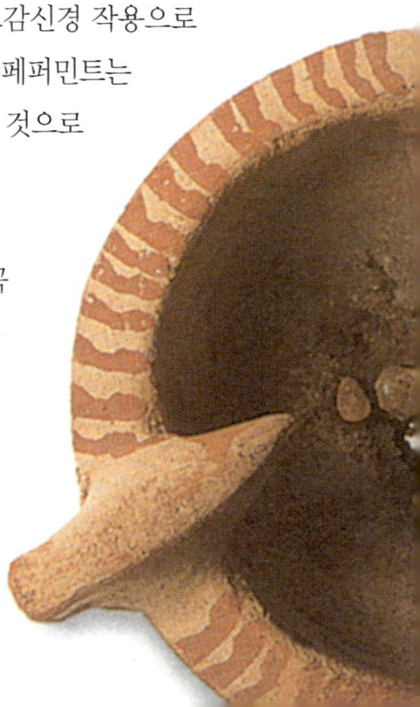

3. 순수한 천연 에센셜오일의 조건

증류는 천천히, 조심스럽게 해야 한다. 한 가지 종의 식물만 증류해야 하며(섞어서 하면 안됨) 정직한 재배자와 오일 추출 전문가가 필요하다. 압력과 온도를 낮추어서 산화를 막아주어야 한다. 고온은 연약한 분자를 파괴시킬 수 있기 때문이다. 절대적으로 섞으면 안 되며, 천연이라도 다른 물질을 섞어서는 안된다. 100% 천연오일 natural oil 이란 합성 에스테르나 유화제, 페트롤 성분의 희석제(예. 미네랄 오일), 디프로필렌글리콜 dipropyleneglycol, 프탈랄 phthalales, 기타 합성 첨가제가 없는 것을 말한다. 100% 순수오일 pure oil 이란 비슷한 에센셜오일도 첨가하지 않은 것으로, 예를 들면 라벤더에 라반딘을 섞는 것은 순수오일이라고 할 수 없다. 100% 완전오일 complete oil 이란 색깔을 없애거나 착색하거나 탈테르펜 deterpenated 하지 않은 것을 말한다. 주로 향수, 식료산업에서 탈테르펜하면 생물학적 활동이 떨어지면서 더욱 독성화된다. 예로 시트러스 주스 농축액을 들 수 있다.

순수 에센셜오일의 표준은 화학처리를 한 것이 아니고 농부가 직접 농사를 통해 풍부한 복합 성분을 인위적으로 가공하지 않고 얻은 것이어야 한다. 가공 처리한 오일은 가공 처리한 패스트 푸드와 같아서 맛, 냄새, 색깔 등에서 더 화려할지 모르지만 시골 식당과 같은 맛을 따라갈 수 없다. 성분의 함량 기준에 맞추기 위한 기술이 발달되어 에센셜오일을 재가공하여 천연 에센셜오일에 섞어서 낮은 가격에 공급하고 있다. 따라서 순수오일을 생산하는 농업인과 생산자들이 압박을 받고 거래가 끊기는 실정이다. 따라서 정직하게 전인적 아로마테라피를 하려는 비전을 가진 회사의 것을 사야 한다. 순수 에센셜오일은 합성화학치료로 얻을 수 없는 치료효과를 얻게 해준다.

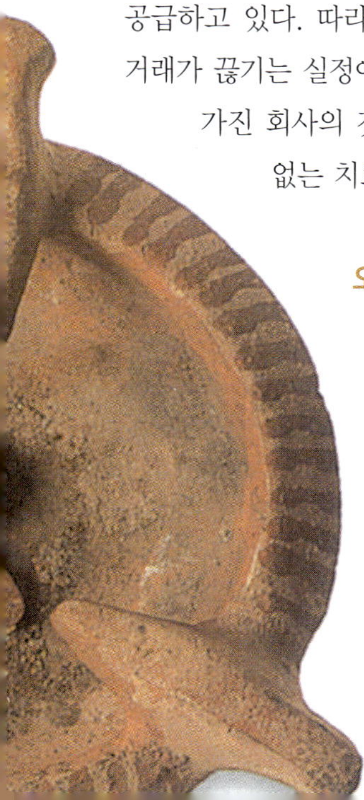

오가닉 프랑스 라벤더 Organic French Lavender

에스테르, 리나릴 아세테이트가 높은 비율로 들어있다. 이것을 충족하기 위해 업자들이 에스테르 성분을 첨가하려고 한다. 예를 들면 리나릴 아세테이트와 같은 성분은 합성 라벤더 오일이나 반합성 리나룰, 리나릴 아세테이트를 수확 직전의 라벤더에 뿌려주면 가스 크로마토그라프 gas chromatography 에서 합성 리나룰이나 리나릴 아세테이트가 천연과 같은 spot에 나타나 구별이 불가능하다. 그러나 GC-MS에서는 구별할 수 있다.

순수 라벤더 오일에 있는 리나룰과 리나릴 아세테이트는 최대 70%까지 들어 있다. 따라서 리나룰/리나릴 아세테이트가 80%까지 있다면 의심할 수 있다. 합성 리나룰, 리나릴 아세테이트는 합성과정에서 소량의 부산물로 오염되어 있는데 예를 들면 디히드로 리나룰, 디히드로 리나릴 아세테이트들이다. 가스 크로마토그라프에서 이들 물질이 미약하게 피크를 이루고 있거나 작은 부분을 만들고 있거나, 다른 성분의 큰 피크에 가려져 있거나, 탐지가 안될 수도 있다. 이때는 가스 크로마토그라프와 GC-MS를 같이 하거나 SIMS (selective ion mass spectrometry)를 같이 해보면 알 수 있다. 합성된 것이 mass와 이온을 형성하고 있어 구별이 되기 때문이다.

가공된 오일

합성하지는 않았지만 다른 식물에서 뽑은 오일을 섞는다거나 반합성 semi synthetics 즉 화학작용에 의해 변화시킨 천연성분들을 말한다. 합성향수는 모두 향료와 향수 시장을 위한 것이고 치료 목적으로는 가치가 없다.

오렌지 오일 Orange Oil

대형 오렌지 밭에서 재배될 때 대부분 살충제로 처리되고 있다. 그러나 최근에 이스라엘에서는 이러한 클로린으로 처리된 폴리사이클릭 살충제(chlorinated polycyclic pesticide)나 DDT, lindan를 배제한 오일을 생산하고 생물역동적 농법으로 재배하고 있기도 하다.

4. 에센셜오일의 안전성

의학적으로 "천연"이라고 해서 "합성"보다 안전하다는 등식은 잘못되었다. 오히려 "합성"이 더 품질관리가 잘 되어 있어서 안전할 수 있다. 식물들은 생존하기 위해 독성과 방어물질을 가지고 진화해왔기 때문에 이들 물질의 독성을 염려해야 한다.

예) 주목 나무 yew tree, 벨라도나 열매 balladonna berry, 감자의 잎에 유충의 소화기관을 쓸모없게 만드는 단백질이 함유되어 있다. 토마토, 된장에는 "식욕억제제"가 있다. 매실, 사과, 아몬드에는 독성 히드토시아닌 산이 있고 800개 이상의 식물이 급성 독성 작용을 가지고 있다.

독일, 벨기에 연구소 등에서 향료 물질의 심각한 독성문제에 대한 경고를 내리고 있다. 특히 폴리사이클릭 머스크 복합성분 ploycyclic musk compound (합성 머스크 성분으로 비누, 샴푸, 화장품, 향수, 탈취제, 세탁성분 등으로 사용)은 인체의 지방조직, 생선, 달걀, 조개에서도 발견되고 있다. 알레르기 피부염에 대한 것만 주의하라고 했으나 지금은 발암물질을 주의해야 한다(포유류의 간 무게를 증가시켜줌). RIFM 같은 향수연구기금협회의 실험에서는 안전한 것으로 되어 있으나 항상 보다 더 객관적인 연구의 결과를 주의 깊게 알고 있어야 한다.

가장 안전한 에센셜오일

특히 어린아이에게도 안전한 것으로 라벤더, 로만 캐모마일, 저먼 캐모마일, 클라리 세이지, 제라늄, 샌달우드, 파출리, 카제풋, 사이프러스, 만다린, 스위트 오렌지, 타임 CT. 리나룰 등이 있다. 페퍼민트, 시나몬이 특히 피부, 손톱 등에 가장 오랫동안 남아 있으므로 치료자는 조심해야 한다.

점막에 특히 자극적인 에센셜오일

펜넬, 파인, 스프루스, 클로브, 오레가노, 타임 등이 있다.

chapter 04

46가지 아로마 오일

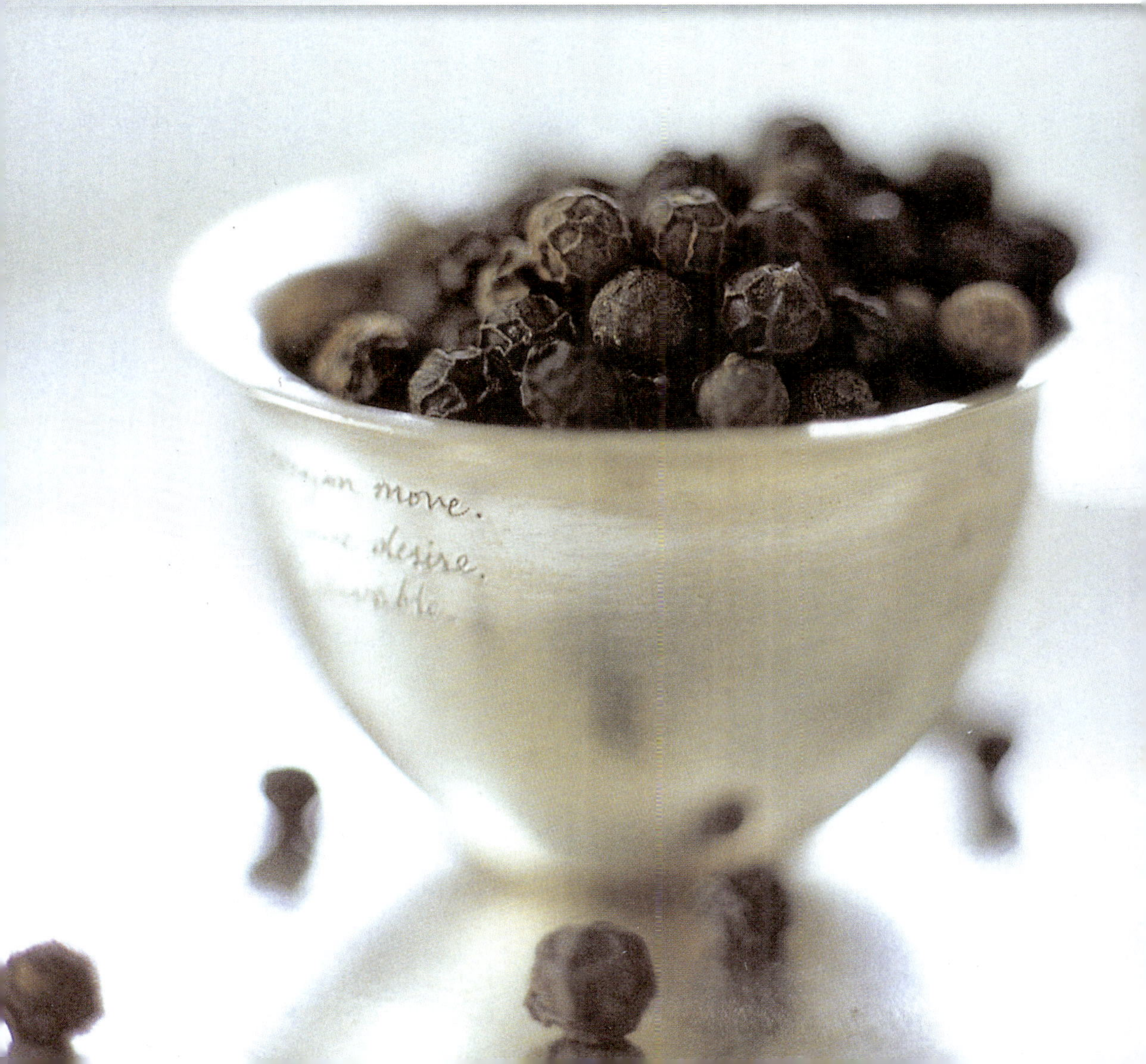

Angelica / 안젤리카

원산지	벨기에, 프랑스, 폴란드
추출부위	▸ 뿌리나 씨앗 ▸ 증류, 앱솔루트
휘발성	하향
향 기	▸ 뿌리 오일은 향이 더 강하고 풀냄새가 난다. ▸ 씨앗 오일은 싸하고 맵새하다. ▸ 사향이 조금 가미된 것 같은 달콤한 허브향
성 분	보르네올, 리나롤(알코올), 베르가프텐(락돌), 리모넨, 페란트렌, 피넨(테르펜)
특 성	강장, 거담작용, 구풍작용, 건위작용, 최음, 자극, 경련 진정, 통경, 발한, 이뇨
적용증	▸ 심리 : 신경계를 가볍게 자극하고 피로와 스트레스 완화, 밸런스 감각 강화, 지친 마음과 약해진 심장 회복 ▸ 신체 : 체조직 강화, 월경통 완화, 산후조리 완화, 불임증, 류머티즘, 관절염, 비뇨기 살균소독, 치통, 벌레물린 곳, 식욕 촉진, 강장과 비장의 강장제, 두통, 만성 기관지염, 흉막염, 신경성 천식, 폐를 튼튼하게 함, 피부 트러블에 유효, 진균의 생장 억제 등 ▸ 피부 : 피부에 좋은 토닉제, 항염증 작용이 있어 여러 피부 트러블에 유효, 노폐물 제거, 통증완화, 소화촉진, 활성효과 독성, 체액부종, 소화 장애, 편두통, 빈혈, 통풍, 좌골 신경토, 두통, 편두통, 치통, 뱀에 물렸을 때 해독
주의점	▸ 과다 사용하면 불면, 광독성으로 인해 당뇨, 임신 중 사용금지

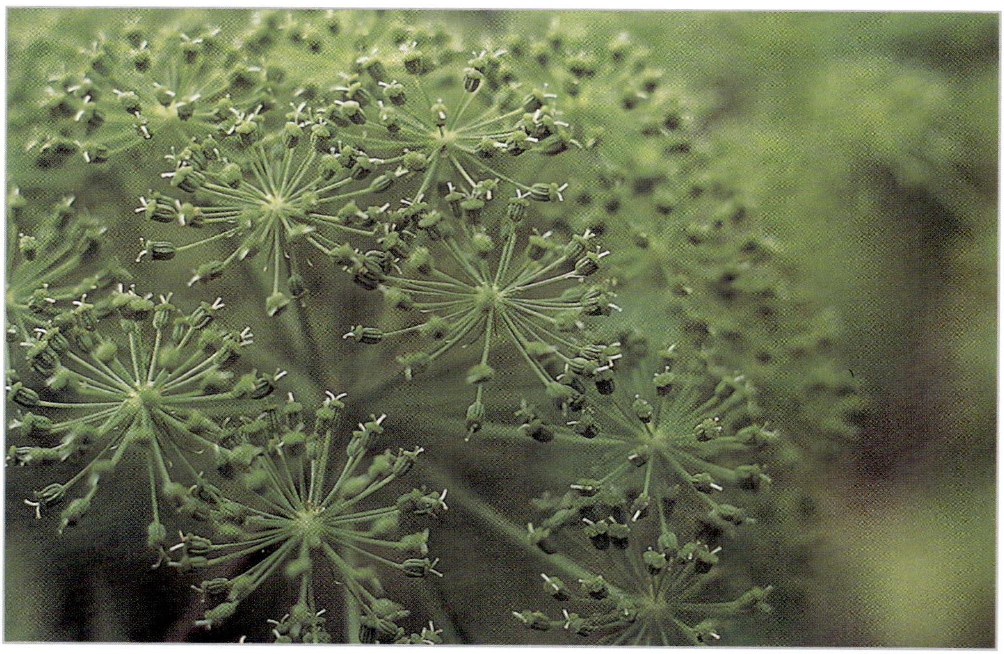

Aniseed / 애니시드

원산지	중동지역으로 현재는 유럽의 온난 지역, 북아프리카, 디국
추출부위	과실
휘발성	상 · 중향
향 기	자주적이며 매우 온화하며, 감초와 비슷한 향
성 분	애니시크
특 성	항구토 작용, 최음 작용, 강심작용, 구풍(위장 내의 가스 배출), 소화 작용, 이뇨 작용, 거담 작용, 살충 작용, 설사 작용, 구충 작용, 분만 촉진 작용, 흥분 작용, 건위 작용, 가슴통증 완화작용
적용증	피로한 마음 활기차게, 소화불량, 복통, 헛배부름에 유효, 구토 진정, 폐와 심장질환에 유효, 천식, 호흡곤란 완화, 출산 시 분만 촉진, 숙취 제거, 기생충, 전염성 피부 질환에 효과적, 감기, 불감증 완화 소화촉진, 소화장애, 편두통, 통증제거, 성욕증진, 불감증
주의점	피부과민, 임신 중 사용 금지

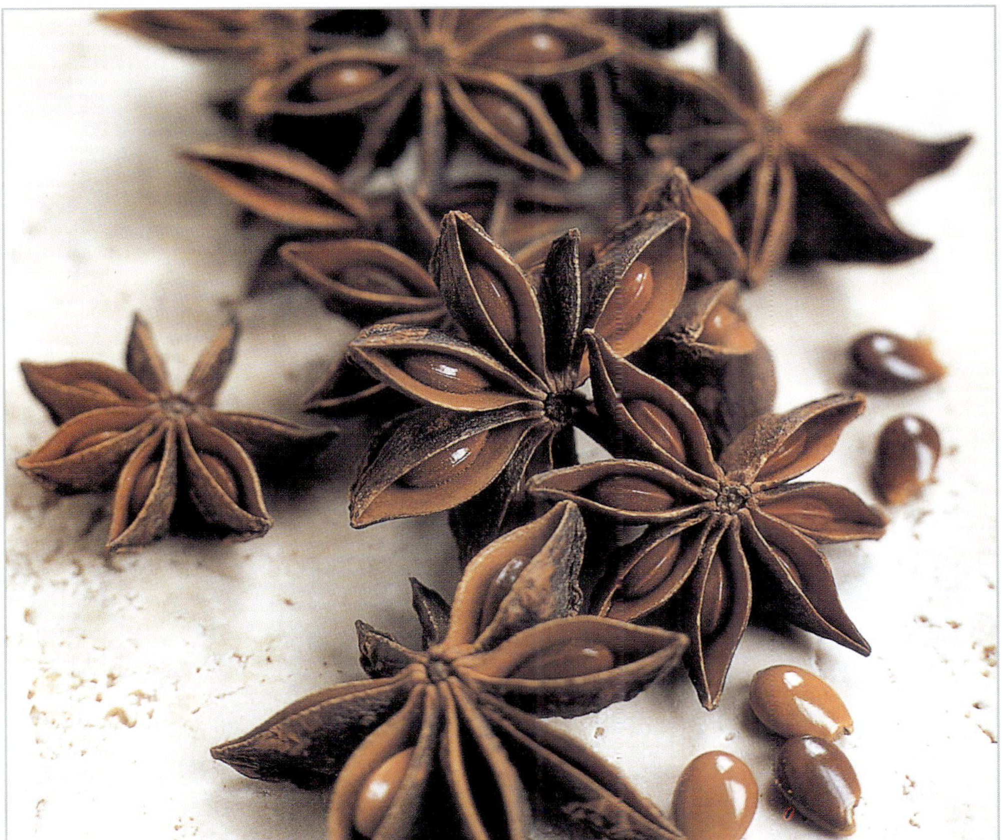

Basil / 바질

원산지	인도, 이집트, 코모로 섬
추출부위	잎, 꽃
휘발성	상향
향 기	달콤, 싸하다(민트향)
성 분	리나롤(알코올), 보루네온, 캄파, 시네올, 메틸가비코, 오이게놀, 오시멘
특 성	강장, 거담, 건위, 구충, 구풍, 두뇌 명석화 작용, 건강회복, 발한, 살균, 소독, 소화촉진, 자극, 진정, 진통, 최음, 통경, 항독, 항신경작용, 항우울, 해열
적용증	▶ 두통, 헤르페스, 오심, 소화장애, 호르몬 조절 – 생리장애, 무력감, 우울, 히스테리 ▶ 부정적 생각, 결정을 못내림, 지성 피부에 사용 ▶ 정신적 피곤, 편두통, 불면증, 우울증, 정신적 긴장, 소화불량, 위경련, 장내감염, 출산촉진, 출산간호 ▶ 장기 : 위장관 ▶ 의용 : 신경강화, 항경련, 뇌기능 강화, 위통, 방부, 고농도에서 의식 혼탁
주의점	▶ 자극이 심해, 과다 사용하면 마비를 일으킬 수도 있다. ▶ 임신 중, 민감성 피부 금지

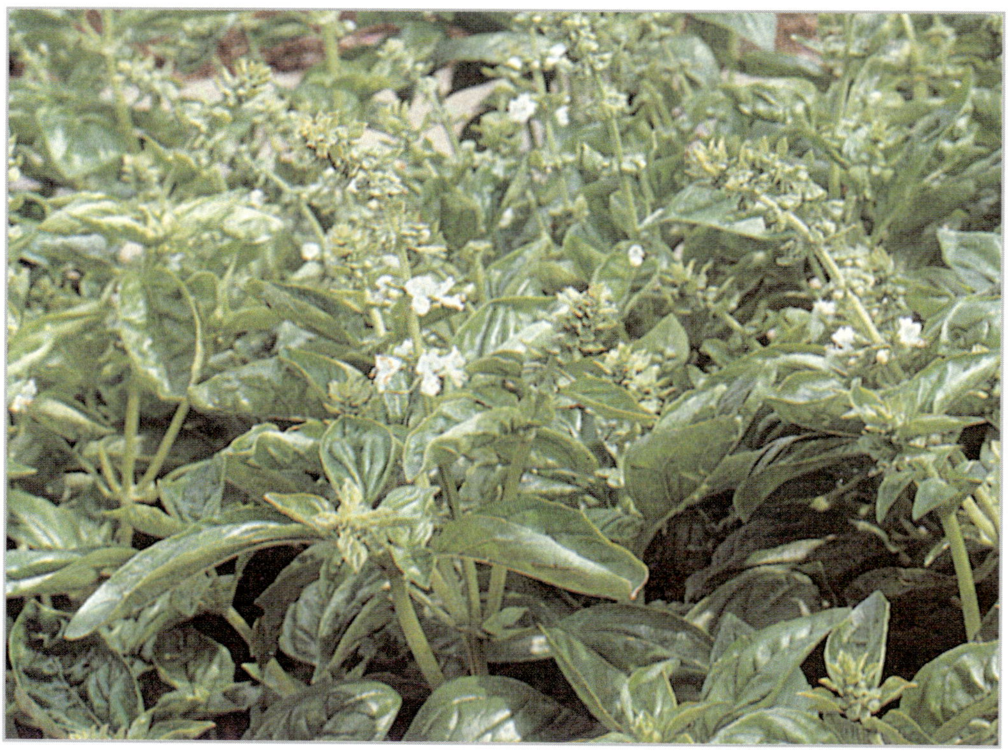

Benzoin / 벤조인

원산지	동남아
추출부위	고무수지-용제 추출, 에틸 글리콜로 종종 희석된 앱솔루트
휘발성	하향
향 기	달콤한 바닐라향과 흡사하다.
성 분	Benzonic, Cinnamin (Acid), Benzoic aldehyde, Benzyl benzoate (Ester), Vanillin (Aldehydes)
특 성	침투력이 우수하며 마사지에 이용되며 피로해진 근육에 사용하면 효과적
적용증	피부재생, 거담, 방부, 이뇨, 정신안정, 기분고조, 피부탄력, 비뇨기염, 기관지염, 기침, 피부염, 상처, 불안, 슬픔, 정신적 탈진
주의점	피부를 민감하게 한다.

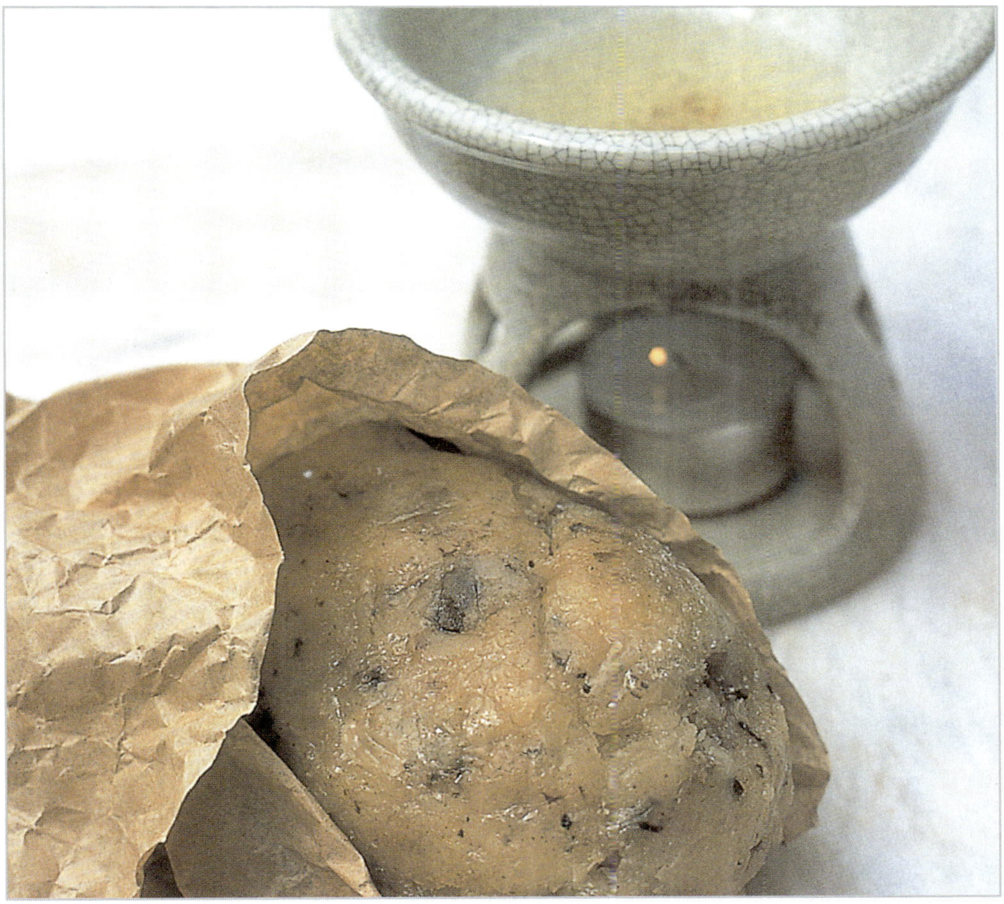

Birch / 버치(Betula lenta)

원산지	미국
추출부위	껍질
휘발성	중향
향 기	발삼향, 달콤하고 따뜻한 향
성 분	98% 이상 메틸살리신산
특 성	이뇨, 진통, 해도, 임파배수
적용증	▸ 류머티스 관절염, 근육통, 관절통에 최고의 효과 ▸ 신장 및 비뇨기 질환–방광염, 결석, 점액분비 ▸ 요산, 콜레스테롤 배출 촉진 ▸ 피부질환 ▸ 장기 : 신장, 관절 ▸ 의용 : 이뇨, 진통, 임파배수, 해독
주의점	강력한 정유이기 때문에 민감한 피부를 자극할 수 있다.

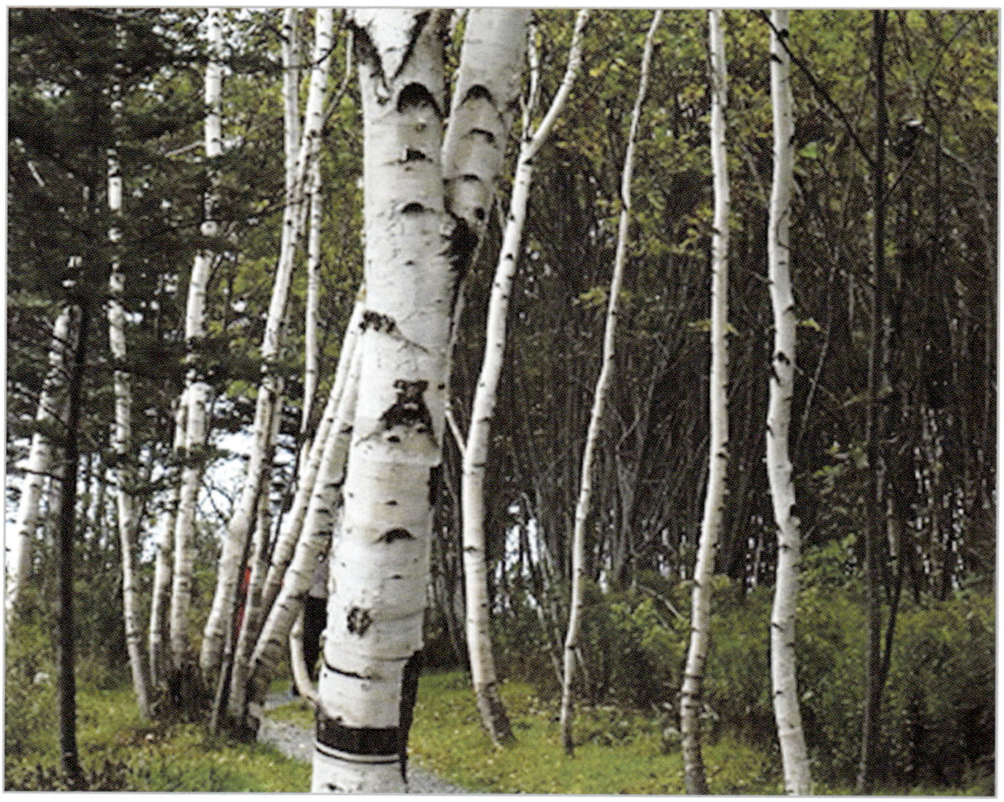

Bergamot / 버가못(Citrus bergamia)

원산지	이태리, 아이보리 코스트, 기니아
추출부위	과일 껍질
휘발성	상향
향 기	가볍고 상쾌한 향, 다른 오일과 혼합되는 성질, 피부 미용에 탁월한 효과
성 분	리나롤, 네롤, 테루피네올, 초산리나리놀, 벨기프틴,
특 성	▸ 강신 작용, 강장 작용, 거담, 건위, 구풍, 살충, ▸ 소독, 소화촉진, 유상, 진통, 탈취, 반흔 형성, 해열, 항우울 작용
적용증	▸ 소화촉진, 식욕부진해소, 분노 조절 ▸ 심리 : 진정과 동시에 고양, 불안, 신경긴장에 탁월, 노여움, 실망감 완화 ▸ 신체 : 감염증, 염증, 헛배부름, 산통, 위통, 식욕상실증을 완화, 장애조직 변질 방지제, 감염억제제, 호흡곤란, 편도염, 기관지염, 폐결핵 등 호흡기 계통의 감염증 헤르페스, 수두, 대상포진에 효과적 ▸ 피부 : 소독, 치유작용, 습진, 마른 버짐, 여드름, 옴, 정맥류성 궤양, 창상, 포진, 피부와 두피의 지루 등도 포함
주의점	감광성, 민감한 피부 사용금지

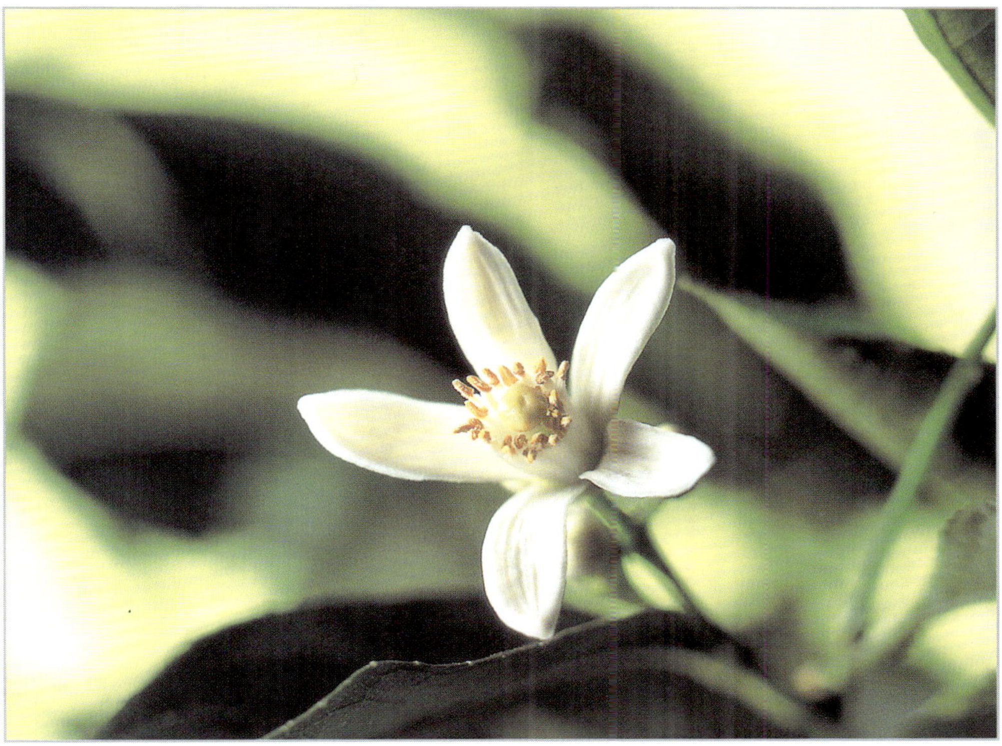

Cardamom / 카다멈(Elettaria cardamomum)

원산지	중동, 극동 지역
추출부위	씨앗
휘발성	상 · 중향
향 기	최음향, 유칼리향
성 분	Acetate, cineol, sabinene
특 성	소화작용, 식욕촉진, 설사 멈춤
적용증	▸ 설사, 기침, 근육경직 ▸ 인도 등에서 최음작용으로 사용
주의점	피부가 민감한 사람에게는 알레르기 반응이 일어나는 수가 있으므로 주의

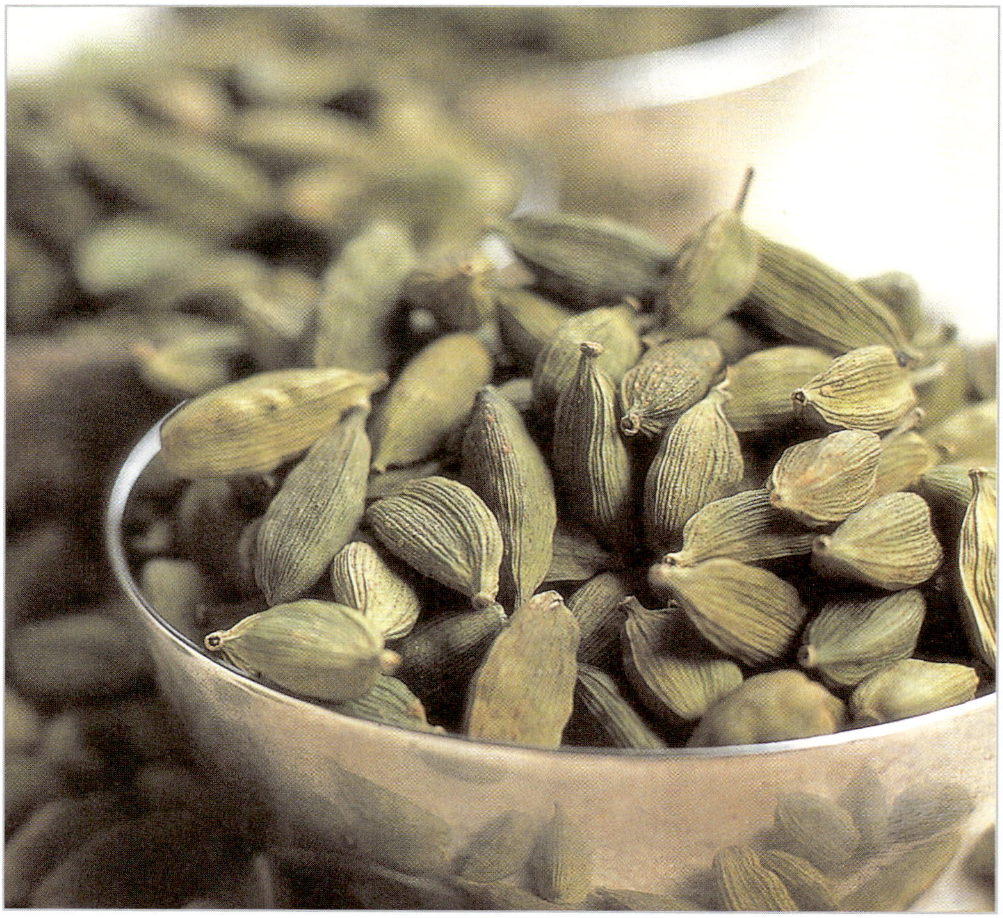

Cedarwood / 시더우드(Cedrus atlantica)

원산지	모로코
추출부위	삼목
휘발성	하향
향 기	▸ 그윽하고 상쾌한 느낌의 향 ▸ 나무향, 좋은 냄새
성 분	세도롤, 커지넨, 세도렌, 세도레솔
특 성	▸ 방부 · 살균작용, 신경자극제, 거담효과, 다른 오일과 잘 혼합되어 향수제재로 쓰임. ▸ 방부, 진료작용
적용증	▸ 감정 : 불안, 긴장완화 ⇒ 흡입, 목욕, 습포 ▸ 호흡기 : 거담작용 ⇒ 흡입, 램프확산, 목욕, 도포 ▸ 피부 : 진정효과, 항염효과 – 피부궤양 치료, 모발관리와 탈모, 비듬방지 ⇒ 마사지, 도포 ▸ 비뇨기 : 방광염, 임질과 요도관 장애 치료 ⇒ 도포, 목욕 ▸ 향수 고착제로 사용 ▸ 다른 오일과 잘 섞임. ▸ 고대 이집트에서 시체 방부제로 사용
주의점	고농도 사용할 때 피부 자극, 임신 중 여성은 사용을 피한다.

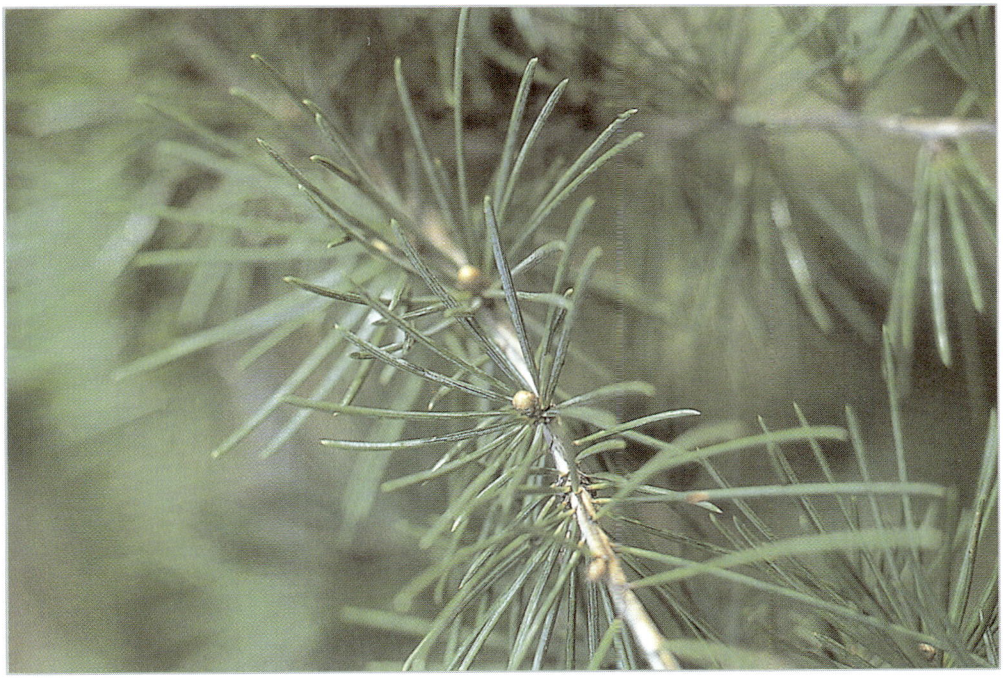

Chamomile roman / 로만 캐모마일(Chamaemelum nobile)

원산지	프랑스, 모로코, 스페인
추출부위	꽃
휘발성	중향
향 기	리프레쉬, 아로마틱, 향수, 화장용, 약용으로 사용
성 분	Azulene – 훌륭한 항염증제, 간 해독제
특 성	▸ 항염증(특히 matricaria), 항통증, 신경안정, 항경련, 항우울증 ▸ 항빈혈, 해열제, 발한제, 간해독, 진통, 상처치료
적용증	▸ 감염증, 열 빈혈, 염증, 결막염, 상처, 화상, 뾰루지(종기), 두드러기, 피부염, 피부질환, 정신신경장애(분노, 과민, 아동지랄증), 편두통, 우울, 두통, 경련, 불면, 현훈, 안절부절, 히스테리, 월경곤란(Dysmenorrhea), 월경불순, 무월경, 질염, 폐경기, 외음부소양증, 신경통, 류머티즘, 치통, 치주염, 귀통증, 간, 지라충혈, 소화장애(어린이, 위통, 위염), 궤양(위, 장), 장염 ▸ 캐모마일 mixta, wild 캐모마일은 야생(남부 스페인, 모로코)에서 채취
주의점	통경작용이 있으므로 임신 초기의 수개월 동안에는 사용을 피한다.

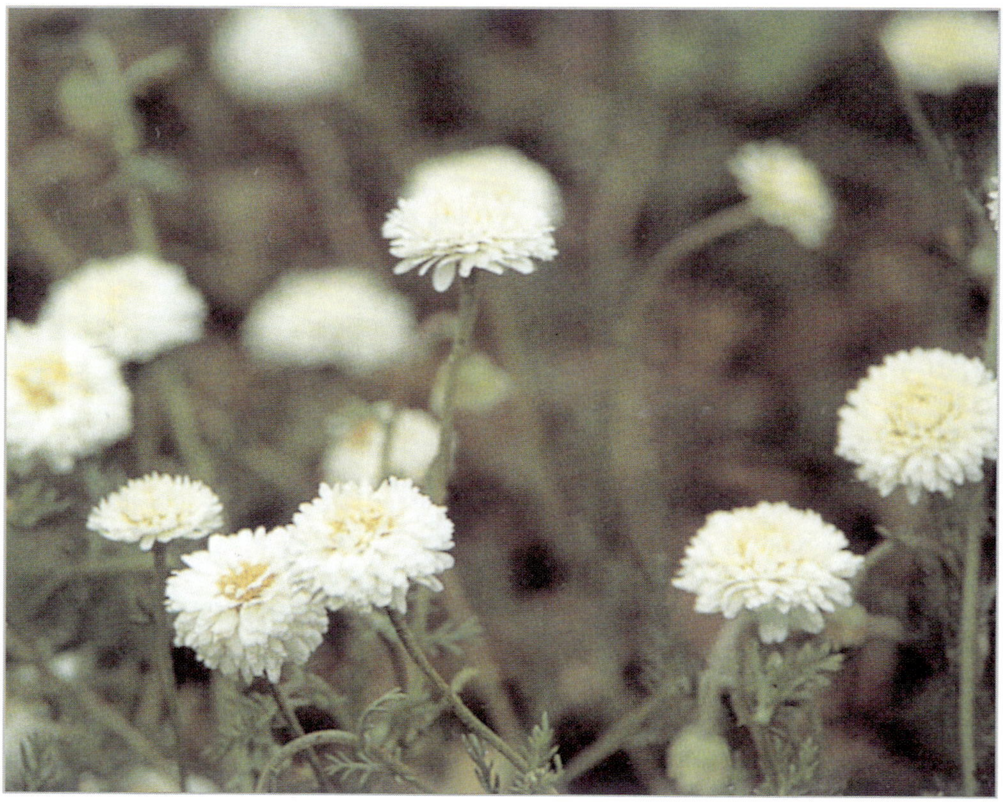

Chamomile german / 저먼 캐모마일(Matricaria recutica)

원산지	프랑스, 모로코, 스페인
추출부위	꽃
휘발성	중향
향 기	가볍고 날카로우며 사과향과 유사
성 분	Ester (85%), azulene
특 성	▶ 캐모마일 종류 중에 가장 많이 쓰임. 독성은 강하지 않지만, 다양한 치료효과가 있다. 특히 어린이에게 적합한 오일. 강력한 항염증 작용을 하는 아줄렌 성분이 있어 피부 염증에 좋다. 가장 오래된 의용식물로 알려짐.
적용증	▶ 감정 : 진정 · 이완작용 불안감, 스트레스, 우울, 히스테리 증세를 완화시킴, 안절부절, 신경통증, 두통, 불면, 소아간질병을 진정시킴. 흡입, 램프확산, 목욕, 마사지, 도포로 사용 ▶ 피부 : 진정 · 방부 효과, 과민성 혹은 건성 피부에 적합 여드름, 습진, 기저귀습진, 화상, 작은 치료 등 염증 해소 얼굴마스크, 습포, 도포, 마사지로 사용 ▶ 부인병 : 진정 · 진경 작용. 불규칙한 생리, 생리통에 효과 폐경기 증후군 완화 습포, 목욕, 도포, 마사지로 사용 ▶ 소화기 : 진경 · 항염증 작용 설사, 변비, 소화불량, 가스, 복통해소, 식욕촉진 습포, 도포, 목욕, 마사지로 사용 ▶ 근육 : 진정, 진통해소 작용; 근육통, 쥐남, 육체적 피곤 해소 류머티즈 관절염 염증과 통증을 완화 습포, 도포, 목욕, 마사지로 사용
주의점	임신 중 사용 금함

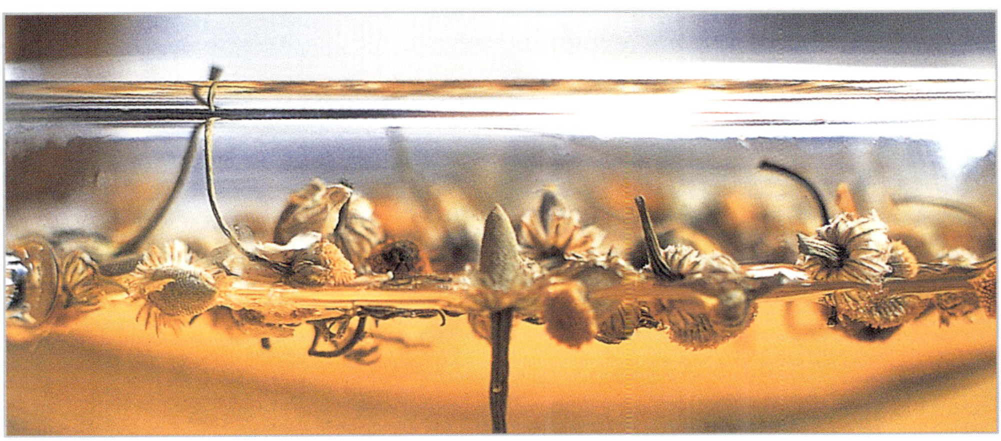

Cinnamon / 시나몬(Cinnamomun zeylanicum)

원산지	시론, 인도, 중국
추출부위	껍질, 잎(질이 떨어짐)
휘발성	하향
향 기	맵고 타는 냄새
성 분	Linalool (Alcohol), Bensaldehyde, Cinnamin, Furfurol (Aldehyde), Eugenol, Safrole (Phenols), Cymene, Dipentene, Phellandrene, pinene (Teroenes)
특 성	▸ 위통 완화, 이뇨작용, tonic, 향균효과 ▸ 식품, 향기, 의약산업에서 사용 ▸ "kwei"로 약전에 등록
적용증	▸ 의용 황제내경, 순환 촉진, 심장, 폐기능 강화, 항부패 작용, 진경 작용, 성기능 촉진, 구충제 ▸ 인플루엔자, 쇠약증, 경련, 장내 감염, 성욕부진, 출산(수축 촉진)
주의점	▸ 피부에 심한 자극 반응을 야기시킬 수 있다. ▸ 유산을 일으킬 수 있으므로 사용을 금한다. ▸ 많은 양을 사용할 시 경련을 일으킬 수도 있다.

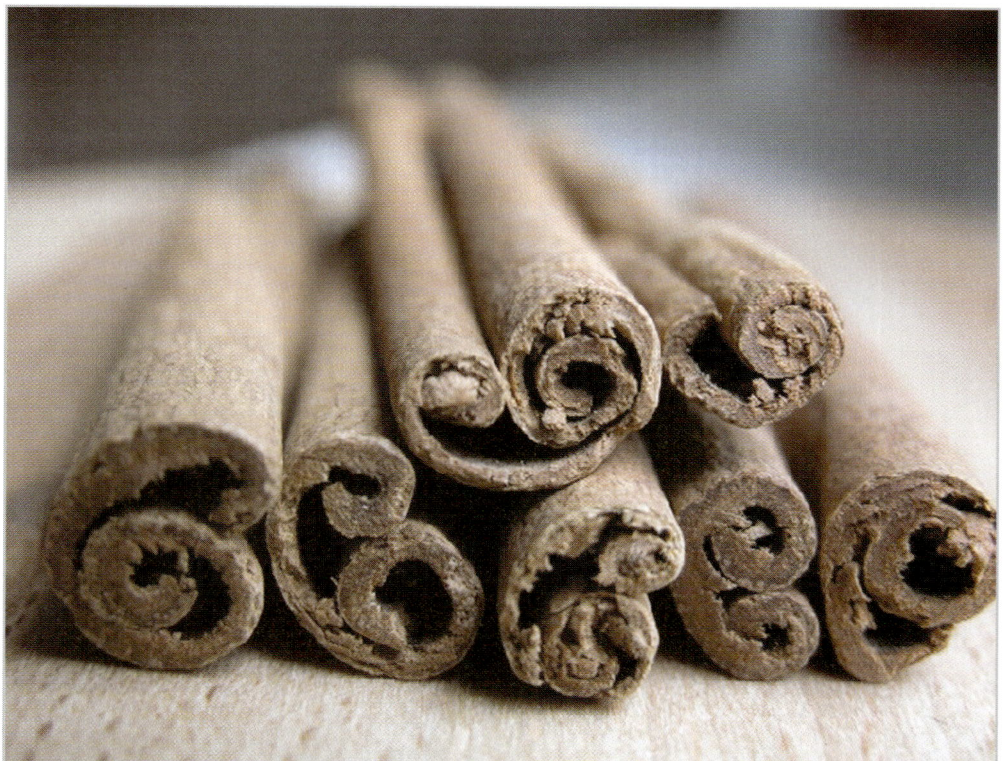

Citronella /시트로넬라(cymbopogon nardus)

원산지	시론, 인도, 중국
추출부위	껍질, 잎(질이 떨어짐)
휘발성	하향
향 기	맵고 타는 냄새
성 분	Linalool (Alcohol), Bensaldehyde, Cinnamin, Furfurol (Aldehyde), Eugenol, Safrole (Phenols), Cymene, Dipentene, Phellandrene, pinene (Teroenes)
특 성	▶ 위통 완화, 이뇨작용, 강장, 향균 효과 ▶ 식품, 향기, 의약산업에서 사용 ▶ "kwei"로 약전에 등록
적용증	▶ 의용 황제내경, 혈액순환 강화, 항부패 작용, 진통 작용, 구충제 ▶ 인플루엔자, 쇠약증, 경련, 장내 감염, 성욕부진, 출산(수축 촉진)
주의점	개인에 따라 피부염이 발생할 수 있으며 임신 중에는 사용을 금해야 함

Clary sage / 클라리 세이지(Salvia sclarea)

원산지	유럽, 미국
추출부위	꽃 윗부분 추출(증기증류)
휘발성	상향
향 기	골고루 스며드는 달콤하고 자극적인 향
성 분	linalol, linalyl acetate, sclareol
특 성	강력한 이완제, 활력제
적용증	▸ 감정 : 상승효과, 이완작용 – 우울증, 불안증, 긴장감, 정신피로, 수면장애해소, 전반적 허약, 깊은 꿈같은 수면, 불안정한 아이 · 어린이 정서 안정 흡입, 램프확산, 목욕, 마사지, 도포로 사용 ▸ 호흡기 : 안정, 항염증 효과 – 목 따가움과 목 쉼 해소 흡입, 램프확산, application로 사용 ▸ 피부 : 진정효과, 항염증 작용 – 모든 종류의 피부염증과 종기치료, 건성피부를 촉촉하게 : 습포, 도포로 사용 ▸ 순환기 : 안정, 혈압 낮춤 : 흡입, 램프확산, 목욕, 마사지로 사용 ▸ 부인병 : 항경련, 항염증 작용, 부드러운 생리자극제, PMS, 생리통, 생리 규칙성 유지, 부푼 유방의 진정, 얼굴 달아오름 – 모든 종류의 피부염증과 종기치료, 건성피부에 알맞음 습포, 목욕, 마사지로 사용
주의점	▸ 흡입하면 졸음이 온다. 용량을 잘 지켜야 하며, 하루가 끝난 후 정신적, 신체적 노동을 하지 않을 때 짧은 시간 사용 ▸ 알코올과 혼합 금지, 운전 금지, 임신 5개월까지 금지

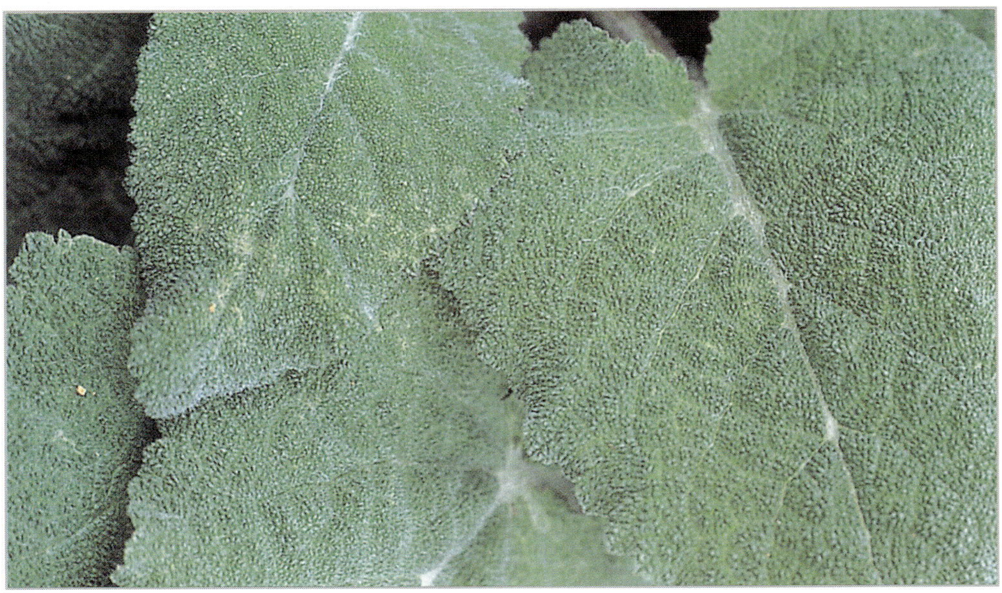

Clove buds / 클로브 버드(Eugenia caryophyllus)

원산지	몰로카 제도, 인도네시아, 잔지바, 마다카스카르, 자바
추출부위	▸ 꽃봉오리(증류) 또는 잎, 줄기(증류) ▸ 콘크리트, 앱솔루트, 올레오레진은 봉오리에서 추출
휘발성	하향
향 기	강하고 싸하며 자극적
성 분	사리칠산메틸(에스텔), 오이게놀, 카리오페렌
특 성	강비장 작용, 건위, 구충, 구풍, 반흔 형성, 부식, 분만촉진, 마취, 살미생물, 살충, 소독, 식욕촉진, 진경, 진통, 최음, 치통완화, 항신경통, 자궁강장, 자극 작용
적용증	▸ 치통, 독감 근육통, 관절염, 감기, 기관지 충혈완화, 장 내 기생충 제거 ▸ 피부 : 살균 및 항진균제, 옴이나 무좀에는 희석한 클로브 오일 ▸ 소량 사용으로 신경과민, 정서적 피로 또는 기억력 쇠퇴를 극복하도록 자극
주의점	피부 및 점막을 자극하므로 1%나 2% 이하로 희석해 사용

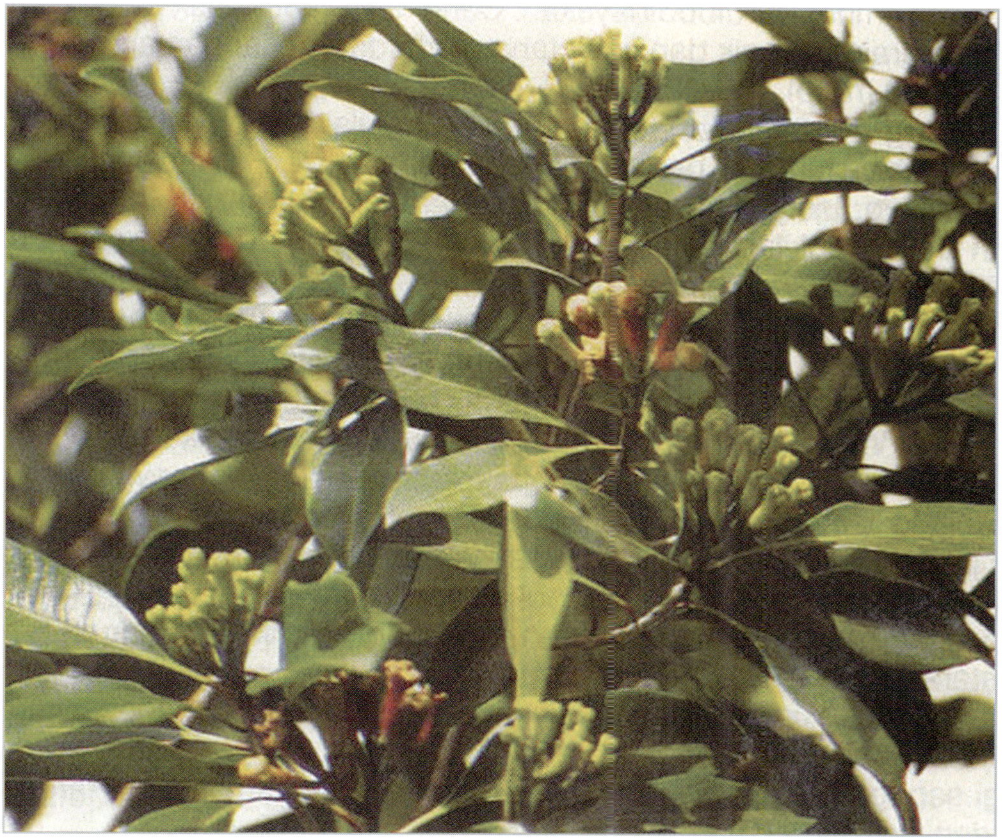

Cypress / 사이프러스(Cupressus sempervirens)

원산지	프랑스, 스페인, 모로코
추출부위	잎, 줄기
휘발성	중 · 하향
향 기	날카롭고 자극적이며 소나무와 유사한 향
성 분	사비놀, 플플로, 초산테루페닐, 시넨, 피넨, 실베스토렌
특 성	저혈압, 혈액순환, 정맥류, 치질
적용증	▸ 저혈압치료, 혈액순환 촉진, 정맥류, 치질, 인후염, 경련성 기침, 지방 분해 효과, 설사 멈춤 ▸ 불면증, 피곤증, 스테미너 저하, 애도반응 해소 ▸ 땀분비 감소, 지성피부 해소 ▸ 정서적으로 불면, 슬픔 경감에 도움
주의점	▸ 월경주기를 규칙적으로 해주는 작용이 있으므로 임신 중에는 사용금지

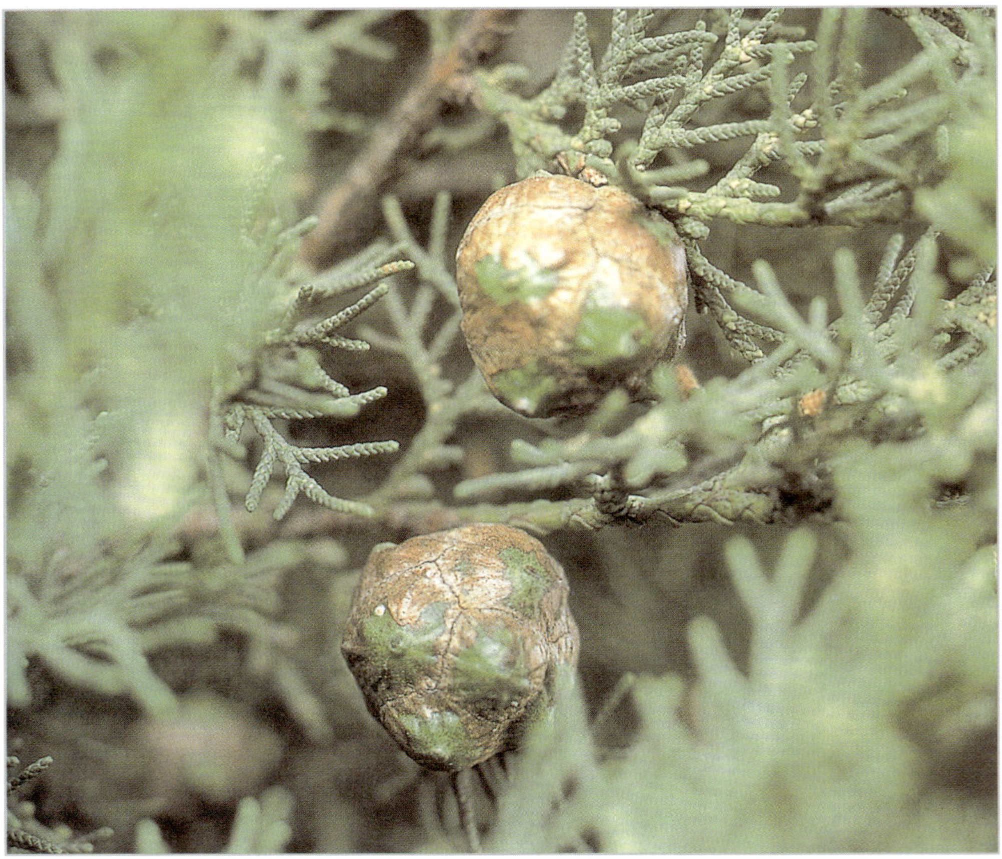

Eucalyptus / 유칼립투스(Eucalyptus radiata)

원산지	호주
추출부위	잎
휘발성	추출(증기 증류)
향 기	상향
성 분	날카롭고 다소 캄퍼향이 난다.
특 성	Cineol, pinene
적용증	▶ 감정 : 올림, 에너지 증가, 감정조절, 정신기능 자극, 늘어짐방지, 흡입, 증발기, 목욕, 마사지로 사용 ▶ 정신 : 감정을 진정시키는 효과, 머리를 상쾌하게 함, 정신집중효과 ▶ 호흡기 : 방부작용, 충혈해소–열, 감기, 목감기, 감기, 인플루엔자, 인후염, 부비강염, 두통치료, 건조하고 밭은 기침, 천식으로 인한 호흡 곤란 해소, 객담제거 작용으로 기관지염 치료, 가글링, 흡입, 램프확산, 목욕, 도포, 마사지로 사용 ▶ 피부 : 시원한 느낌을 주고 방부효과–머릿니, 지성피부 해소, 종기, 여드름, 헤르페스 치료, 습포, 도포로 사용 ▶ 순환기 : 정화작용, 신장강화, 청소와 자극, 목욕, 다사지, 도포로 사용 ▶ 장기 : 방광염 치료, 도포, 목욕, 마사지로 사용 ▶ 근육 : 항염증 작용, 부어오름, 근육통, 류머티즘, 관절염–부어오름, 근육통, 류머티즘, 관절염치료, 습포, 목욕, 도포, 마시지로 사용
주의점	▶ 고농도로 사용할 경우 혈관으로 스며들면 신장을 자극할 수 있으므로 반드시 희석해서 쓴다. ▶ 목욕, 마사지로 방광염치료, 고혈압, 간질에는 금지 ▶ 동종요법 약물의 해독제로 사용

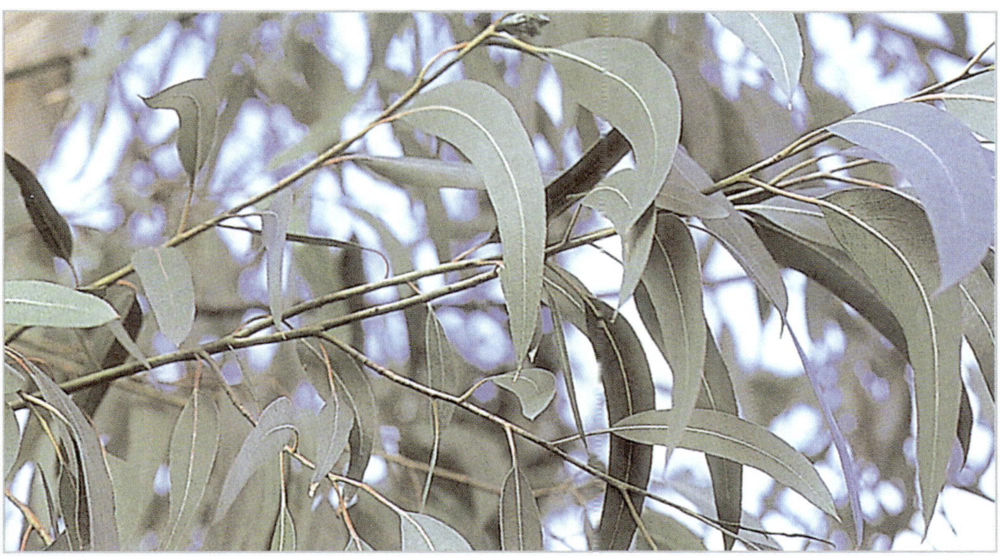

Fennel / 펜넬(Foeniculum vulgare)

원산지	스페인, 북아프리카, 인도, 일본
추출부위	씨앗
휘발성	상 · 중향
향 기	풀 냄새와 유사한 달콤한 향, 감초맛 남
성 분	Anisic, Cuminic (Aldehydes), Fenchone (Ketone), Anethole, Methylcharicol (Phenols), Camphene, Dipentene, Limonene, Phelandrene (Terpenes)
특 성	강비장, 강장, 거담, 건위, 구충, 구풍, 발한, 살충, 소독, 소산, 소염, 식욕증진, 완화, 이뇨, 자극, 진경, 최유, 통경, 해독 작용
적용증	비만, 부종, 소화불량, 방광염, 식욕 억제, 자극제, 의욕촉진, 주름살, 멍든 피부, 우울증에 많이 사용, 비만, 숙취, 벌레물린 데, 뱀에 물렸을 때, 이뇨, 신장결석, 신경계 진정, 딸꾹질, 메스꺼움, 산통에 효과, 변비, 헛배부름, 월경 전 긴장증, 소량 월경, 갱년기 장애, 성적 반응이 둔할 때 효과, 피부정화, 주름살 방지, 진정제, 거담제로서 감기의 여러 증상과 기관지염, 백일해에 효과
주의점	▸ 경련을 일으킬 수 있음. ▸ 신경계를 자극할 수 있음. ▸ 신경계 문제가 있거나 간질환자 사용금지 ▸ 중독주의, 간질이나 임신 중 사용금지

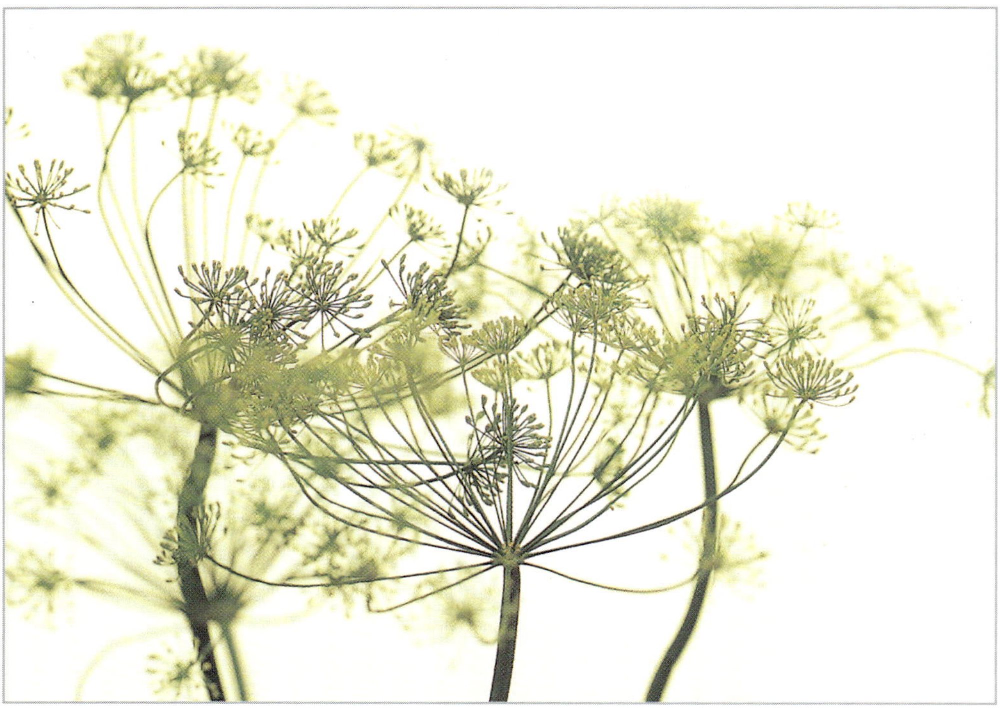

Frankincense / 프랑킨센스(Boswellia carteri)

원산지	동북아프리카, 동남아시아(소말리아, 에티오피아, 예멘 – 혼란기로 공급차질
추출부위	수지
휘발성	중 · 하향
향 기	나무, 캠퍼향, 매운향
성 분	카지넨(세스키텔펜), 캄팬, 자팬틴, 비넨, 페랜드랜
특 성	▶ 강장, 구풍, 반흔 형성, 세포성장 촉진, 소독, 소화촉진, 수렴, 유방, 이뇨, 자궁강장, 진정작용 ▶ 용도 : 화장품, 향수, 다른 향과 잘 섞임, 좋은 고착제임. ▶ 역사 : 고가품, 아라비아, 전쟁원인 텍플에서 향으르, 요즘 성당에서 사용
적용증	▶ 유방염, 자궁질환, 임신, 출산 ▶ 마음의 고양과 위로 효과, 위안작용과 회복작용은 과거와 연결된 심리불안과 강박관념 상태에 효과, 호흡기, 천식에 효과, 카타르 증상에 효과, 기침, 기관지염 ▶ 후두염 등의 완화제, 비뇨기 계통에 효과, 자궁강장제, 주름제거, 노화된 피부 회복, 피부에 대한 진정한 강장제, 창상, 종기, 궤양, 염증 옹이 등에 효과
주의점	알려진 바 없음 – 안정적인 오일

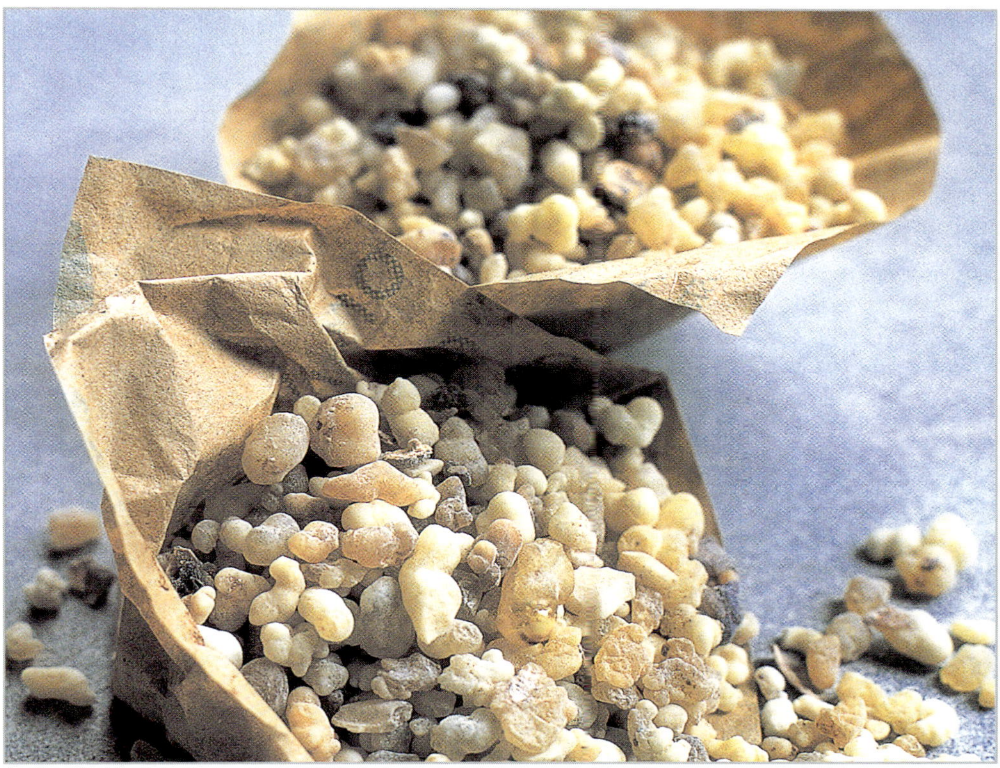

Geranium / 제라늄(Pelargonium graveolens)

원산지	이집트, 모로코, 알제리, 중국
추출부위	잎
휘발성	추출 : 증기증류
향 기	중향
성 분	풍부하고 달콤한 향
특 성	▶ 다용도 오일, 몸의 청결 유지, 마음 상승 효과, 우울증해소 ▶ 녹황색 ▶ 부신자극과 호르몬조절 : 생리장애, 폐경기, 유방부음, 불임, 부종, 혈압조절, 최음
적용증	▶ 감정 : 기분상승 효과, 스트레스 방지 – 우울, 불안해소, 행동장애 : 흡입, 램프확산, 목욕, 마사지, 도포로 사용 ▶ 호흡기 : 청결, 진정효과, 감기 바이러스 항균작용 – 구강 감염증해소 : 가글링으로 사용 ▶ 피부 : 수렴, 균형작용, 피부의 청결유지–피지분비를 정상화해서 염증을 완화하고 여드름을 제거함, 건성습진, 머릿니, 여드름 제거, 머리비듬, 단순 포진(감기나 발열 시 입술에 생기는 바이러스성 발진) 치료, 헤르페스 심플렉스, 튼살(임신선) 및 작은 상처를 흉터 없이 아물게 함, 소아 홍역 진정작용, 염증, 상처, 여드름, 화상, 주름살 : 목욕, 도포로 사용 ▶ 순환기 : 수렴, 자극효과, 방부작용, 노폐물제거, 체액정체 완화 – 비만치료 : 목욕, 도포, 마사지로 사용 ▶ 부인병 : 호르몬생산을 자극하고 조절 – 폐경기 증상, 질염, 불임해소 : 흡입, 습포, 목욕, 도포, 마사지로 사용 ▶ 소화기 : 토닉, 청결작용–입안 궤양, 설사, 위장염치료 : 습포, 목욕, 마사지, 도포로 사용 ▶ 정신 : 신경계 강화, 불안과 우울, 부신피질 자극 : 스트레스 해소 ▶ 신체 : 호르몬 조절 효과, 생리 전 증후군, 우울증, 질분비 부족증, 유방염, 유방충혈증 이뇨, 간, 신장에서 독소 제거, 황달, 당뇨, 비뇨기 염증, 체액정체, 무릎 부어오름, 림프계 자극 → 노폐물 제거, 목감기, 염증 효과, 신경통, 점액 정화, 소화 : 위염, 장염, 해충
주의점	민감성 피부에 자극성, 호르몬 조절효과로 인해 임신 중 사용금지

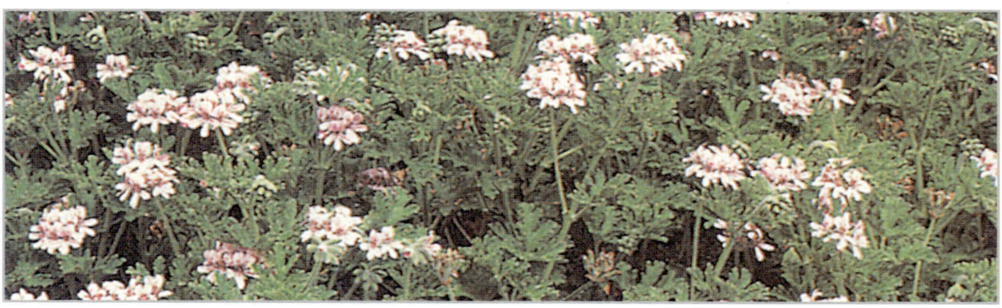

Ginger / 진저(Zingiber officinale)

원산지	중국, 인도 말레이시아
추출부위	뿌리줄기
휘발성	중향
향 기	따뜻하고 향긋한 감귤향, 캄퍼냄새, 아로마틱, 감귤향, 개콤하고 날카로운 향
성 분	Bornel (Alcohol), citval (Aldehyde), cineole (Icetone), Zinqiberene (Sesquiterpene)
특 성	▶ 강장, 자극제, 위통, 가스제거, 진통, 해열, 괴혈병 치료제, 진경작용, 근육강화효과, 강장, 자극, 위통, 가스제거, 진통, 해열, 감기, 콧물, 편도선염, 괴혈병 치료, 간 보호, 혈압조절, 약물, 허브의 흡수력 증가, 기억력 자극, 피로회복, 땀 흘리게 해줌. ▶ 식품, 음료, 약품으로 사용
적용증	▶ 감정 : 흥분, 자극효과, 성욕 감퇴, 우울증 치료 : 흡입, 램프확산, 목욕, 도포로 사용 ▶ 소화기 : 위통, 소화 불량, 가스 참, 식욕부진 해소 ⇒ 마사지, 도포, 흡입 ▶ 근육 : 류머티즘, 통증완화, 근육강화 ⇒ 마사지, 드포, 목욕 ▶ 기타 : 괴혈병 치료, 소화장애(불쾌감, 가스, 식욕부진등) 성무력증, 류머티즘 ▶ 소화장애(불쾌감, 가스, 식욕부진), 성욕감퇴증, 성무력 증, 류머티스 통증, 설사, 구토증
주의점	민감한 피부를 자극한다.

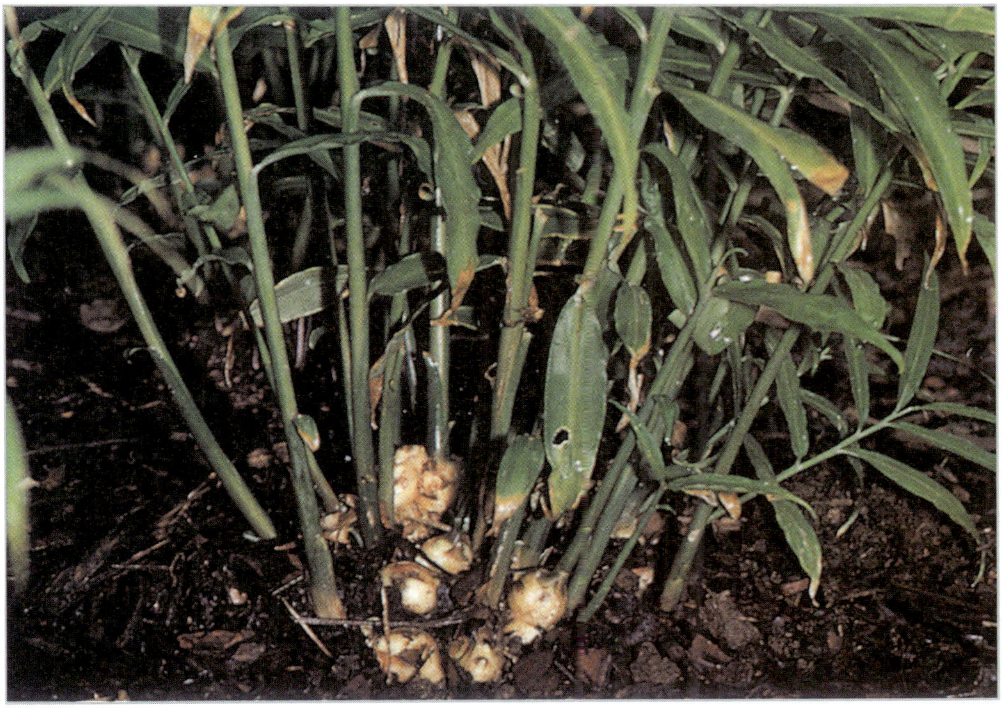

Grapefruit /그레이프프루트(Citrus paradisii)

원산지	미국(대부분)
추출부위	껍질
휘발성	상 · 중향
향 기	달콤, 날카로움, 리프레쉬
성 분	Qeranniol, Liralool (Alcohol), citral (Aldehyde)
특 성	항우울, 방부, 이뇨, 살균, 자극, 강장, 식욕촉진, 용해제, 소산, 살미생물
적용증	정신 : 스트레스 해소, 기분상승, 중추 신경 조절, 조울증 치료
주의점	치료 후에 강한 햇빛에 노출될 시 피부자극이 유발될 수 있다.

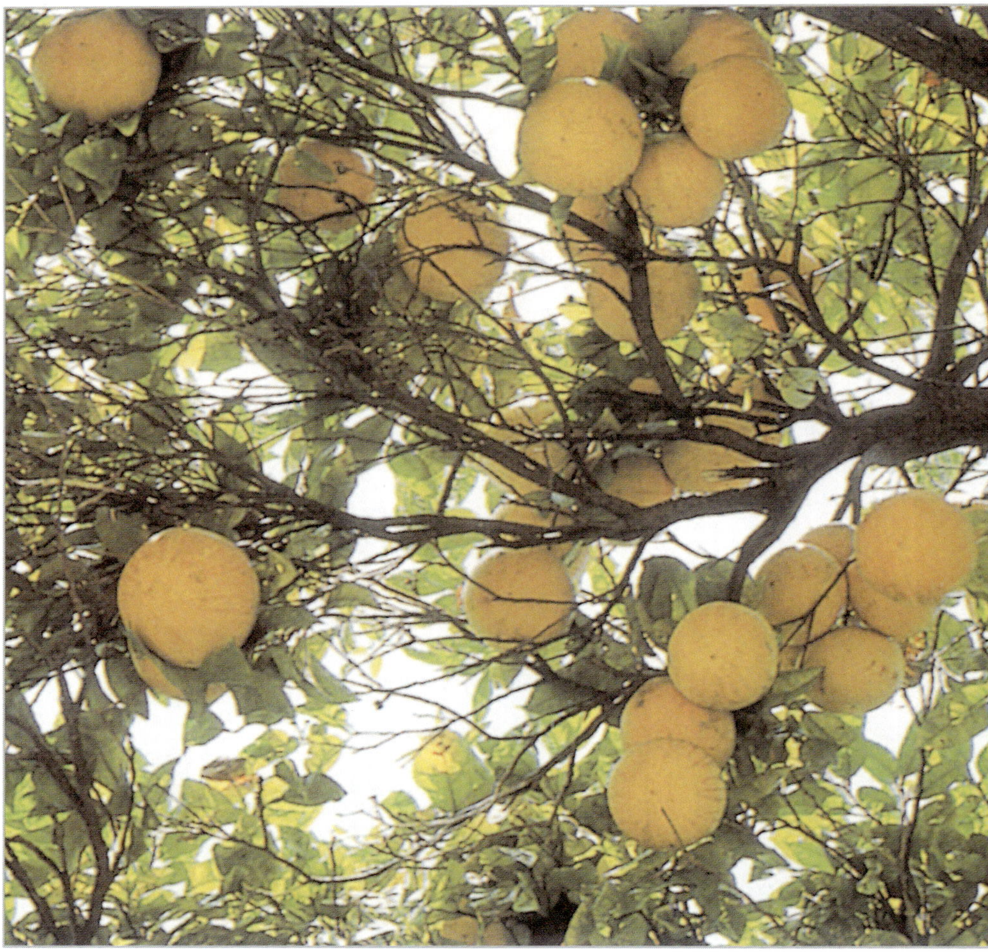

Hyssop / 히솝(Hyssopus officinalis)

원산지	프랑스, 스페인, 남부유럽
추출부위	꽃핀 식물 전체
휘발성	중향
향 기	세이지, 마조람, 라벤더향과 유사하고 매우 그윽한 향.
성 분	Borneol, Linalool (Alcohols), Camphor, Pinocumphone, Thujone (ketones), Cadinene (Sesquiterpene), Camphene, pinene (Terpenes)
특 성	▶ 폐(특히 심장)기능 강화, 호흡기 질환 치료에 탁월한 효력, 거담, 기침완화, 항경련, 강화(특히심장, 호흡기), 고혈압 치료, 소화, 위통, 하열, 발한, 상처제거, 외상 치료 ▶ 고대 히브리에서 신성시했던 아로마, 유태인에게 신성한 향, 히포크라테스, 갈렌, 디오스코리드가 처방 : 호흡기 장애
적용증	▶ 감정 : 기분상승 효과, 스트레스 방지 – 우울, 불안해소, 행동장애 ▶ 호흡기 : 진경작용, 거담 진해제, 해열제, 기침완화, 호흡기 강화 – 호흡기 장애(천식, 기관지염, 담, 기침, 결핵) : 흡입, 램프확산, 도포, 습포, 목욕으로 사용 ▶ 피부 : 상처, 반흔 치료제, 타박상 해소 – 피부염, 습진, 매독, 뇨결석 : 마사지, 도포로 사용 ▶ 순환기 : 혈압조절작용, 고혈압치료 : 흡입, 램프확산, 목욕, 도포, 마사지로 사용 ▶ 장기 : 폐 ▶ 고혈압, 호흡기 장애 : 천식, 기관지염, 담, 기침, 결핵, 소화장애, 가스, 피부염, 습진, 상처, 매독, 뇨결석 ▶ 소화, 위통, 소화장애, 가스
주의점	과다 사용할 때 마취효과가 일어나므로 함부로 많이 사용하지 말 것

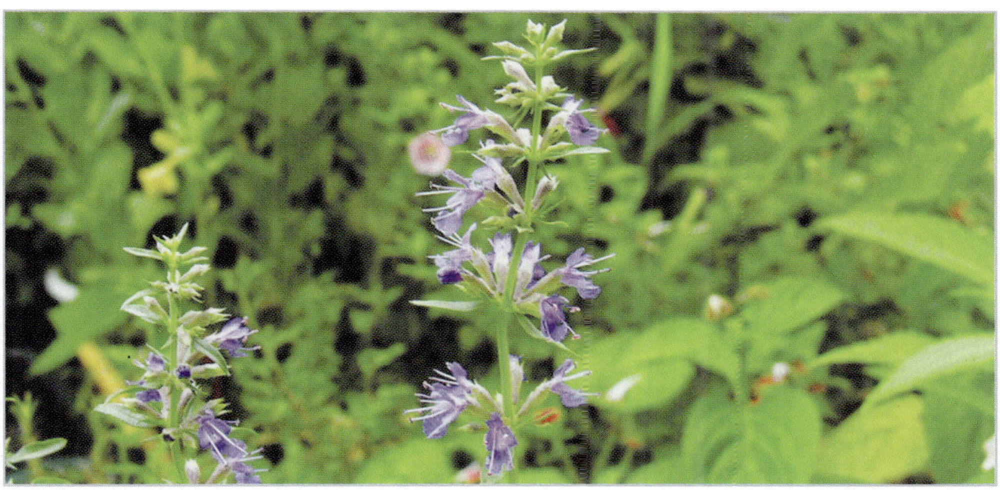

Jasmine / 재스민(Jasmインnum officinalis)

원산지	남불, 북 아프리카(이집트, 튜니지아, 모로코), 인도
추출부위	꽃
휘발성	하향
향 기	감각적이고 풍부한 느낌의 향
성 분	벤질 아세테이트, 리나롤
특 성	▸ 성적 흥분제. 항우울작용. 다른 오일과 잘 혼합되는 성질. 항우울, 출산준비 ▸ 포마드 생산 : 천연 지방 ▸ 장미, 네롤리와 함께 향수로 많이 사용. ▸ Rose, neruoli, bergamot, petitgrain, 샌달우드, citruse, palmarosa, 제라늄, rosewood 와 잘 섞임 ▸ 향수의 가장 고상한 오일에 해당, 가장 비싼오일 중 하나 : 자주 섞는 오일임.
적용증	▸ 감 정 : 상승작용. 불안, 우울, 무기력 해소 – 성무력증, 불감증, 피곤, 자신감 결여, 출산 후 우울증, 성적 기능 강화, 불감증 해소 : 흡입, 램프확산, 습포, 목욕, 도포로 사용 ▸ 피 부 : 스킨 케어에서 토닉(탄력강화)용으로 쓰임 : 도포, 목욕, 마사지로 사용 ▸ 기 타 : 사랑의 오일, 로맨스 오일, 최고의 최음효과
주의점	▸ 최음, 통경작용이 있으므로 임신에서 출산 시까지 사용하지 말아야한다. ▸ 최면적 특성이 있으므로 집중력을 방해할 기능성이 있으며 방향이 강하므로 적은 용량을 사용해야 함.

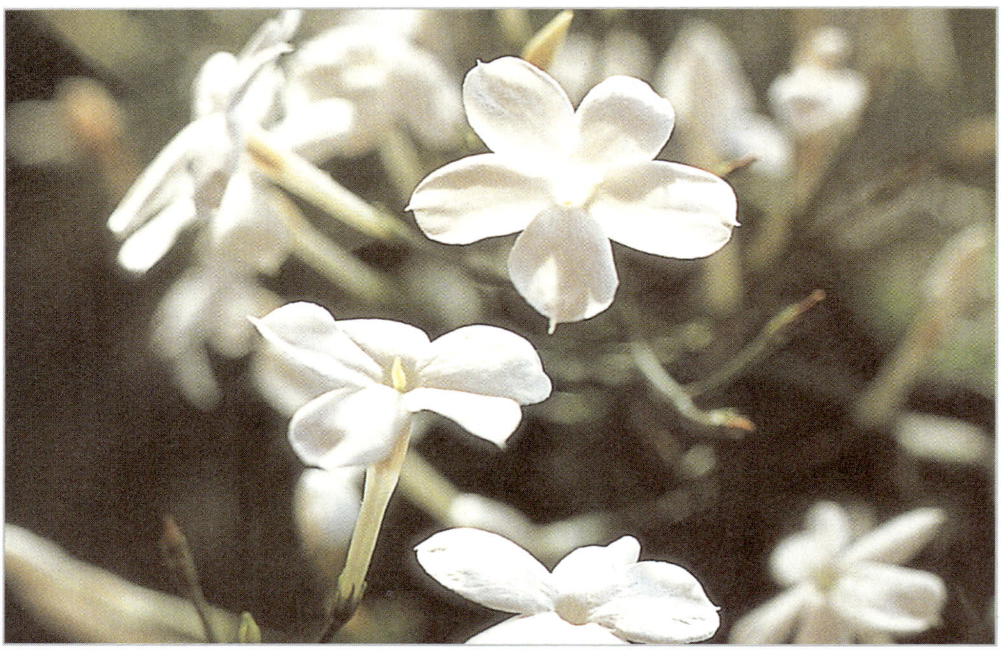

Juniper berry / 주니퍼 베리(Juniperus communis)

원산지	유고, 이태리, 프랑스
추출부위	열매 또는 작은가지
휘발성	중향
향 기	테르펜 냄새, 뜨겁고 발삼향 냄새
성 분	Borneol, Terpineol (Alcohols), Cadinene, Cedrene (sesquiterpenes), Camphene, Mercene, pinene, Sabinene (Terpenes)
특 성	▸ 이뇨, 살균, 류머티즘(뇨산, 독소제거 촉진), 위통, 당뇨, 강장 – 신경계, 내장기능, 소화기관, 기억력 강화, 상처치유 ▸ 노인성질환에 적합
적용증	▸ 이뇨, 소화, 간기능, 관절에 효과, 비뇨기관 감염, 신결석, 방광염, 오줌 적게 눔, blennorrhea, 당뇨, 동맥경화증,피부염, 습진, 전신피로, 신경피로, 무월경, 월경장애, 월경통
주의점	신장에 해가 될 수 있으므로, 신장이 감염된 환자의 경우 더 순한 오일을 선택할 것

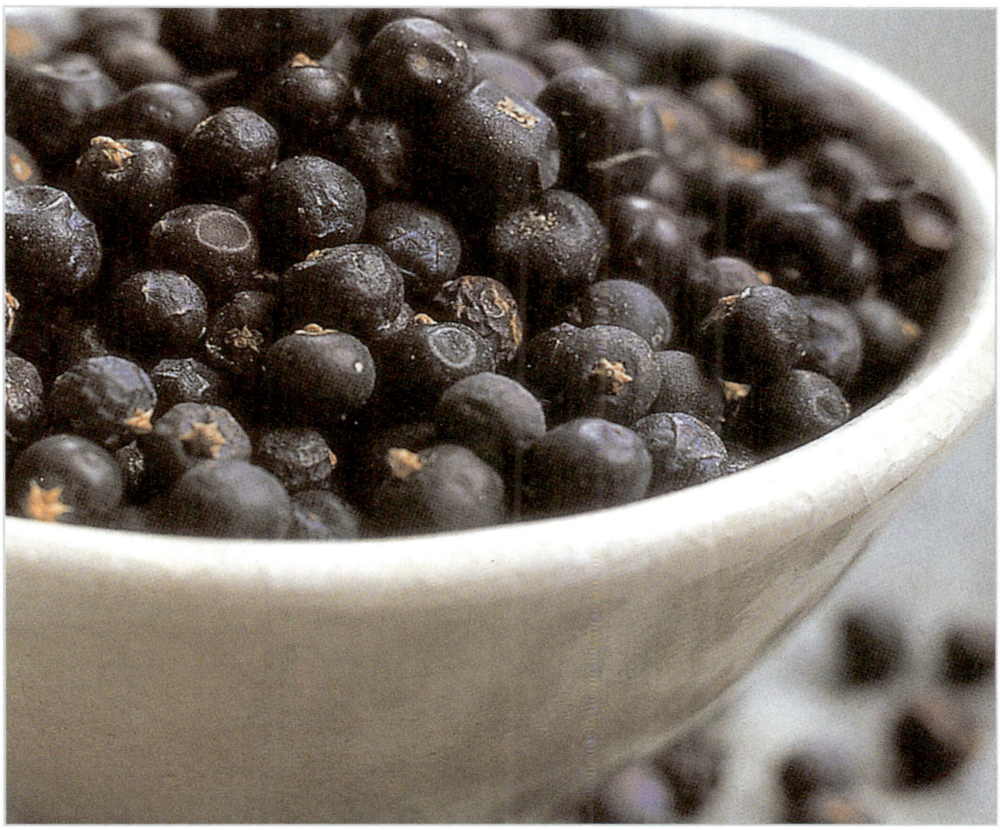

Lavender / 라벤더(Lavandula anguistifolia)

원산지	프랑스, 스페인, 고산지대
추출부위	꽃봉오리 추출(증기)
휘발성	중향
향 기	독성이 없고 풍부한 꽃향기, 깨끗함, 진정 완화향
성 분	Linalyl, geranly ester, geraniol, linalol
특 성	신체와 정신의 균형과 회복기능 강화, 몸과 마음의 하모니로 건강 가져다줌, 독성 없고, 풍부한 꽃향기가 있음.
적용증	▶ 감정 : 상승작용, 진정효과 – 스트레스, 불안, 우울증 해소, 불면증, 두통, 편두통 치료 : 흡입, 램프확산, 습포, 목욕, 마사지, 도포로 사용 ▶ 호흡기 : 방부, 항염증 – 감기, 목감염, 부비동염, 인후염 치료 : 흡입, 램프확산, 목욕, 도포로 사용 천식, 기관지염, 감기, 백일해, 목감기 ▶ 피부 : 밸런스 유지, 방부효과, 항염증, 피부 재생효과 – 여드름, 습진, 햇빛에 탄 곳, 벌레물린 곳, 종기, 무좀, 단순 포진 등에 치료, 헤르페스 심플렉스 – 세포 성장을 촉진해서 화상과 튼선 흉터를 최소화함. : 마사지, 습포, 목욕, 도포로 사용 – 종기, 여드름, 피부염, 습진, 이, 건선, 화상, 상처, 모든 피부타입, 튼살 방지, 세포재생력, 주름살 방지, 발진, 피부감염 ▶ 소화기 : 진정, 정화작용 – 구취, 입안궤양, 소화불량, 가스, 오심, 위장염 해소 : 습포, 도포, 마사지로 사용 ▶ 부인병 : 진저, 밸런스효과, 생리조절, 폐경기 증후군 완화, 입안궤양치료 : 습포, 흡입, 램프확산, 목욕, 도포로 사용 ▶ 순환기 : 진정, 충혈완화작용, 혈압을 내림 – 가슴 두근거림 해소, 림프를 통해 노폐물을 제거하여 체액정체를 해소함 : 목욕, 도포, 마사지로 사용 ▶ 근육 : 진경작용, 항염증 – 근육통, 류머티즘 치료 : 습포, 목욕, 도포, 마사지로 사용 ▶ 의용 : 진정, 진통, 진경, 항경련 작용, 항우울 작용, 방부, 치유 작용, 이뇨, 류머티즘, 해충제거 ▶ 부비강염 : 편두통, 우울증, 간질, 불면, 신경쇠약, 신경긴장, 실신, 가슴두근거림, 감염증(박테리아, 바이러스, 곰팡이균) ▶ 기타 : 냉증, 생리통, 방광염, 해충
주의점	▶ 저혈압인 사람에게는 라벤더를 사용 후에 감각이 조금 둔화되며 졸음을 느끼는 증세가 있다. ▶ 이 향유는 통경제이므로 임신초기에는 사용하지 말아야 한다.

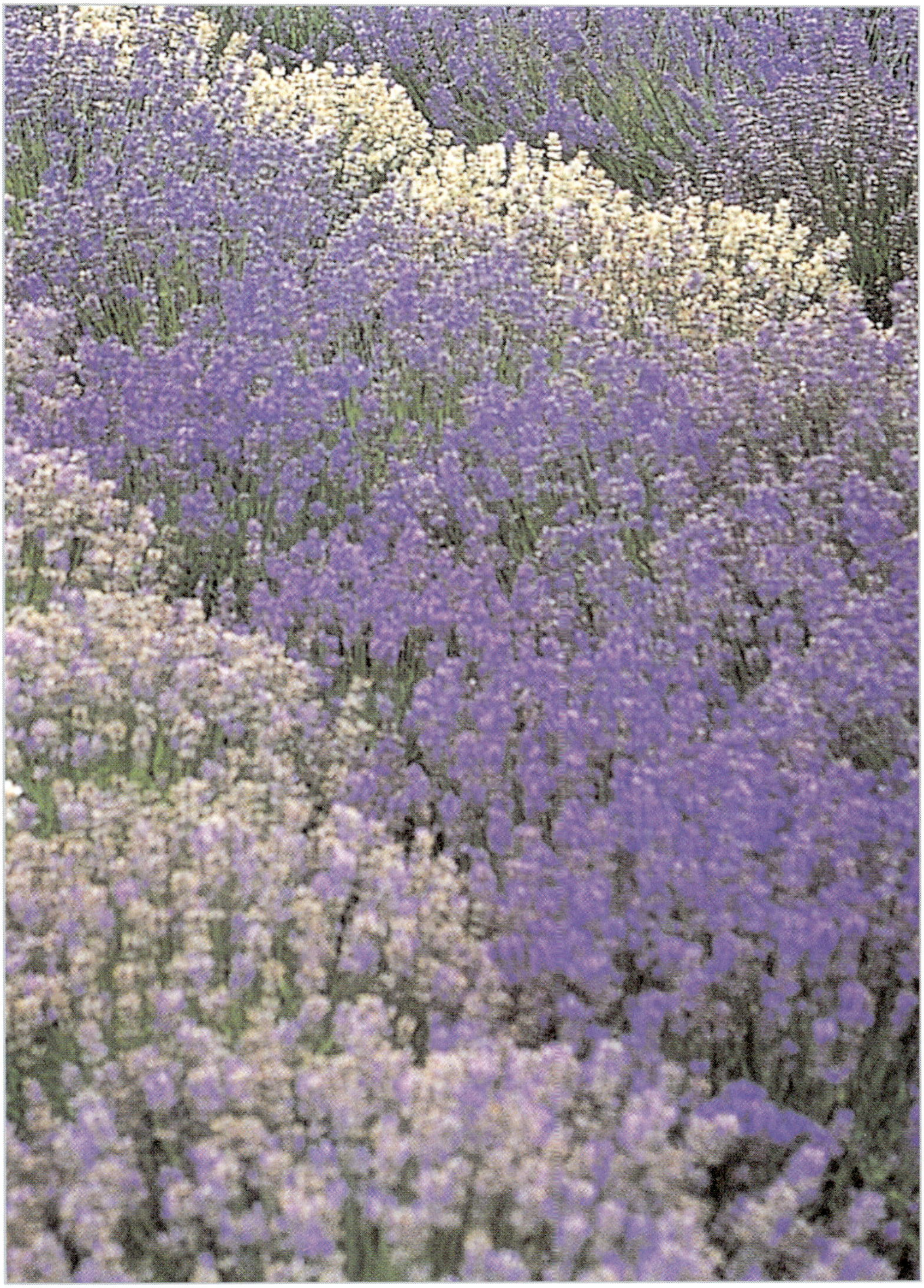

Lemon / 레몬(Citrus limonum)

원산지	브라질, 캘리포니아, 지중해 연안, 아르헨티나
추출부위	껍질
휘발성	상향
향 기	시원한 느낌, 신선한 과일향
성 분	Linalool (Alcohol), Citral, Citronella l (Aldehydes), Cadinene (Sesquiterpene), Bisabdene, Camphene, Dipentene, Limonene, pinene, Phellandrene (Terpenes)
특 성	▸ 지혈작용, 세정효과가 뛰어나 피부 관리에 많이 쓰임. 강간, 강장, 건위, 구충, 구풍, 반흥 형성, 살균, 살충, 소독, 수렴, 완하, 이뇨, 제산, 정혈, 지양, 지혈, 피부연하, 항경화, 항괴혈병, 항류머티즘, 항신경통, 혈압강화, 혈당치 저하, 해열작용 ▸ 항산화 효과, 바이러스, 박테리아 감염, 고혈압, 간 충혈, 임파선 충혈, 부종, 비만, 미네랄 흡수 촉진 ▸ 자극제, 항우울제 ▸ 지성피부에 사용, 감염증, 멍든 피부
적용증	▸ 심리 : 회복효과와 진정작용 ▸ 신체 : 순환계에 대한 강력한 강장제 효과, 강심제, 면역계 활성화, 외상출혈에 대한 지혈 효과, 인후통, 기침, 감기, 독감증, 고온을 낮추는 효과로 인해 발열을 동반한 때에 효과, 헤르페스와 단순포진의 고통완화, 소화기 계통의 기능 향상, 췌액분비, 당뇨 치료, 신체정화 작용, 변비해소와 섬유질 분해, 두통, 편두통, 류머티스, 관절염의 통증 완화 ▸ 피부 : 각질 제거, 지성 피부와 모발 세정, 티눈, 사마귀에 효과 ▸ 변비해소, 당뇨증 완화, 두통해소
주의점	민감성 피부에 자극

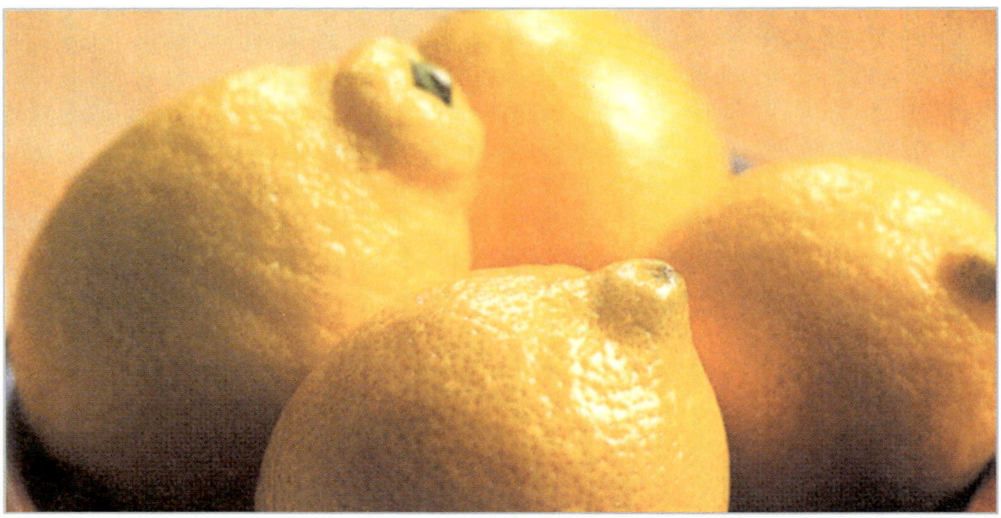

Lemongrass / 레몬그라스(Cymbopogon c tratus)

원산지	인도, 중앙 아메리카, 브라질
추출부위	꽃핀 후의 시든 풀
휘발성	상향
향 기	시원, 레몬향
성 분	Geraniol, Nerol (Alcohol), citral, citronellal (aldehyde), Farnesol
특 성	▸ 가축의 질병 치료(구충제, 소화제), 방부, 이뇨효과, 강충제, 비누와 향스제재, 적갈색에 가까운 노란빛 ▸ 소화기관 자극제(가스제거, 소화촉진, 위통완화), 방부, 살균제, 이뇨제, 해충박멸제, 근육경련, 류머티즘, 두통치료, 항응고약, 냄새제거 ▸ 향수 비누용을 많이 사용, 수의용 : 기생충, 소화장애 ▸ 인도 약전에 해열, 콜레라, 감염증 해독제로 기제
적용증	▸ 피부 : 살균, 방취효과, 건선치료, 소독, 탈취, 이, 개선(음) ⇒ 마사지, 습포, 도포 ▸ 소화기 : 소화장애, 소화불량, 복통, 가스참 해소, 위 기능 강화 : 마사지, 도포, 습포, 흡입 ▸ 소화장애, 소독, 탈취, 옴, 이, 항우울, 에너지 탈진 시 에너지충전, 부교감신경을 자극 : 분비샘 촉진, 소화근육 촉진, 식욕부진, 위장염치료, 근육통에 큰 효과(젖산제거, 순환촉진), 오래 서 있는 다리의 근육통에 효과, 피부에 톤을 줌, 모공확장, 여드름 치료, 무좀 치료, 기름진 모발관리에 사용, 옴, 백선
주의점	피부 예민 초래(소량 사용이 가장 좋다)

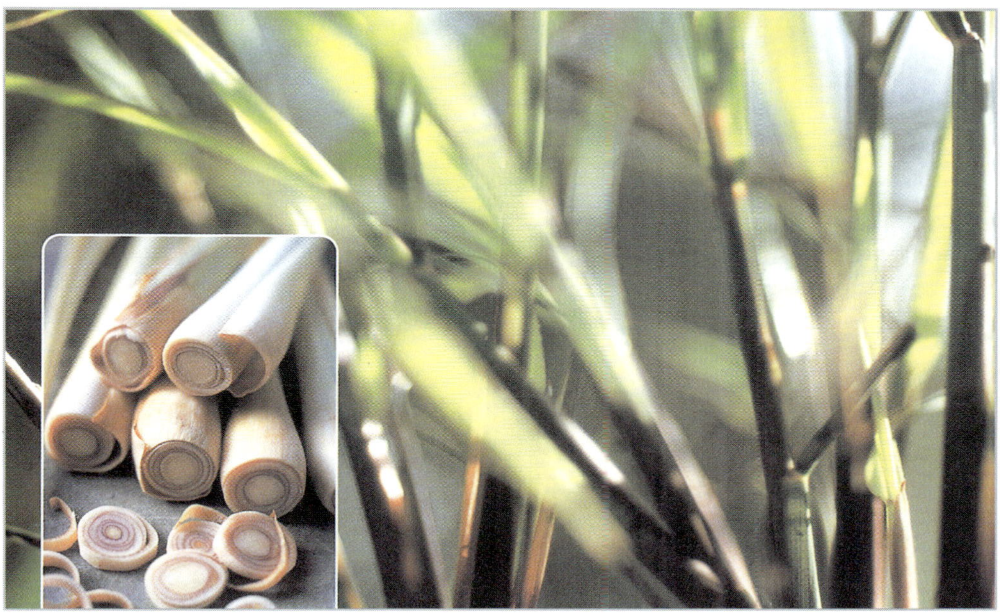

Lime / 라임(Citrus aurantifolia)

원산지	플로리다, 중앙 아시아
추출부위	열매 껍질
휘발성	상향
향 기	비교적 날카로우며 떫은 감이 있는 달콤한 향
성 분	리나롤, 테르피네올(알코올), 시트랄, 초산 리나릴(에스텔), 벨가프텐(랙턴), 리모넨, 피넨, 세비넨, 텔피노렌(텔펜)
특 성	강장, 해열, 건강회복, 항바이러스, 괴혈병 예방, 살균, 살충, 지혈, 수렴, 소독, 식욕증진
적용증	감기, 편도선, 유행성 독감을 동반한 발열증상을 가라앉히는데 효과, 기침, 흉부의 울체, 카타르, 부비강염 회복, 면역계통의 강장제로서 바이러스를 막음, 병후 지친 심신 회복, 식욕자극, 피부에 수렴, 강장, 회복 작용
주의점	감광성

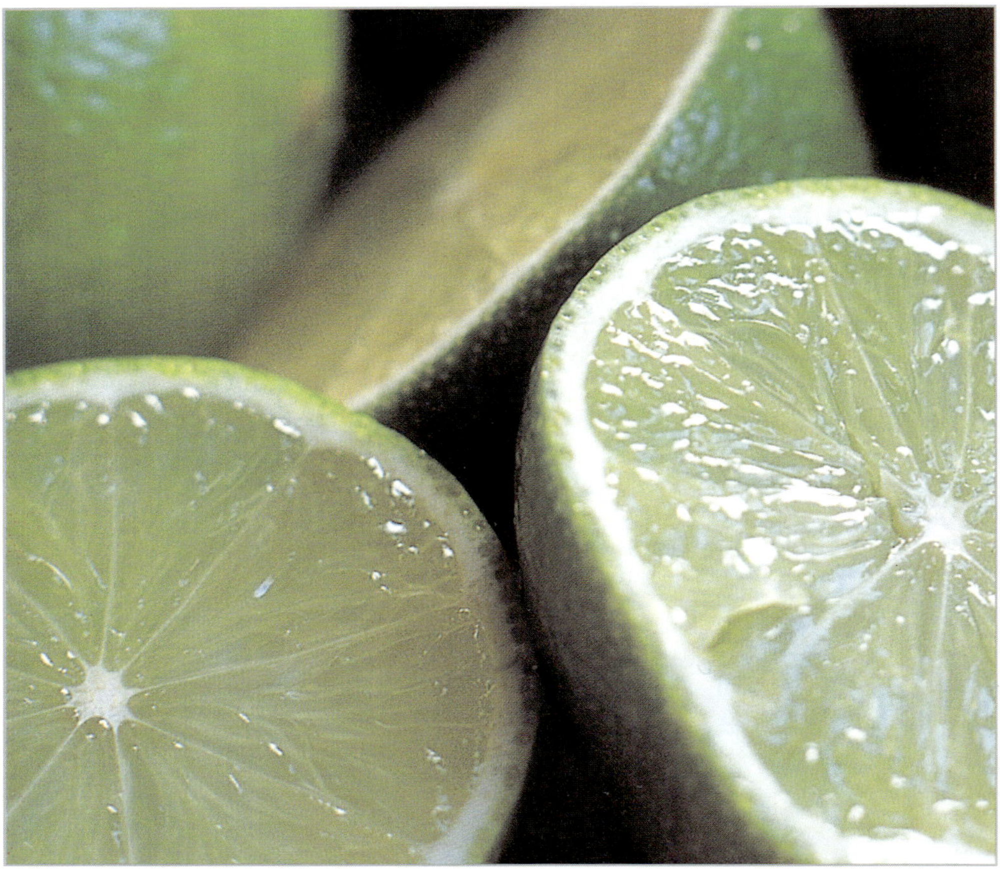

Majoram / 마조람(Origanum majorana)

원산지	스페인, 이집트, 북아프리카, 헝가리
추출부위	잎
휘발성	중향
향 기	달콤, 진정향
성 분	Borneol, Terpineol (Alcohols), Champhor (Ketone), Dinere, Sabivene, Caryophyllere (Sesquterpene)
특 성	▶ 강력한 성욕억제 작용 ▶ 강한 방부효과와 경도의 이뇨효과 ▶ 통증 완화 작용
적용증	▶ 의용 : 성욕감퇴제, 진경, 진정, 안정, 진통제, 혈압강화제, 동맥혈관 확장제, 소화제, 고용량에서 마취 작용 ▶ 경련(위, 허파), 기침, 독감, 후두염, 불면증, 편두통, 신경성 긴장, 신경쇠약, 불안, 고혈압, 소화장애, 가스, 변비, 관절염, 류머티즘 완화, 약간의 이뇨효과, 순환촉진, 스포츠 후 사용, 기관지염, 감기, 천식, 생리정상화 촉진 ▶ 피부 : 타박상, 화상, 염증, 박테리아 염증 치료 ▶ 정서 : 히스테리, 과민반응, 스트레스, 고독, 거부, 상심의 감정 치료에 효과, 과잉활동하는 사람에게 적격
주의점	고용량으로 나른해짐

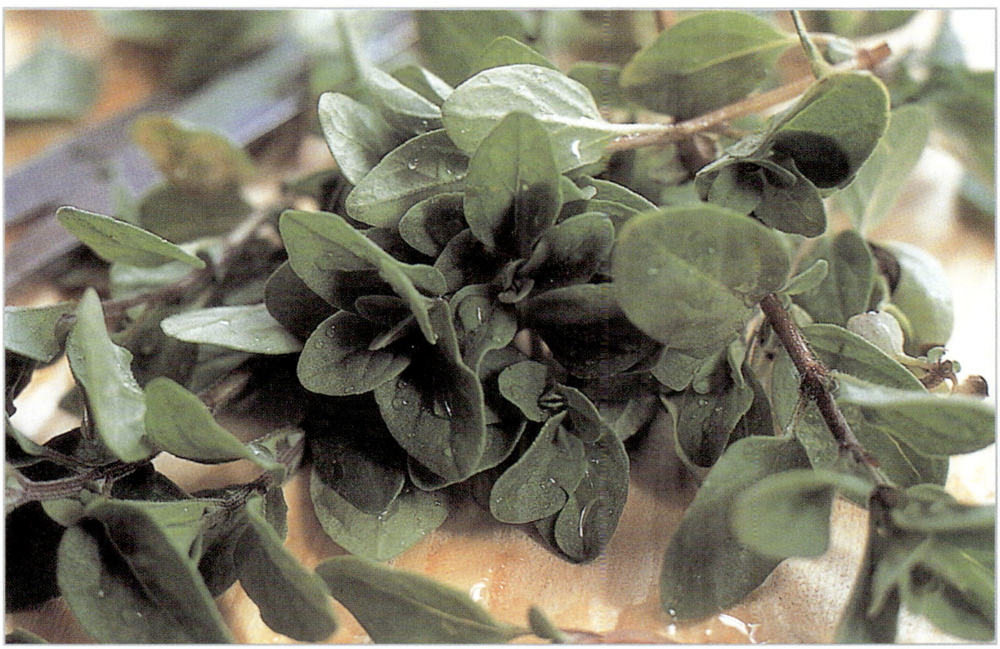

Melissa / 멜리사(Melissa officinalis)

원산지	프랑스, 남유럽
추출부위	잎, 꽃
휘발성	중향
향 기	달콤하고 부드러운 향, 레몬향
성 분	Citronellic (Acid), Citronellol, Geraniol, Linalool (Alcohols), Citral, Geranyl acetate (Ester), Citronellal (Aldehydes), Caryophyllene (sesquiterpene)
특 성	▸ 강심, 강장, 건우, 구풍, 발한, 소화 촉진, 자궁강장, 진경, 항신경장애 작용, 항우울, 해열, 혈압강하 작용, 항알레르기 작용 ▸ 철분이 함유된 흙을 좋아함.
적용증	▸ 감정 : 진정, 토닉작용, 불안감, 불면증, 정신적 피로 해소 : 램프확산, 목욕, 마사지, 도포로 사용 ▸ 호흡기 : 항염증 효과 – 목 따가움과 목 쉼 해소 : 흡입, 램프확산으로 사용 ▸ 피부 : 진정 효과, 항염증 작용 – 모든 류의 피부염증과 종기치료, 건성피부에 알맞음 : 습포, 도포로 사용 ▸ 순환기 : 혈압 낮춤 : 흡입, 램프확산, 목욕, 마사지로 사용 ▸ 부인병 : 항경련, 항염증 작용 – 모든 종류의 피부염증과 종기치료, 건성피부에 알맞음 : 습포, 목욕, 마사지로 사용 ▸ 소화기 : 소화불량 ▸ 기타 : 불면증, 편두통, 긴장완화, 불안증, 신경쇠약, 빈혈치료, 면역촉진, 기활성, 진정, 항우울제로 사용
주의점	▸ 흡입하면 졸음이 온다. ▸ 양을 잘지켜야 하며, 일과가 끝난 후 짧은 시간 사용한다. ▸ 임신 후 5개월간은 피하는 것이 좋다.

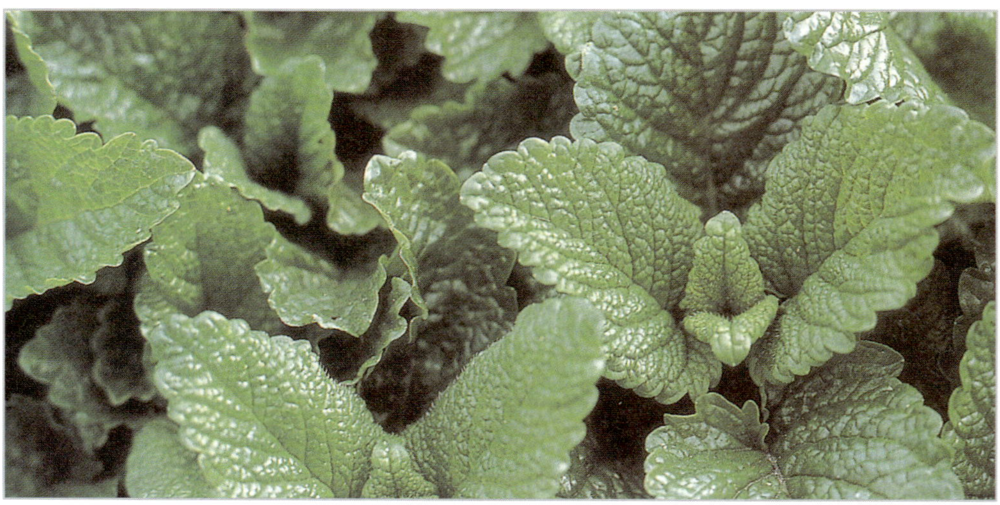

Myrrh / 멀(Commiphora myrrha)

원산지	중동, 북아프리카, 리비아, 이란
추출부위	나무의 진
휘발성	중향
향 기	사향류의 향과 연기냄새가 섞인 듯한 향
성 분	Myrrholic (Acohol), cuminic (Aldehyde)
특 성	수렴 효과를 지닌 진정성 오일, 원기회복 효과, 여러 타입의 피부에 적합함.
적용증	▸ 감정조절, 구취, 무좀해소, 복통, 설사해소, 피부노화 방지 ▸ 의용 : 소화, 설사, 면역증진, 기침, 호흡기 질환, 가담, 점액으로 건조시키는 기능, 잇몸 질환, 칸니다, 상처, 소염, 살균, 수렴(유방, 폐 궤양, 괴사), 갑상선 비대증, 생리장애, 임신, 출산(자궁출혈), 궤양에 최고 ▸ 피부 : 트거나 갈라진 피부, 습진, 타박상, 정맥류, 겸증, 반흔, 화농성 피부염, 피부 괴사에 효과적 ▸ 정신 : 명상, 기도
주의점	고농도로 사용시 독성이 있을 수 있으며 임신 중에는 피해야 한다.

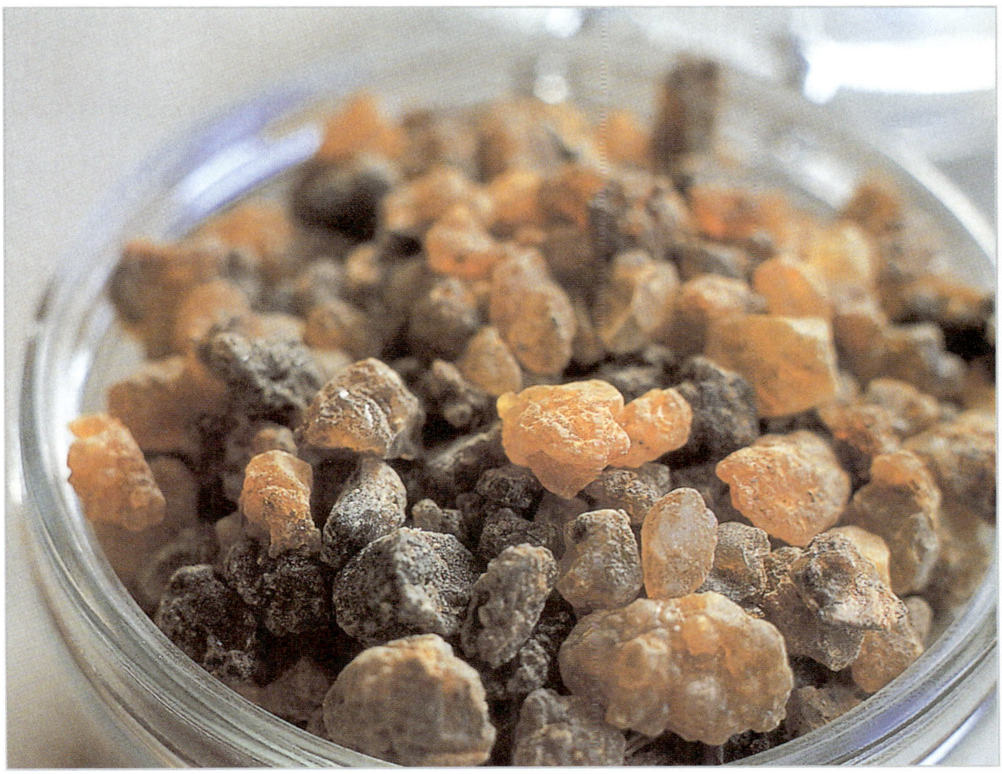

Neroli / 네롤리(Citrus aurantium)

원산지	인도네시아, 오렌지는 중국에서 유래
추출부위	꽃봉오리
휘발성	상향
향 기	달콤하고 톡 쏘는 향
성 분	Phenylacetic (Acid), Nerol, Greraniol, Linalool, Nerolidol, Terpineol (Alcohols), Linalyl acetate, Methyl anthranlate, Neryl acetate (Esters), Jasmone (Ketone), Indolec (Nitrogen), Camphene, Limonene (Terpenes)
특 성	설사, 치질, 소화, 고혈압, 가슴두근거림, 살균, 진경
적용증	▸ 피부 : 세포재생, 노화피부, 귤껍질 같은 피부, 피부 신축성 증가, 건성피부 * 오렌지 플라워워터와 같은 화장수로 더 많이 사용됨. ▸ 정신 : 우울증, 쇼크, 정신적 혼란, 약간 기분이 상승됨, 신경성 통증, 불안, 공포, 자신감 결여, 히스테리, 불면증 해소, 두통, 현기증, 최음제, 자주 흥분하는 사람에게 사용
주의점	긴장을 완화시키는 힘이 강하여 그 자체로는 좋지만 정신집중을 요할 때에는 사용을 금한다.

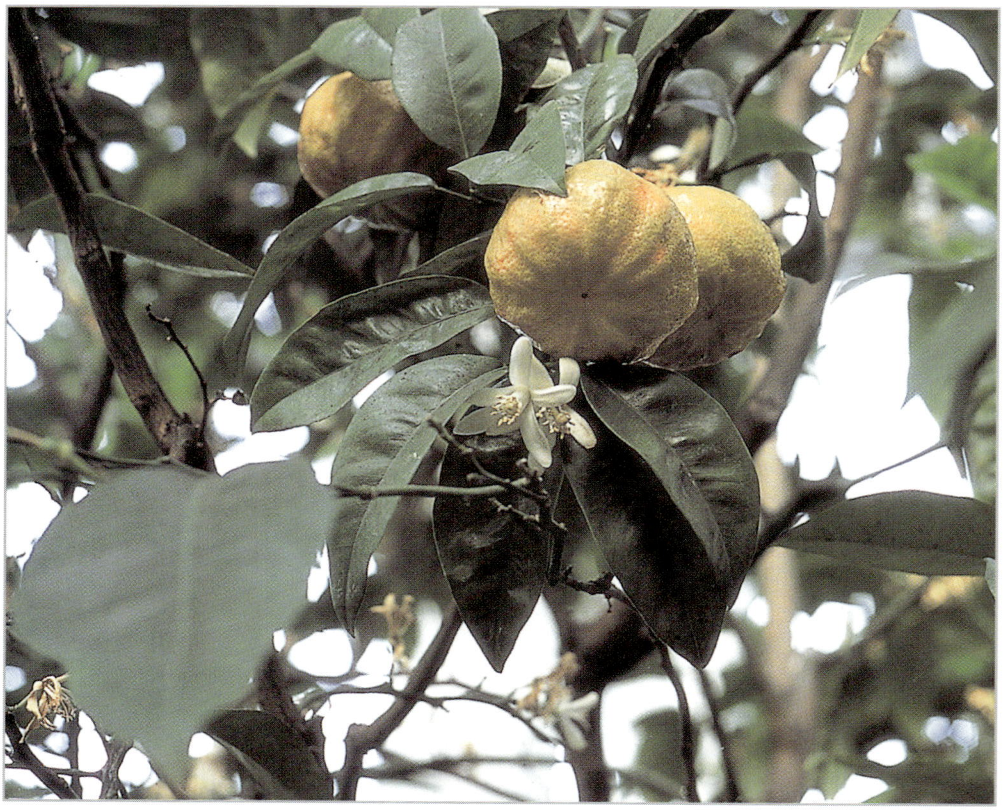

Nutmeg / 너트머그(Myristic fragrans)

원산지	인도 서부, 인도네시아, 자바
추출부위	열매
휘발성	상향
향 기	맵고 후추 냄새
성 분	실르네올, 게라니올, 리나롤, 테피네올(알코올), 오이게놀, 이리스티신, 사라롤(코올), 칸펜, 지펜텐, 펜(테르펜)
특 성	강장효과, 자극제(신경, 순환계) 완화, 강심, 강장, 구충, 건위, 최음, 자격, 치통완화, 소독, 제토, 경련진정, 진통, 통경, 분만촉진
적용증	소화촉진, 장내 정화, 진정, 진통, 최음, 마음을 원기왕성하고 활발하게, 소화기계의 운동을 돕고 지방과 전분 식품을 소화시켜줌, 장내의 가스 배출, 구토를 멈추게 함, 만성적인 구토의 완화, 구취 해소, 설사를 멈춤, 생리 정상화, 생리통 완화, 생식기계의 강장제 역할, 성적 장애에 도움, 분만촉진, 류머티스에 진통제 역할, 모발용 양모제
주의점	고용량으로 독성작용(섬망, 환청), 신경불안 초래, 임신 중 사용금지

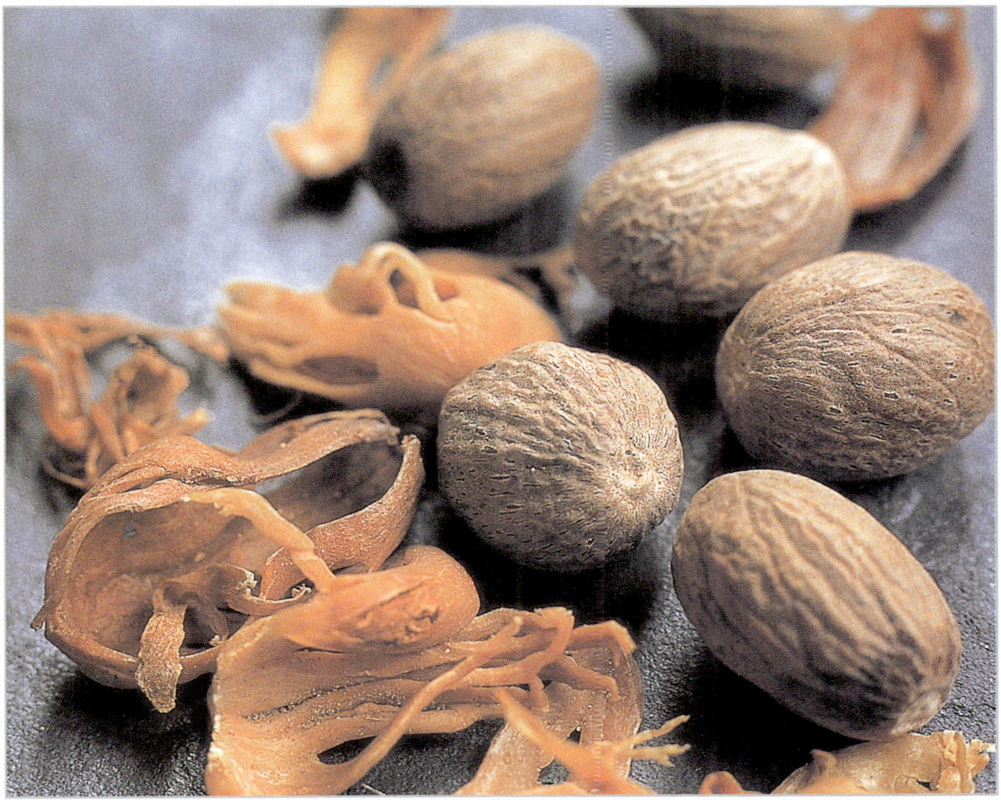

Oregano / 오레가노(Origanum valgare)

원산지	스페인, 북아프리카, 그리스
추출부위	잎과 꽃이 핀 맨 앞 부분
휘발성	중향
향 기	타는 냄새, 맵고 강한 향기
성 분	카바크롤, 티몰, 라나롤
특 성	살균, 독성제거, 항바이러스
적용증	항경련, 진정, 거담, 소양증 감소
주의점	고용량으로 독성작용(섬망, 환청), 신경불안 초래, 임신 중 사용금지

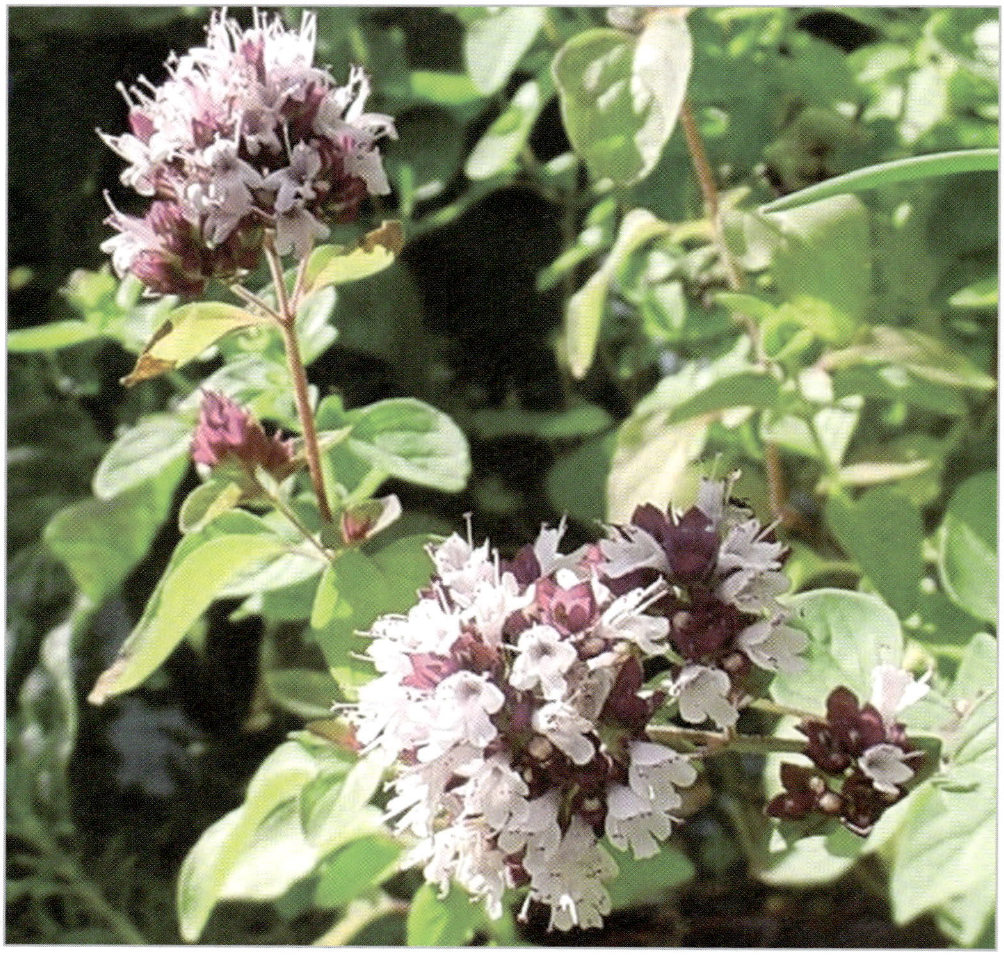

Orange sweet / 스위트 오렌지(Citrus sinensis)

원산지	시실리, 이스라엘, 스페인, 미국
추출부위	껍질
휘발성	상향
향 기	달콤하고 따뜻한 향
성 분	90% 이상이 모노테르펜, 리모넨
특 성	피부 재생효과가 있어 피부 관리에 필수적임
적용증	식욕증진, 장기능 강화, 기미완화, 우울증, 히스테리, 신경긴장
주의점	감광성

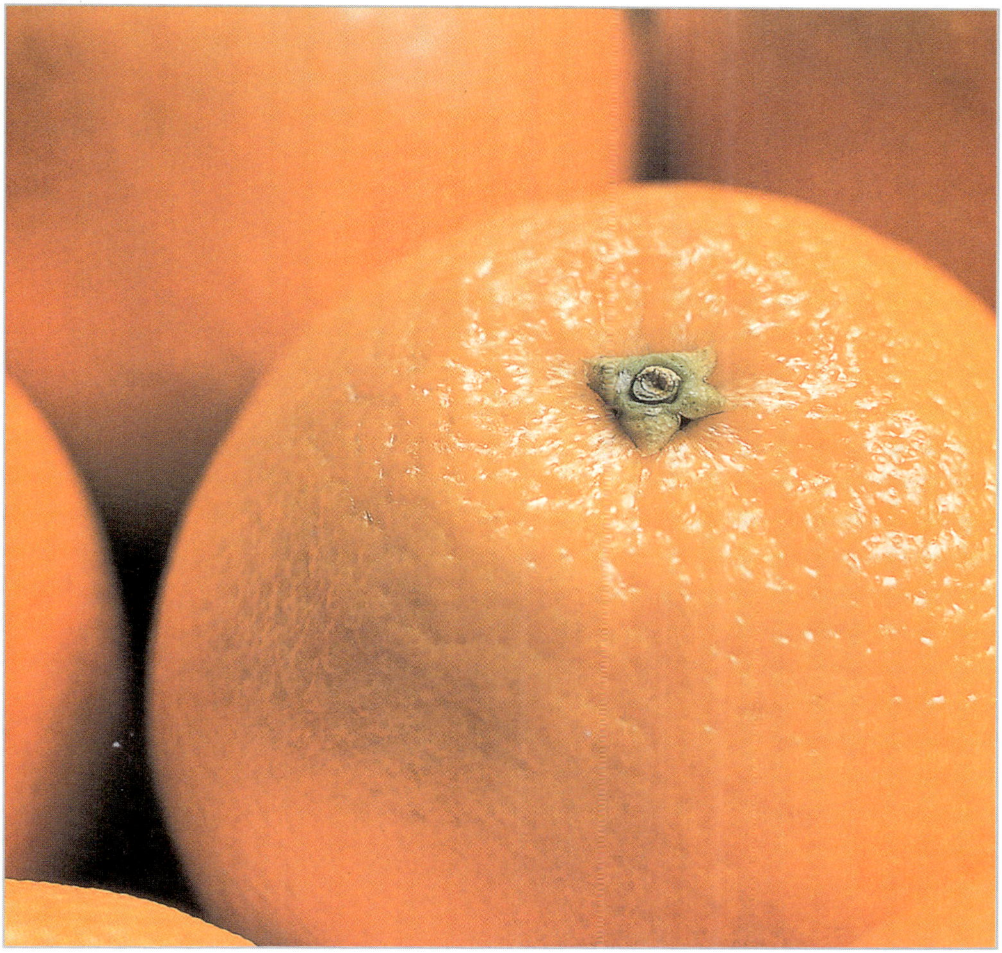

Palmarosa / 팔마로사(Cymbopogon martini)

원산지	인도, 고모로제도, 마다가스카르
추출부위	잎
휘발성	상향
향 기	달콤하며 장미향이 가미된 다소 무미건조한 꽃향
성 분	게라니올, 시트로네롤, 펠네논, 시트로네랄, 초산 게라닐
특 성	방부, 세포자극, 보습, 해열, 소화촉진, 살균, 세포성장 촉진, 소독, 항바이러스, 해열
적용증	▸ 피부 : 주름살 여드름 등(피부의 생리적 기능의 균형유지, 즉각적인 진정, refresh 효과), 소화기능, 무력증 ▸ 체온감소, 항균, 소화기 계통에 대한 강장제로서 장내 세균 중의 유해균에 대해 유효하게 작용하여 적리의 경우에 도움, 위의 근육을 강화, 식욕 자극, 수분 밸런스 회복, 건성 피부에 효과, 피부 재성장을 촉진, 주름살 제거
주의점	자궁수축작용이 있어 임신 중에는 주의해야 한다.

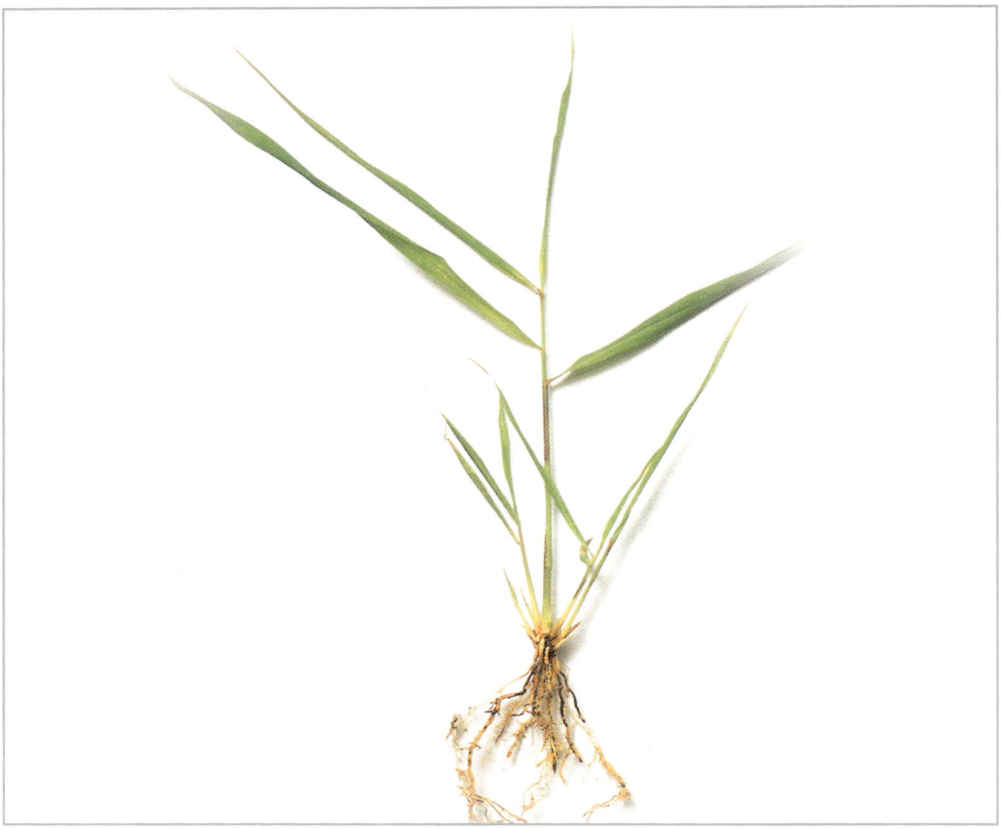

Patchouli / 파출리(Pogostemon cablin)

원산지	인도, 말레이시아, 미얀마 , 파라과이
추출부위	잎
휘발성	하향
향 기	달콤하고 지속적인 향, 무겁고 흙, 나무냄새, 바닐라 향과 흡사
성 분	Pathcuoulol (Alcohol), Benzoic, Cinnamic (aldelyde)
특 성	▸ 피부질환 치료제, 노화방지 등 피부 관리와 향수제저로 쓰임, 충혈완화 항염증 작용, 푸르스름한 갈색 ▸ 식욕 감퇴시킴, 부종해결, 탈진, 염증, 비만 ▸ 불안정, 우울, 불면, 최음 ▸ 세포재생, 여드름, 습진, 갈라진 피부, 비듬, 무좀 – 피부과
적용증	▸ 감정 : 적은 함량은 신경자극제, 많은 함량은 진정제 ⇒ 흡입, 램프확산, 목욕, 도포 ▸ 호흡기 : 거담작용 : 흡입, 램프확산, 목욕으로 사용 ▸ 피부 : 조직재생, 항염증, 여드름, 습진, 피부염, 농가진, 튼살, 주름 예방과 치료, 해충과 뱀에 물렸을 때 해독제 : 마사지, 습포, 도포 목욕으로 사용 – 피부재생, 소독, 수렴효과, 여드름, 습진, 지루성 피부염, 담마진, 갈라진 노화 피부, 주름살, 헤르페스, 비듬, 향균, 무좀, 박테리아, 곰팡이 ▸ 의학 :식욕억제 작용(비만치료), 수분정체, 이뇨작용, 피로, 염증, 해충박멸
주의점	항염, 충혈완화 효과가 있어, 많은 양을 사용할 경우 정신이 멍해짐.

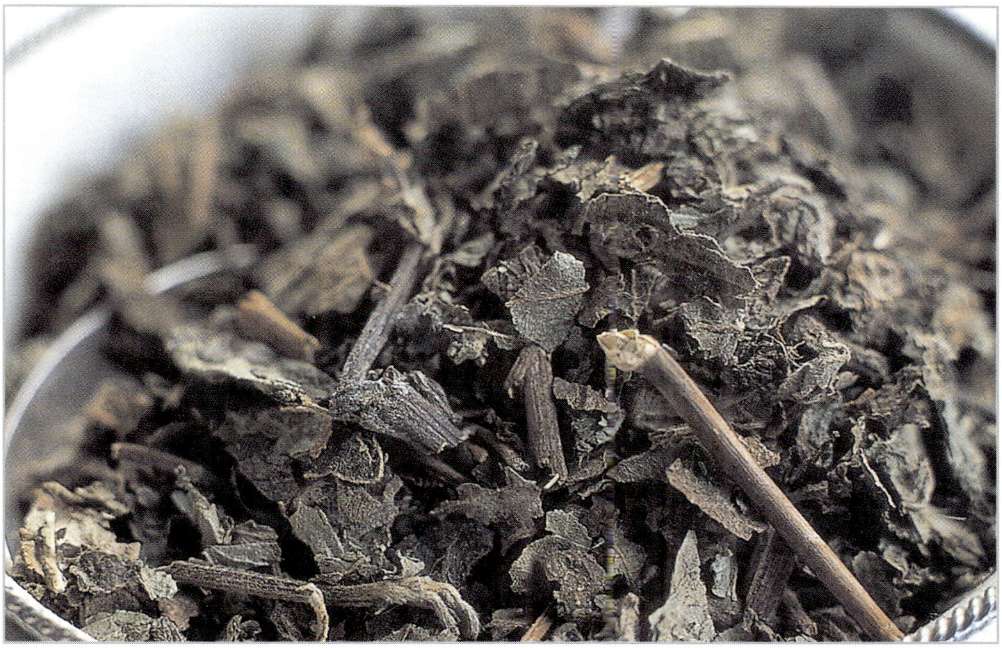

Peppermint / 페퍼민트(Mentha piperita)

원산지	북미, 유럽, 호주, 프랑스 남부가 질적으로 우수
추출부위	▶ 잎 ▶ 증기 : 증류
휘발성	중향
향 기	가볍고 깨끗하고 신선한 향
성 분	Menthol, limonene, menthone
특 성	▶ 심신에 활력을 주고 소화기관을 강화. 방충제로도 사용 ▶ 몸, 마음 전체를 건강하게 증진. 일차적 작용은 소화기관에 있음. ▶ 가볍고 깨끗하고 신선하고 좋은 방충제임
적용증	▶ 감정 : 자극, 강화 효과.기분을 상승시키고 특히 쇼크치료에 효과 – 신경통, 신경쇠약, 두통, 편두통해소, 불면 : 흡입, 목욕, 도포로 사용 ▶ 호흡기 : 방부, 진경 작용, 객담과 기침 해소 – 부비강염, 인후염, 천식, 기관지염 치료 : 흡입, 목욕, 도포로 사용 ▶ 피부 : 시원한 느낌을 주며 세정 작용을 함 – 가려움, 염증, 출혈진정 효과, 피부 지성조절 : 목욕, 도포로 사용 ▶ 순환기 : 정맥류, 치질 치료 : 습포, 도포로 사용 ▶ 부인병 : 충혈 완화 작용, 생리조절, 얼굴홍조 해소 : 목욕, 도포, 마사지로 사용 ▶ 소화기 : 진경, 진정작용, 위산과다, 속쓰림, 설사, 소화불량, 가스해소, 멀미와 오심 완화 ▶ 구취제거 : 가글링, 도포로 사용
주의점	▶ 지나치게 농축해서 사용하면 가려움을 유발할 수 있다. ▶ 반드시 희석하며 흡입 시에는 눈을 가린다. ▶ 간질환자나 신경질환자는 사용을 금한다.

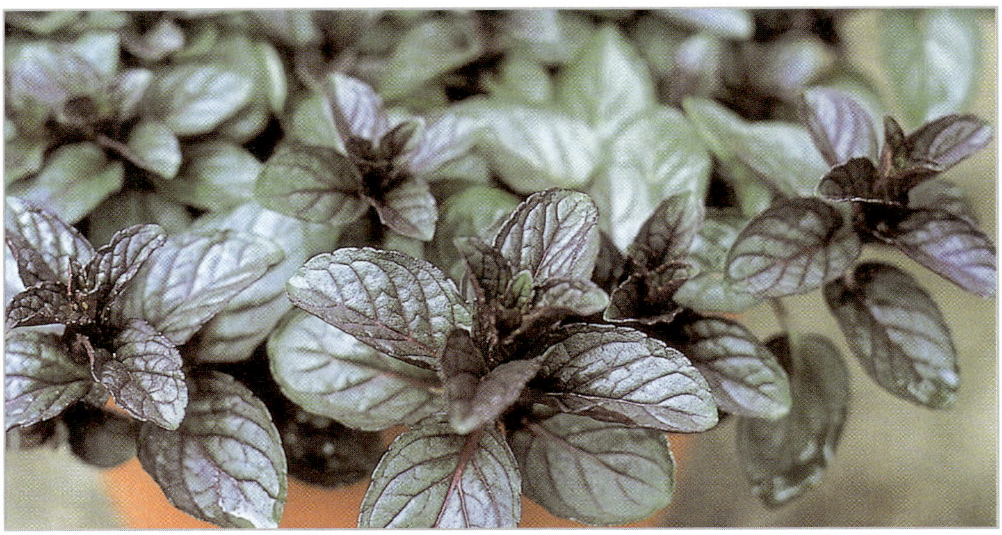

Pine / 파인(Pinus sylvestris)

원산지	러시아, 독일, 프랑스
추출부위	작은 가지
휘발성	상향
향 기	날카롭고 상큼한 향
성 분	Borneol (Alcohol), Bornyl acetate, Terpinyl acetate (Esters), Camphene, Cadinene (sesquiterpene), Dipentene phellandrene, sylvestrene (Terpenes), pinene
특 성	방부효과, 자극성
적용증	▸ 의용 : 항균작용, 땀나게 함, 항충혈 작용, 탈취, 이뇨, 살충, 거담, 자극제, 강장, 소염진통, 피순환 촉진, 면역개선, 잇몸질환, 칸디다병, 갑상선비대증, 부신피질, 간기능 강화 ▸ 호흡기 : 방부, 거담효과 – 폐와 기관지 질환 치료, 구충제 : 흡입, 램프확산, 목욕, 도포로 사용 ▸ 장기 : 부신피질 자극, 비뇨기계 감염치료, 방광염, 전립선 비대증 : 목욕, 마사지로 사용 ▸ 정서 : 허약함, 정신적 피로에 효과, 피곤한 마음을 신선하게 해줌. ▸ 신체 : 강력한 살균효과–기관지염, 후두염, 인플루엔자, 신체에 따라 따뜻하게 하거나 차게함. 전반적으로 호흡기 문제해결(부비강 정화, 호흡원활) – 신장정화 : 방광염 효과, 간염, 전립선 문제, 담낭염 제거, 담석 제거 – 부신자극 : 면역 활성화, 혈액순환 촉진, 류마티스, 통증, 좌골 신경통, 관절염에 습포 이용 – 소화장애 : 특이 장기능 개선, 설사 – 냉증 : 자궁염증, 생리장애, 임신 출산에 유향 같이 사용, 남성 성기능 저하증, 해충박멸 ▸ 피부 : 습진, 건선, 트거나 갈라진 노화피부, 정맥류 ▸ 기타 : 류머티스, 장기생충, 사마귀
주의점	▸ Dwarf pine (pinus pumilio)는 독성이 많아 피해야 함. ▸ 소량으로 효과는 좋지만 민감한 피부를 자극하는 경우가 있다.

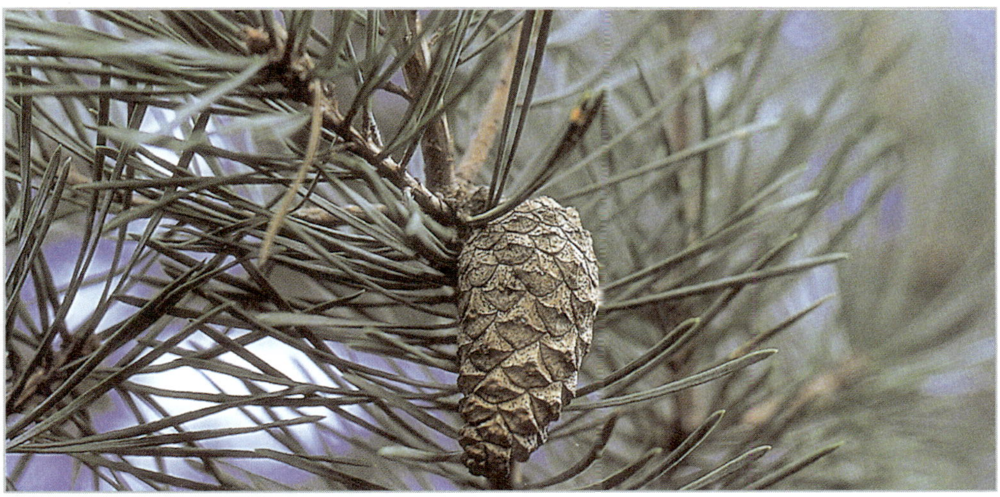

Rose / 로즈(Rosa damascena)

원산지	소아시아, 불가리아, 모로코, 터키, 프랑스
추출부위	꽃
휘발성	하향
향 기	우아한 향
성 분	Greanic (Acid), Citronnellol, Geraniol, Farnesol, Nerol (Alcohols), Eugenol (phenol), Myrcene (Terpene)
특 성	고급향수 제재, 우아한 향
적용증	▶ 의용 : 항우울, 방부, 진경, 최음, 박테리아 살균작용, 담즙분비, 이뇨, 염증, 정화, 청결효과, 생리조절, 출혈방지, 간기능 강화, 완화제, 진정제, 위통 제거, 강장, 비장 강화, 천식, 꽃가루 알레르기, 입과 인후 통증 치료 ▶ 피부 : 모든 피부에 좋음, 염증, 실핏줄 수축 상태 치료, 모세혈관 확장 치료, 세포 활력제(화상, 복합 피부 진정) ▶ 정서 : 감정조절, 우울증 치료, 질투 조절, 스트레스 제거, 긍정적 자아기능 조장, 수면 장애 ▶ 신체 : 자궁 강화, 폐경기 장애 조절, 질분비 촉진, 생리주기 조절, 남성 정자 증가, 성기능 촉진, 도파민 분비 – 심장기능 강화 – 심장울혈 방지, 실핏줄 강화, 순환촉진 – 위장강화 – 오심, 구토, 변비 제거 – 숙취제거 – 간충혈 제거, 황달, 독소제거, 목, 기침, 진정 ▶ 긴장, 스트레스 해소, 감정완화
주의점	임신 중에 사용금지(생리조절 기능 때문에), 강한 용액은 얼굴 자극

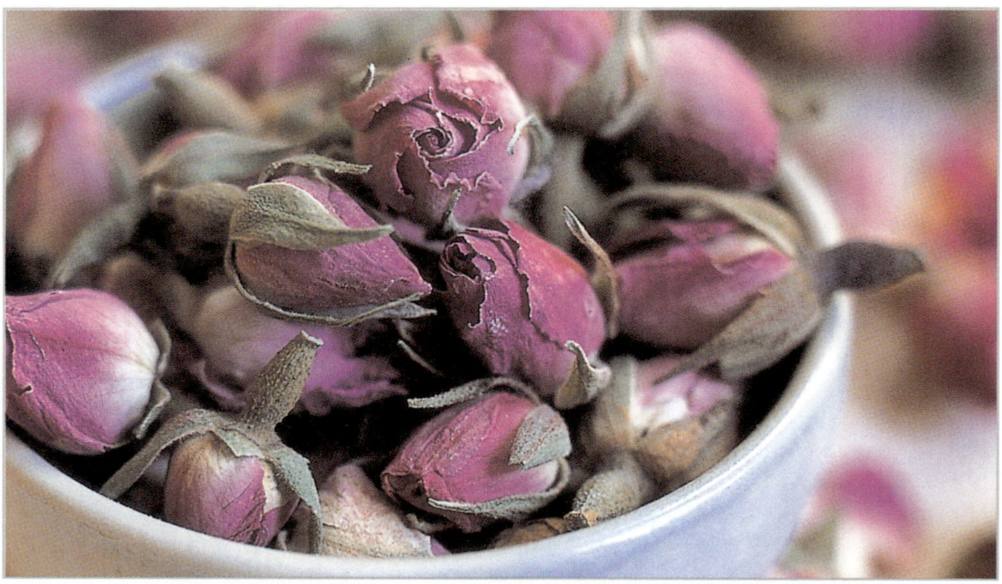

Rosemary / 로즈마리(Rosmarinus officinalis)

원산지	지중해 연안, 이탈리아
추출부위	꽃 윗부분, 증기증류
휘발성	중향
향 기	캄퍼와 유사하며 톡쏘는 향
성 분	cineol, borneol, pinene
특 성	강력한 방부작용과 자극 효과 , 심신의 균형을 잡아주고 진통을 부드럽게 해소함
적용증	▶ 감정 : 자극, 수렴효과, 기억력자극, 청결감 – 두통, 편두통, 피로해소 : 흡입, 램프확산, 목욕, 마사지, 도포로 사용 ▶ 호흡기 : 방부, 진경(통증완화)작용 – 기침, 감기치료 : 습포, 마사지로 사용 ▶ 피부 : 청결, 자극 – 비듬과 탈모 방지 : 린스, 도포, 마사지로 사용 강력한 수렴제 – 충혈해소, 부은 것 가라앉힘. ▶ 소화기 : 방부효과, 가스제거 – 소화불량, 가스참, 변비, 장염, 위장염, 위통해소 : 습포, 도포, 마사지로 사용 ▶ 순환기 : 토닉, 수렴작용, 혈압올림, 순환촉진, 림프충혈 완화, 체액정체 해소 – 비만, 정맥류 치료 : 습포, 도포, 마사지로 사용 ▶ 부인병 : 생리주기 조절, 통증, Scanty period : 목욕, 도포, 마사지로 사용 ▶ 신체 : 현기증에 효과, 신경자극 – 마비된 사지에 일시적 강도 자극 가능, 뇌에너지, 활동력 강화, 중추신경계 활성화, 언어, 청취, 시력회복, 진정작용이 많지 않으면서 통증관리 가능 – 통풍, 류마티스, 피곤한 근육, 심장강화, 저혈압 치료, 빈혈에 효과, 폐기능 강화 – 감기, 천식, 만성기관지염, 인플루엔자, 간충혈해소 – 간염, 간경화증, 담석증, 황달, 이뇨 – 체액 정체(생리중), 비만과 셀룰라이트에 효과
주의점	임신 후 5개월간 또는 혈압이 높은 경우 피한다. 간질게 사용금지

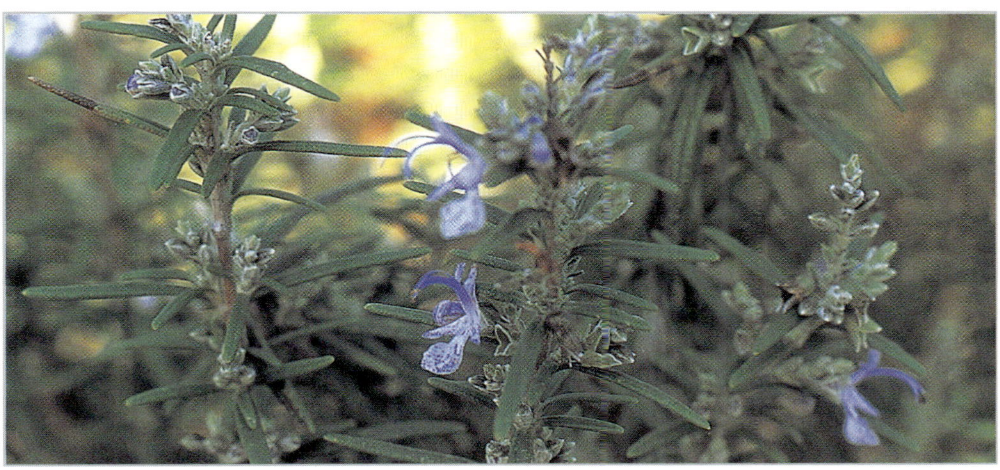

Rosewood / 로즈우드(Aniba rosaeodorata)

원산지	브라질
추출부위	나무토막
휘발성	중향
향 기	달콤한 향, 나무냄새와 장미향
성 분	Geranipl, Linalool, Nerol, Terpineol (Alcohol), Cineole (ketone), Dipentene (Terpene)
특 성	두통, 감기, 열, 감염증, 질염, 구토제거, 피부 미용(세포 재생), 리프팅토닉 효과
적용증	▸ 의용 : 진통, 항우울, 방부, 최음, 살균, 탈취, 해충, 강장, 두통, 질염, 열, 구토 제거 ▸ 정서 : 중추신경 진정 작용, 기분을 상승시켜줌. ▸ 신체 : 면역기능 항진 – 만성적으로 호소하는 환자에게 좋음. 목감염증 – 기침, 최음, 성적중독증에 도움. 두통 – 오심, 구토증이 동반되어 있을 때, 해충 ▸ 피부 : 세포자극 – 조직재생 효과가 있어 상처 치료에 좋음, 건성 피부, 예민하거나 염증성 피부에 좋음. ▸ 항우울제도 진정작용, 평온과 건설적인 감정 작용 촉진
주의점	임신 후 5개월간 또는 혈압이 높은 경우 피한다. 간질에 사용금지

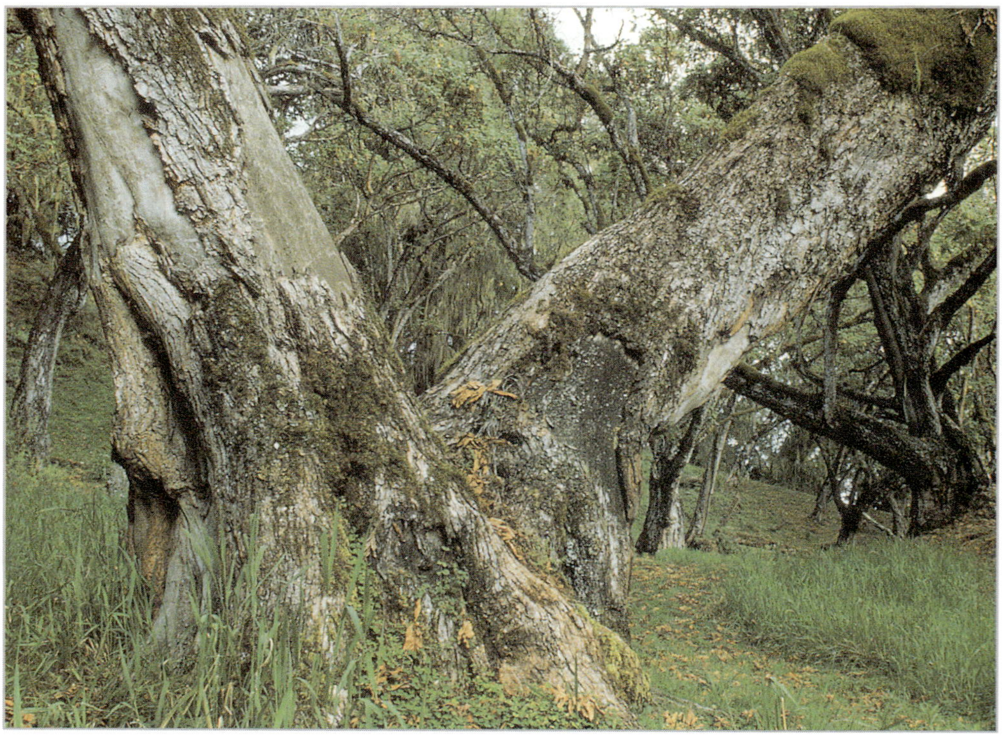

Sandalwood / 샌달우드(Santalum album)

원산지	인도, 인도네시아, 중국
추출부위	▶ 나무 ▶ 추출(증기)
휘발성	하향
향 기	기분을 상쾌하게 만드는 향
성 분	Santalol (90% 이상)
특 성	깊은 이완감, 안정작용, 폐와 비뇨기관에 방부효과, 풍부한 나무 냄새이며, 기분을 상쾌하게 만드는 향
적용증	▶ 감정 : 진정, 이완작용, 불안, 긴장 해소 – 우울증 치료 기분상승 – 과거로부터 마음을 자유롭게 함 : 흡입, 램프확산, 목욕, 마사지, 도포로 사용 ▶ 호흡기 : 진정, 방부효과, 가슴 기침으로 인한 통증 해소 – 목감기, 인후염, 기관지염, 천식진정 효과 : 흡입, 램프확산, 목욕, 마사지, 도포로 사용 ▶ 피부 : 균형을 유지하고 항염증 작용, 건성피부에 좋고, 노화방지 및 주름살을 부드럽게 펴주는 효과 – 마른비듬, 습진, 햇빛에 탄 곳, 두드러기, 발진, 기저귀 습진, 알레르기성 염증 치료 : 습포, 도포, 마사지로 사용 ▶ 순환기 : 진정작용, 치질과 정맥류의 가려움증 치료 : 습포, 도포로 사용 ▶ 부인병 : 호르몬 조절과 균형, 폐경기 증후군완화 목욕, 도포로 사용 ▶ 소화기 : 진정, 진경작용 – 구토, 복통, 딸꾹질 해소, 설사, 속쓰림, 오심, 아침멀미 진정효과 : 습포, 도포, 마사지로 사용 ▶ 장기 : 방광염 진정효과 : 목욕, 도포로 사용 ▶ 의용 : 해열, 소염, 방부, 진경, 최음, 수렴, 가스, 이뇨, 부드럽게 하는 견화제, 거담, 진정, 강장제 ▶ 신체 : 비뇨생식기관 – 방광염(신장 부위 마사지), 최음–불감증, 성기능장애 치료 (기저의 불안을 제거해서), 진경 – 이완 효과, 성병–생식기 청결 효과 질세척 효과 ▶ 호흡기 : 목감기, 마른 기침, 기관지염, 폐염증, 수면유도, 면역기능 항진, 설사 (수렴효과 때문에)
주의점	▶ 세탁 후까지 옷에 남아 있으므로 냄새에 주의 ▶ 최음효과가 강해 과다 사용에 주의 ▶ 우울증에는 삼갈 것

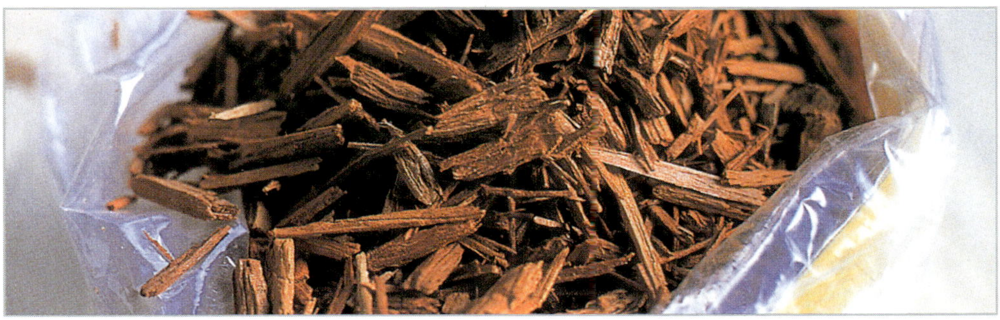

Tea tree / 티트리(Melaleuca alternifolia)

원산지	오스트레일리아
추출부위	▶ 잎 ▶ 추출(증기)
휘발성	상향
향 기	유칼립투스와 유사하지만 더 부드러운 향
성 분	Terpenenes, terpinolene, terpinen-4-ol, terpineol
특 성	▶ 예외적으로 강력한 방부효과 ▶ 카보릭 엑시드나 페놀과 같은 화학성 소독제보다 무려 12배나 강력함. 그러나 독성이 없고 알레르기 등 부작용을 일으키지 않는다. ▶ 박테리아, 바이러스, 곰팡이 박멸에 효과적이다. ▶ 방충제 역할 ▶ 옅은 초록빛 ▶ 면역항진, 폐렴, 생식기 감염, 비뇨기염증, 질염, 축농증, 헤르페스, 감기 ▶ 수술 전후 회복속도 증가 ▶ 습진, 여드름, 방사선 치료로 인한 피부 화상방지
적용증	▶ 호흡기 : 항박테리아, 항바이러스 – 감기, 목감기, 편도선염, 피부질환에 좋다. – 기관지염, 가슴기침, 충혈 해소 : 가글링, 습포, 흡입, 램프확산, 도포로 사용 ▶ 피부 : 정화, 시원한 느낌, 청결작용, 항곰팡이 – 종기, 발진 해소, 화농성 제거, 여드름 – 햇빛에 그을린 피부를 진정시킴, 발톱염증, 무좀 치료 – 화상, 탄 곳, 사마귀, 헤르페스, 비듬, 기저귀 발진 : 마스크, 습포, 손발목욕, 도포로 사용 ▶ 부인병 : 항곰팡이 , 질염제거 : 좌욕, 도포, 목욕으로 사용 ▶ 소화기 : 박테리아, 바이러스, 곰팡이 퇴치 – 입안 궤양, 설사, 위염치료 : 가글링, 습포, 도포, 마사지로 사용 ▶ 의용 : 항생, 가려움 제거, 방부, 항바이러스, 박테리아, 곰팡이, 독감, 해충, 거담, 강심제, 상처 반흔 제거제, 각성제, 땀나게 함. ▶ 정서 : 리후레쉬, 쇼크 후의 활력촉진 ▶ 신체 : 감염증에 면역기능 강화, 백혈구 활동 증가, 독소를 몸 밖으로 배출, 독감, 열, 치주염 제거, 에이즈의 면역기능 강화에 도움, 수술 전 티트리로 마사지하면 면역기능 강화되어 수술 후 쇼크방비 및 회복 속도를 빠르게 해줌, 재발되는 바이러스, 곰팡이균 제거, 질염, 뇨도관 염증, 방광염, 칸디다, 트리코모나스, 항문 소양증, 유방암 방사선 치료 때 합병증 방지 – 치료 전에 마사지하면 상흔 남지 않음(화상 방지), 중이염, 편도염, 장염
주의점	피부에 자극, 민감해질 수 있다.

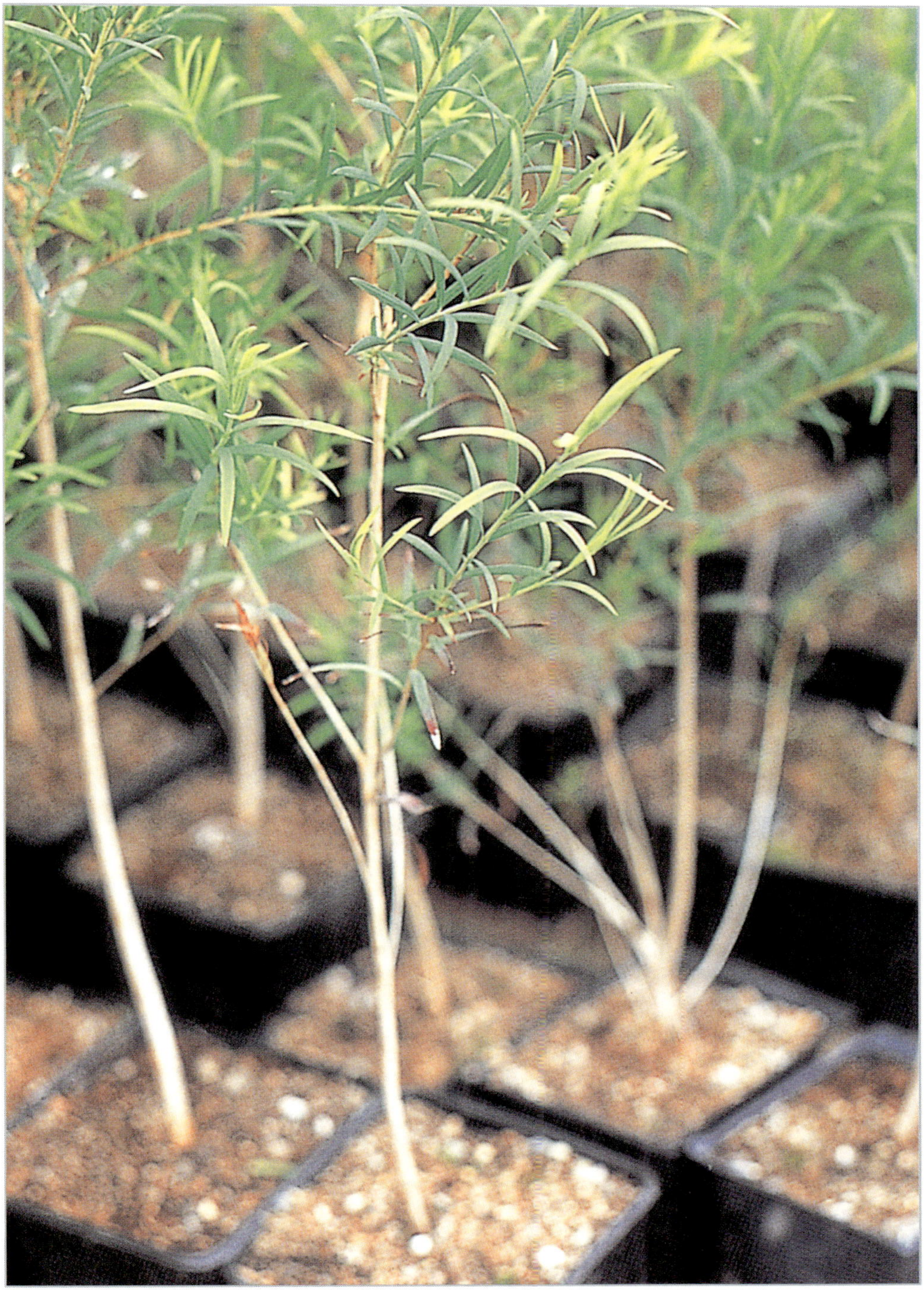

Vetiver / 베티버(Vetiveria zizanoides)

원산지	지중해 연안 국가
추출부위	뿌리에서 추출
휘발성	하향
향 기	깊은 냄새, 담배 나무냄새, 샌달우드 냄새와 비슷
성 분	Benzoin (acid), vetiverol CA (cohol), furfurol (Aldehyde), vetivone (ketone), vetivene (Sesquiterpene)
특 성	▸ 근육통, 삔 곳, 폐충혈 완화, 혈액순환촉진, 방부, 최음, 신경안정, 진정, tonic ▸ 향수, 화장품원료, 좋은 고착제
적용증	▸ 정서 : 상승작용, 진정작용, 공포와 긴장 완화, 과도한 열이 날 때 심신을 식혀줌, 여드름, 건성피부 및 상처에 사용, 스트레스, 긴장에 효과, 치과 치료전, 강의 전 긴장 해소, 깊은 심리적 문제가 있을 때 ▸ 신체 : 중추신경의 정서에 주로 반응 – 신경안정제 끊는 데 이용, 진정효과 – 탈진상태에 도움, 적혈구 증가 – 산소 공급을 도움, 류머티스 관절염–통증제거(혈액순환 촉진시켜), 생식기관 강화 – 성 문제 긴장 완화시킴, 불면증 해소 ▸ 피부 : 여드름 치료에 효과적
주의점	피부 쪽으로 많이 사용하지 말 것

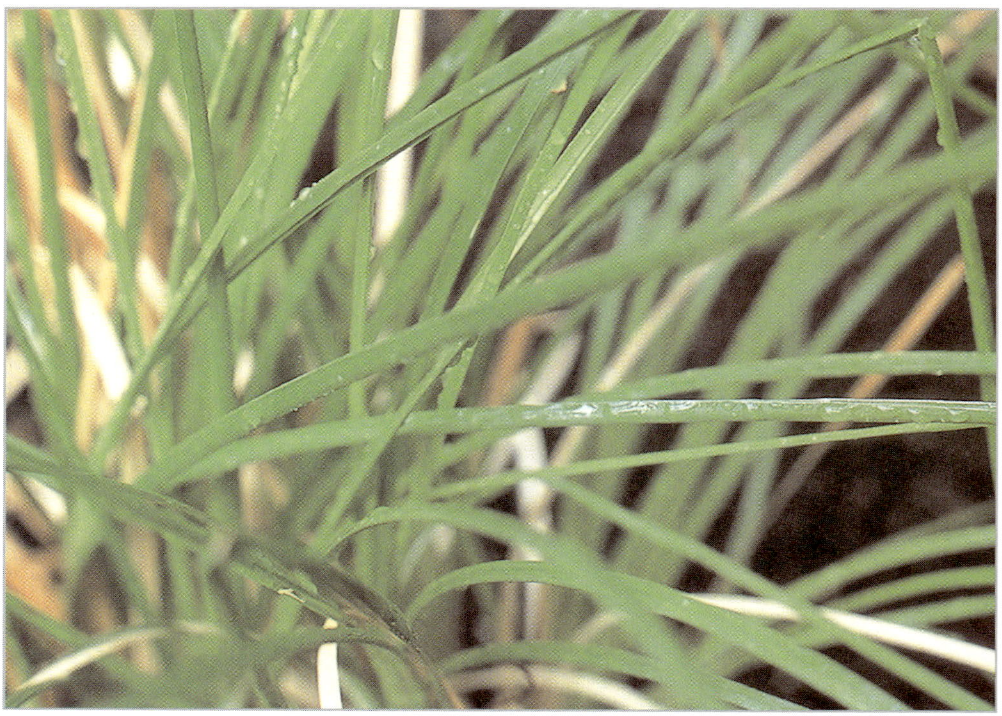

Ylang Ylang / 일랑일랑(Cananga odorata)

원산지	자바, 수마트라, 필리핀
추출부위	꽃
휘발성	중, 하향
향 기	감각적인 느낌의 이국적 향, 달콤, 꽃향, 무거움, 다소 바나나향과 유사
성 분	Benzoin (acid) farnesol, Geranoil, Linalool (Alcohols), Benzyl acetate (Ester), Euqenol, safrole (phenols), ledinene (Sesquiterpeue), pinene (Terpene)
특 성	진정작용, 진경, 혈압하강, 신경안정효과, 분노조절, 불견증, 우울증완화, 낭부, 최음, 혈압강하제
적용증	▶ 우울증, 두려움, 질투, 좌절, 최음, 모발촉진, 건성피부 ▶ 정서 : 아드레날린 분비 조절, 이완 기능, 분노, 불단, 쇼크, 공포 제거 ▶ 신체 : 자궁 강장, 호르몬 조절, 유방탄력 유지, 항으울, 최음, 가쁜호흡, 가슴 두근거림에 효과, 고혈압 치료, 장염 치료 ▶ 피부 : 피지샘 조절-지성, 건성 피부 모두에 효과, 두피에 자극 – 모발 촉진
주의점	▶ 고농도 양은 두통이나 구토를 유발할 수도 있다. ▶ 피부 자극 초래(염증성 피부에 사용금지) ▶ 장기적 사용으로 신경기능 자극시켜 흥분 유발

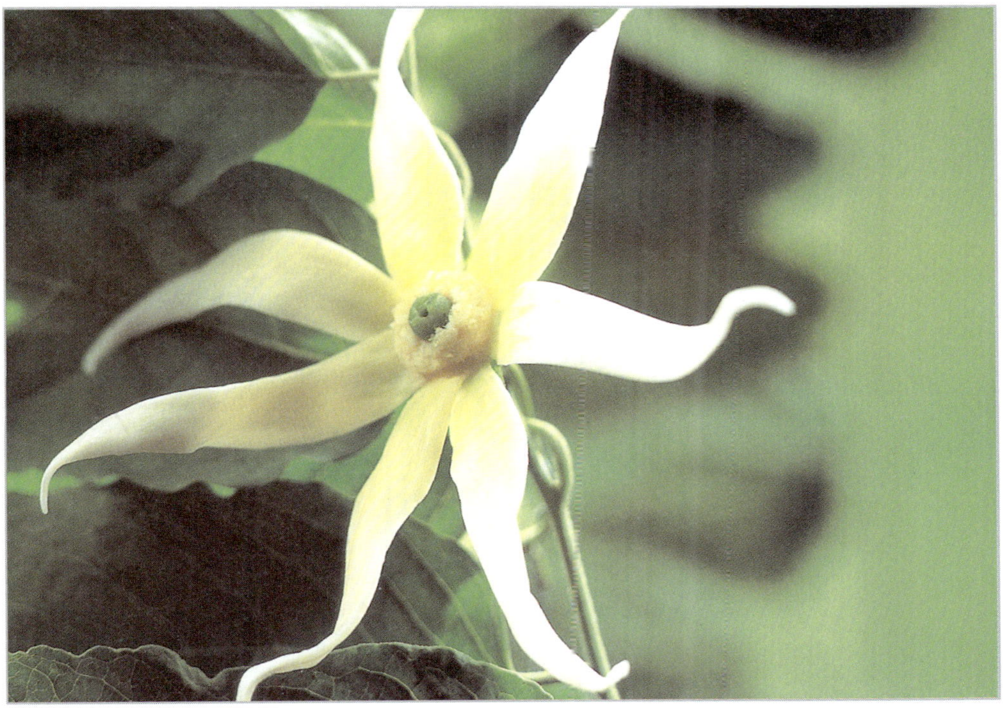

chapter 05

캐리어오일과 플로럴워터

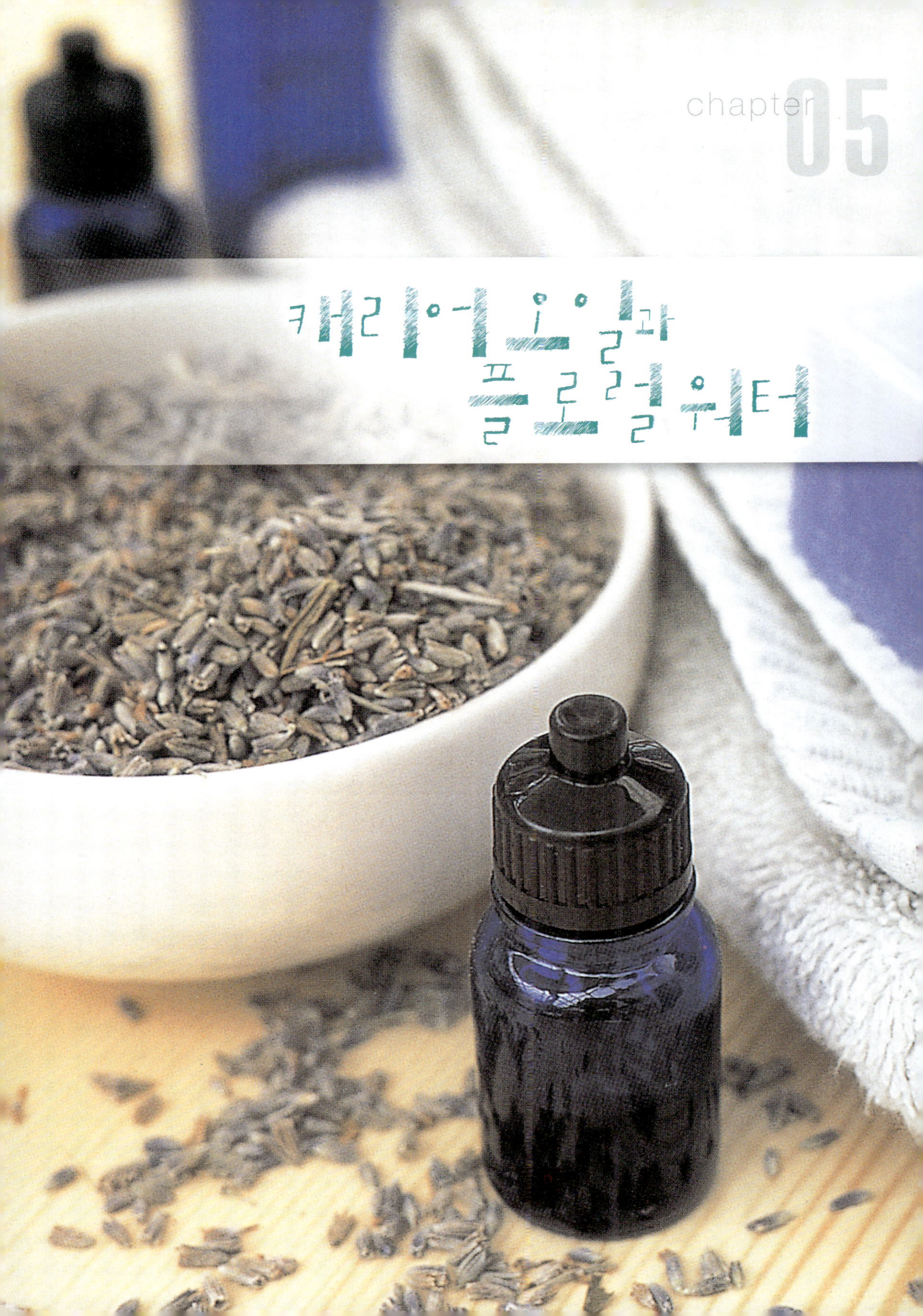

제5장

캐리어 오일과 플로럴 워터

캐리어 오일 Carrier oil 의 종류와 특성

식물성 오일인 캐리어 오일은 비타민 A, E, F가 풍부하여 진정효과, 피부 연화, 피부 영양공급 작용이 강하다. 캐리어 오일은 에센셜오일과는 달리 분자가 커서 쉽게 빠져나가지 않고 식물에 머물러 있다. 따라서 추출하기 위해 열을 가하거나 솔벤트를 이용하나, 올리브 오일은 예외여서 냉각압축법으로 추출한다. 가능하면 비싸더라도 열을 가하지 않은(110도 이상에 노출되지 않은 것) 방법으로 추출한 것을 사용하도록 권장한다. 캐리어 오일은 분자가 커서 피부에 쉽게 침투하지 않는다. 그래서 에센셜오일과 같은 피부 미용제품을 전달하는 매개체 역할을 한다. 캐리어 오일의 침투 비율은 얼마나 오일이 두터운가를 보는 것이며, 끈끈할수록 더 두터운데 두텁다는 것은 그만큼 피부에 오래 머무르고 보존기간이 길다는 것이다. 반대로 불포화 오일은 쉽게 피부에 흡수되는 것처럼 보이나 사실은 발산된다. 용도에 따라 캐리어 오일의 선택은 달라진다. 마사지에는 두터운 오일이 좋다. 다음으로 색깔과 냄새가 중요하다. 아몬드, 헤이즐넛, 포도씨 오일 등은 냄새가 약하고 색깔이 거의 없어서 많이 사용된다. 캐리어 오일은 흡입 시 이용되는 공기, 목욕 시 이용되는 물, 기타 피부에 바를때 사용되는 로션, 크림, 샴푸 등에 같이 사용한다. 캐리어 오일은 또한 식물성 오일 vegetable oil, 고착성 식물성 오일 fixed vegetable oil, 고착성 오일 fixed oil 이라고도 불리는데 이는 휘발되지 않고 피부에 남는다는 의미이다.

캐리어 오일의 기능은 첫째, 쉽고 효율적으로 에센셜오일이 피부를 통해 스며들고 흡수되도록 도와준다. 둘째, 시술자의 손이 고객의 피부에 부드럽게 움직일 수 있도록 윤활유 역할을 한다. 셋째, 그 자체가 치료적인 효능을 가지고 있는 것도 있다. 캐리어 오일은 화학적으로 지방산 fatty acid 과 글리세롤 glycerol 의 2개의 구성 물질로 연결되어 있다. 지방산은 음식에 있는 활성 물질로 세포구조나 호르몬, 에너지원을 만드는데 이용되며, 글리세롤은 알코올성의 모든 식물성 오일에 다 들어 있다. 결국, 결국 캐리어 오일은 지방산에 따라 달라진다.

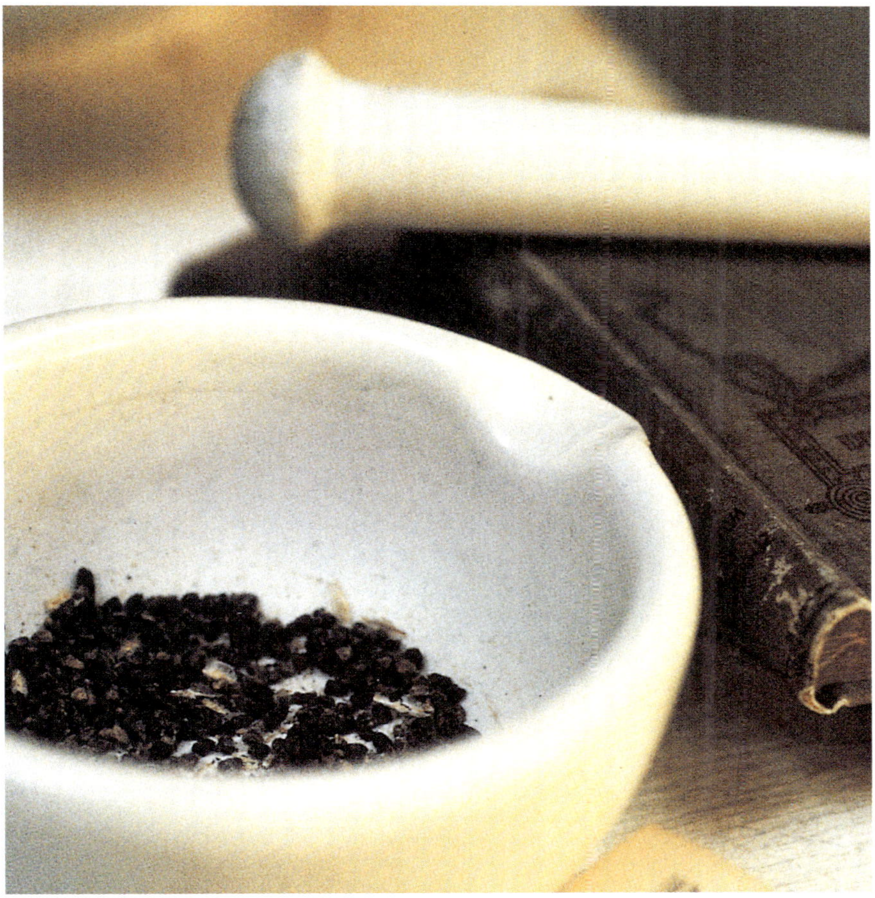

1. 지방산 Fatty acid

캐리어 오일에 있는 지방산은 종류에 따라 많은 히드로카본 고리 hydro carbon chain 로 구성되어 있고 이것은 불수용성 water insoluble, 불친수성 hydrophobic 의 성질을 가지고 있다. 이 끝에 붙어 있는 또 다른 구성분이 있는데 이것은 카르복실린산 carboxylic acid 로 수용성 water soluble 또는 친수성 hydrophilic 이다(-COOH).

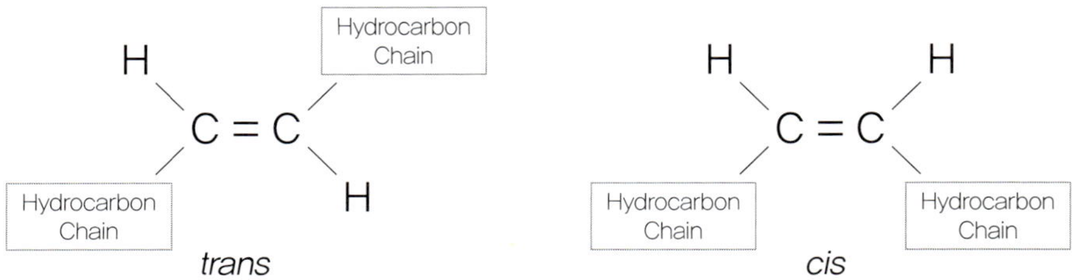

2. 캐리어 오일의 종류

스위트 아몬드 오일 Sweet almond oil (Prunus amygdalus var dulcis)

씨를 프로세싱하면 에센셜오일은 나오지 않고 고착성 CO만 추출된다. 비교적 비싸지 않고 습진에 사용하기 좋고 피부에 영양을 준다. 단수, 복수 불포화성 지방산인 올레인산(65%), 리노레인산(26%), 팔미토레인산(0.5%), 리노레인산(0.2%)을 함유하고 있고 포화지방산으로는 팔미틴산(6.5%), 스테아린산(1.3%)을 함유하고 있다. 비타민은 A1, B1, B2, B5, 비타민 E를 함유하고 있어서 항산화 효능을 보이며 비터 아몬드 오일(prunus amygdalus var amara)과는 다르다. pressed nut를 분쇄한 후 증기증류법으로 추출하면 에센셜오일이 나오는데 여기에는 벤잘데하이드 benzaldehyde (95%)가 들어 있어 중농도의 독성을 보인다. 히드로시아닌산 hydrocyanic acid 도 들어있는데 이것도 독성이 있어 아로마 요법에는 적합지 않으며 주로 식료 시장에서 사용한다.

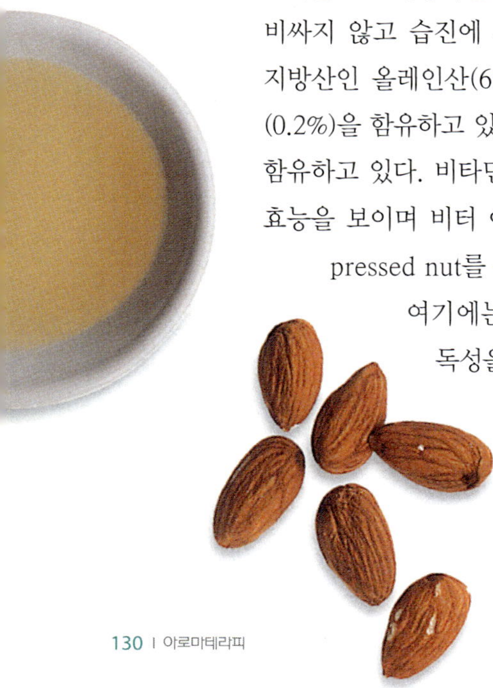

원산지 | 지중해 연안, 이란, 미국 캘리포니아

사용 부위 | 열매

추출 방법 | 냉 압착식 cold pressed

피부적용 | 대부분의 피부에 쉽게 흡수된다. 가려움증, 갈라지는 건성피부에 효과적이고 유연 작용이 좋아 각종 크림, 마사지 오일로 사용된다. 습진, 건선, 피부염, 관절염에 사용된다. 아몬드 오일에 로만 캐모마일, 샌달우드, 라벤더, 제라늄, 네롤리 등의 에센셜오일과 혼합하여 사용 시 아토피 피부질환과 건조한 피부의 보습 등에 도움이 된다. 임산부의 튼살을 예방하며 3개월 이상된 아기들에게도 사용이 가능하다.

주성분 |
- 단수, 복수 불포화성 지방산 : 올레인산(65%), 리놀레인산(26%), 팔미토레인산(0.5%), 리노레인산(0.2%)
- 포화지방산 : 팔미틴산(6.5%), 스테아린산(1.3%)
- 비타민 : A1, B1, B2, B5, 비타민 E를 함유하고 있어 항산화 효능이 있다.

호호바 오일 Jojoba oil (Simmondsia chinensis)

오일은 아니고 액상 왁스 liquid wax 이다. 보습 효능 때문에 미용에 좋고 건성피부와 습진, 건선에 좋다. 피지와 화학적으로 비슷해서 피지를 녹일 수 있다. 안정된 분자구조 때문에 오래 보존, 유지된다. 포화, 불포화 지방산으로 이루어져 있다.

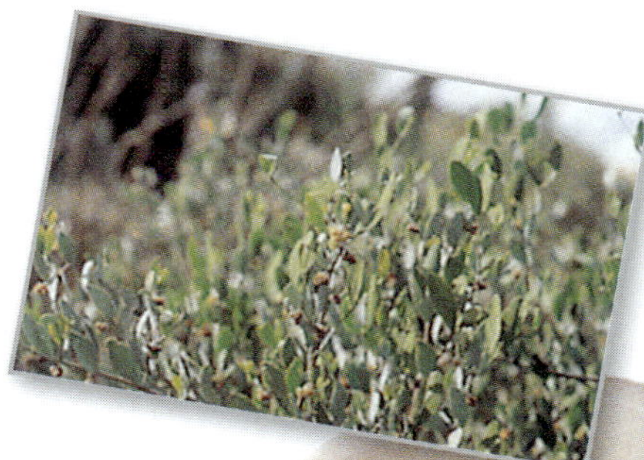

원산지 | 남부 캘리포니아, 애리조나, 북서 멕시코 등

사용부위 | 씨(커피 콩과 비슷하게 생겼고 여름철에 얻어진다.)

추출방법 | 냉 압착식 cold pressed

피부적용 | 모든 피부 타입에 유효하다. 호호바 오일은 비타민 E를 풍부하게 가지고 있다. 항박테리아 작용이 있어 여드름 피부에서 사용한다. 항염증제인 미리스틱 산이 들어있어 관절염이나 류머티즘에 좋다. 건조한 두피, 건선, 습진, 일광 화상, 튼 피부와 기저귀로 인한 발진, 과도한 피지 축적을 조절하고 생성을 억제한다.

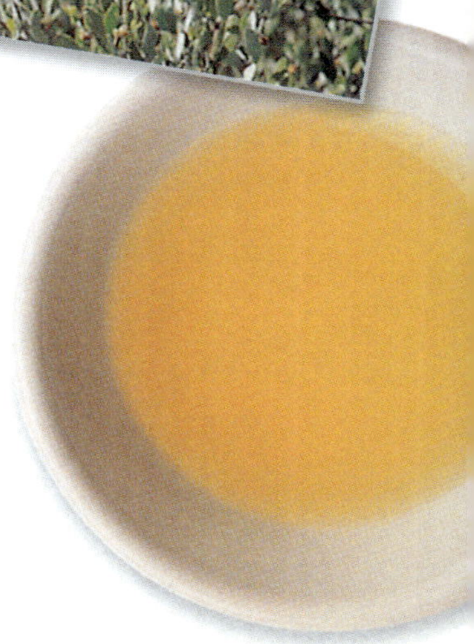

주성분 | 포화, 불포화 지방산으로 이루어져 있다.

- 에이코세노인산(71%), 올레인산(14%), 스테아린산(10%), 팔미틴산(1.5%)
- 미리스틴산이 들어 있어 소염 작용을 보인다.

세서미 씨 오일 Sesame seed oil (Sesamum indicum)

사용부위 | 열매

추출방법 | 냉 압착식 cold pressed

피부적용 | 상처, 염증, 순환부족으로 탁한 피부, 아토피 피부 질환으로 상한 피부 등의 재생 및 탄력으로 페이스 오일로 사용한다. 관절염 치료나 순환계에 관련된 문제점을 치료하는데 사용한다. 피부의 자외선 차단능력 향상으로 선텐 오일로 블랜딩 하여 사용(부작용이 생길 수 있다)한다. 바디오일로 사용할 시 다른 견과류 오일들과 블랜딩하여 사용한다.

주성분 | 불포화지방산 : 리놀레인산 무기염류, 아미노산, 비타민(A, B, E) 및 칼슘, 마그네슘, 인 등 미네랄이 풍부

로즈 힙 오일 Rose hip oil (Rosa canina, R. acicularis, R. cinnamomea, R. rugosa)

원산지 | 안데스 지역(주로 칠레와 페루)자생

사용부위 | 씨

추출방법 | 냉 압착식 cold pressed

피부적용 | 흉터, 상처, 화상, 습진 등의 세포재생에 효과적으로 작용한다. 콜라겐 생성을 촉진시켜 주름을 예방한다. 피부의 자연적 상처 치유력을 강화시켜준다. 간 질환에 의한 기미, 과색소 침착 및 모세혈관 확장증에 효과적이다. 여드름 예방에 좋다. 출산 후 튼살 라인을 흐릿하게 해준다(아보카도 오일, 칼렌쥴라 오일과 블렌딩 시 더욱 좋다).

주성분 |
- 포화지방산 : 팔미틴산, 스테아린산
- 불포화지방산 : 올레인산, 리놀레인산 , 알파-리놀레인산

살구씨 오일 Apricot kernel oil (Prunus armeniaca)

원산지 | 중국

사용부위 | 씨

추출방법 | 냉 압착식 cold pressed

피부적용 | 습진으로 인한 가려움증을 완화하는데 좋다. 아기 엉덩이의 자극을 완화하는데 쓰인다. 민감하고 건조한 피부와 약간 지성이거, 여드름 피브에 적합하다(무기질, 비타민을 함유). 불포화 지방산을 다량 함유하여 피부에 잘 흡수된다.

주성분 |
- 포화지방산 : 팔미틴산
- 불포화지방산 : 올레인산, 리놀레인산

이브닝 프라임로즈 오일 Evening primrose oil (Oenothera biennis)

내복했을 때 좋은 많은 효능을 가지고 있다. 류머티스, 크론스병, 다발성 경화증과 같은 염증성 질환에 좋다. 프로스타글란딘 prostaglandin 이라고 부르는 호르몬성 물질에 영향을 준다. 감마 리노레인산(GLA 8.5~11.5%)이 특히 많아 효소활동과 프로스타글란딘에 작용한다. 또 리노렌산(65~74%), 로메인산(7%), 팔미토레인산도 함유하고 있다. 폐경기 장애에도 효과적이다. 기타 습진, 건선에 효과적이다.

원산지 | 북미

사용부위 | 씨

추출방법 | 냉 압착식 cold pressed

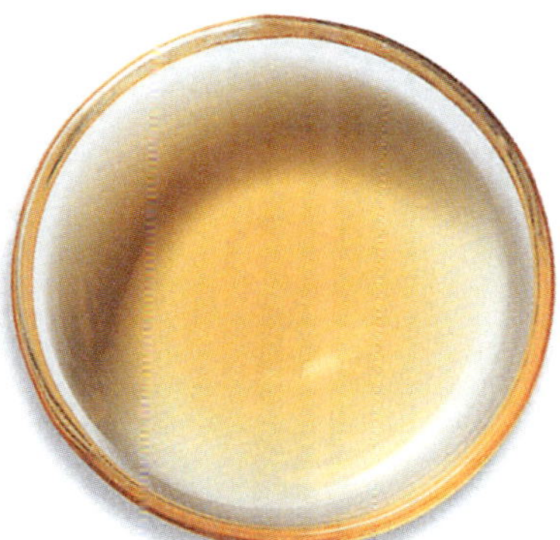

피부적용 | 모든 피부 타입에 잘 어울리고 국소 호르몬이라고 일컬어지는 감마-리노레인산을 포함하고 있고 피부 세포의 방어 기능을 증대시켜 보호막과 같은 역할을 하여 피부를 지켜준다. 알레르기 증상에 효과가 있으며 보습 작용이 뛰어나다. 호르몬 분비를 조절해준다(갱년기 장애 시). 소염, 진통, 항알레르기 작용이 있기 때문에 습진이나 염증, 생리통을 개선해 준다. 잔주름, 피부노화 방지 효과가 있는 오일로 스킨 케어에 좋다. 산화하기 쉬운 오일이므로 윗점 오일과 혼합해서 사용하면 안전하게 사용할 수 있다.

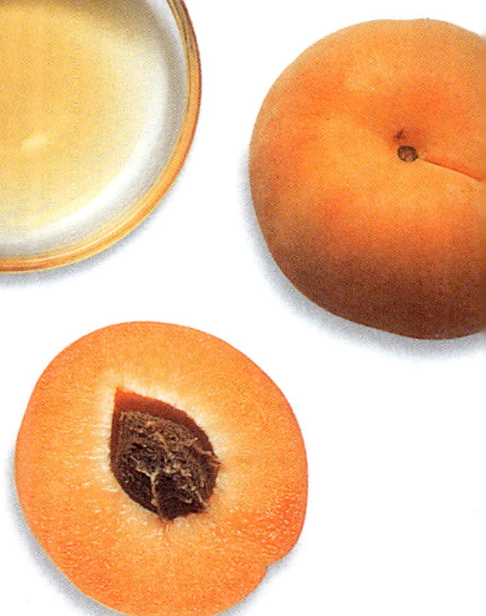

주성분 | • 감마 리노레인산(GLA 8.5~11.5%)은 효소활동과 프로스타글란딘에 작용한다.
• 리노렌산(65~74%), 로에인산(7%), 팔미토레인산

아보카도 오일 Avocado oil (Persea americana)

비스코스 오일로서 피부 상층을 쉽게 통과하므로 건성피부에 효과적이고 햇빛 차단제로 쓰인다. 기저귀 습진에서부터 손상, 건성, 노화성 피부에 이르기까지 다양하게 사용한다. 단수 불포화성과 포화성 지방산이 혼합되어 있다.

원산지 | 아메리카 대륙의 열대 및 아열대 지방

사용부위 | 열매

추출방법 | 냉 압착식 cold pressed

피부적용 | 아몬드 오일보다 더욱 건조, 갈라진 피부에 사용한다. 조금 무거운 오일이므로 단품보다는 다른 가벼운 오일에 10%~25% 블랜딩하여 사용하는 편이

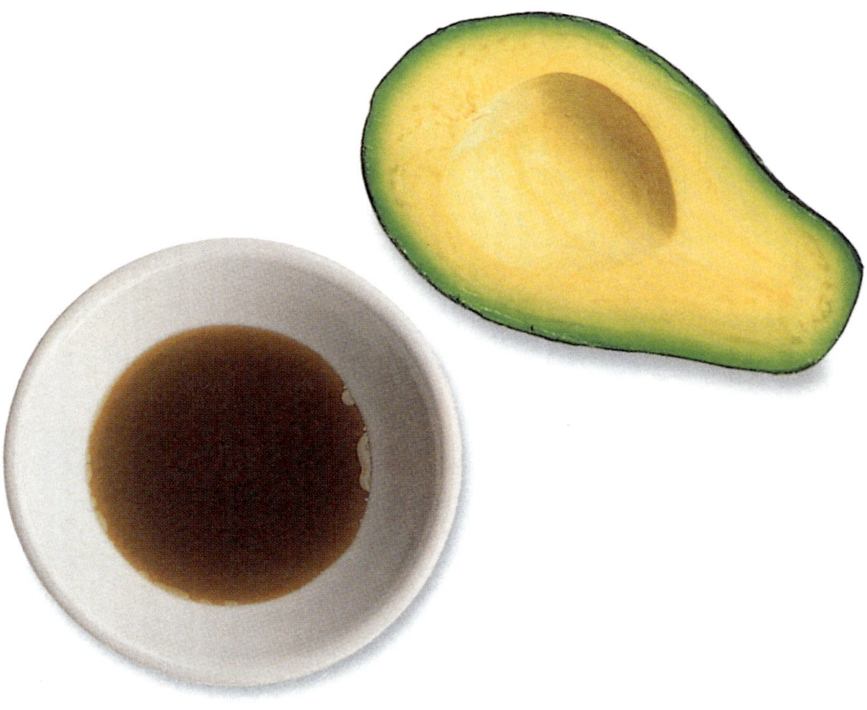

좋다. 피부 유연 효과가 우수하여 마사지 오일로 사용하기 좋으며, 고급 영양크림, 립스틱 제조 등에도 많이 사용되고 있다. 민감한 피부를 진정시켜주고, 피부가 비늘처럼 일어나는 건성 피부를 치유시켜준다(특히, 가을·겨울철 피부가 갈라질 때). 영양분이 많아 보습 효과가 높고, 노화피부, 거칠어진 피부, 건조피부, 썬탠 후의 피부 손질에 좋다.

주 성분 | • 단순 불포화성과 포화성 지방산이 혼합되어 있다.
• 오레인산(60~70%), 리노렌산(8~15%), 팔미토레인(4~7%), 리노레인산(2%), 팔미틴산(12~16%), 스테아린산(2%)
• 비타민 A, B, D, 레시틴을 함유하고 있다.

캐스터 오일 Castor oil (Ricinus communis)

원산지 | 동아프리카, 주산지는 인도, 브라질

사용부위 | 씨

추출방법 | 용매추출, 냉 압착식 cold pressed

피부적용 | 피부에 대한 자극성이 없다. 에탄올이 많이 함유된 스킨로션에 유성감을 부여해주는 목적으로 첨가한다. 립스틱이나 매니큐어의 가소제 및 포마드의 주성분으로도 배합된다.

윗점 오일 Wheatgerm oil (Triticum vulgare)

꽤나 무거운 오일이다. 항산화제인 비타민 E가 많이 들어 있다. 보존 유지를 오랫동안 해주므로 다른 CO와 같이 사용하면 좋다. 건성, 노화성 피부에 사용. 피부염과 햇빛에 손상된 피부에 도움이 된다. 포화, 불포화 지방산이 섞여 있다.

밀 씨눈에서 온 압착식 warm pressing 을 하거나 솔벤트 추출을 하면 얻을 수 있다. 밀씨에는 25% 단백질이 들어 있어 오일에도 단백질이 들어 있다. 따라서 알레르기 병력이 있으면 테스트하고 사용하는 것이 좋다.

원산지 | 서아시아

사용부위 | 밀알

추출방법 | 냉 압착식 cold pressed , 물에 담궈 불리는 것 maceration 과 비슷한 방법으로 얻어지거나 때로 용매 추출이나 고온 압착이 쓰이기도 한다. 맥아를 품질이 우수한 냉압착 오일과 섞은 뒤 냉압착을 하면 얻어지는데 이 중 3분의 1이 윗점 오일이고

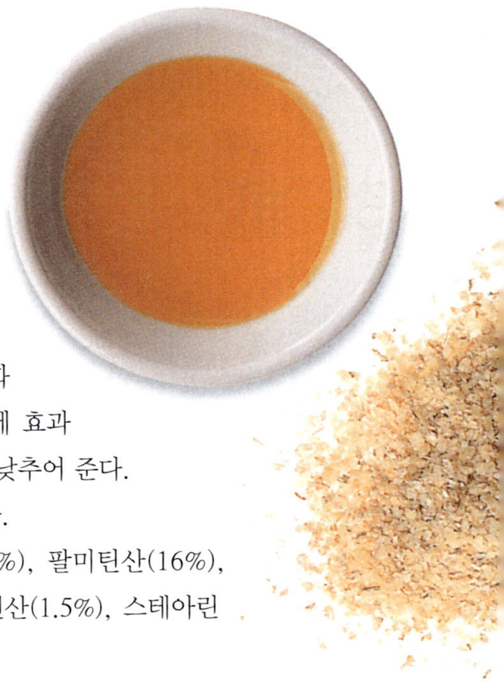

3분의 2가 베이스 오일(올리브, 스위트 아몬드, 해바라기 씨 등)이다.

피부적용 | 건성, 손상 피부의 치유, 습진, 건선의 치유, 임신선과 흉터를 감소시키고 피부 탄력 촉진 및 세포를 재생시킨다. 혈액의 흐름을 활발하게 하므로 노화 피부, 피부염, 동상, 살갗이 트는 경우 등에 효과적이다. 근육조직에 축적된 젖산의 비율을 낮추어 준다.

주성분 | 포화, 불포화 지방산이 섞여 있다.

- 리노렌산(54%), 오레인산(19%), 팔미틴산(16%), 리노레인산(7%), 에시사데노인산(1.5%), 스테아린산(1%)

헤이즐넛 오일 Hazelnut oil (Corylus avellana)

원산지 | 북유럽 전역

사용부위 | 열매

추출방법 | 냉 압착식 cold pressed

피부적용 | 피부에 가볍게 발라지고 특히 지성 피부에 적합한 오일이다. 필수 지방산을 적당히 포함하고 있다. 팔미토레인산을 20% 이상 포함하여 침투성이 뛰어나 근육에도 사용한다.

주성분 |
- 포화지방산 : 팔미틴산, 스테아인산
- 불포화지방산 : 올레익인산, 리놀레인산

포도 씨 오일 Grape seed oil (Vitis vinifera)

원산지 | 프랑스, 스페인, 이태리, 미국의 캘리포니아

사용부위 | 씨

추출방법 | 가열압착식 hot pressed

피부적용 | 무향으로 피부 침투력이 우수하며 가벼운 느낌이다. 약간의 피부 토닝 효과가 있다. 피부 자극이 거의 없고 매우 가벼운 느낌으로 여드름이 많은 지성 피부용 마사지 오일로 적당하다.

주성분 | • 포화지방산 : 팔미틴산, 스테아린산
• 불포화지방산 : 올레인산, 리놀레인산

올리브 오일 Olive oil (Olea europaea)

주요 산지 | 지중해 연안, 북아프리카, 이탈리아 지역

비누, 화장품에 쓰는 무거운 오일이며 마사지에는 덜 적합하다. 단, 비스코스 오일과 혼합해서 사용하면 좋다. 향료로 오랫동안 사용해왔고 이는 단수불포화성 지방산이 많기 때문이다.

주성분 | 올레인산(75.5%), 팔미틴산(11%), 리노렌산(8%), 스테아린산(2.7%), 팔미토레인산(1.2%), 리노레인산(0.7%)

햇빛의 유해한 자외선을 20% 정도 차단하므로 선탠 suntan 할 때 올리브 오일을 바르면 피부에 물집이 생기지 않고 골고루 갈색으로 타울 수 있다. 서양에서는 오래 전부터 선탠 오일로 사용해왔다.

Aromather

플로럴 워터 Floral water 의 종류와 특성

1. 플로럴 워터

플로럴 워터는 에센셜오일을 증류 추출하는 과정에서 얻어지는 수용성 물질 히드로졸 hydrosol 을 일컫는 말로, 쉽게 말해 에센셜오일의 부산물이라 할 수 있다. 플로럴 워터는 에센셜오일의 특성을 그대로 갖고 있고, 방향 물질이 함유되어 있다. 진정, 소염, 수렴 작용을 하는 안전한 화장수로써 주로 토너로 사용된다.

플로럴 워터는 캐모마일 워터, 라벤더 워터 등과 같이 휘발성 오일의 증류과정에서 나온 것과 엘더 플라워 elder flower 와 같이 휘발성 오일이 들어있지 않은 식물에서 증류한 것으로 분류된다. 플로럴 워터는 반드시 천연이어야 하며 합성 향료가 섞여있지 않아야 한다. 수용성 성분을 최대한 다 뽑기 위해 재증류를 계속하면 포화점 saturation point 에 도달해 더 이상 에센셜오일의 성분이 녹아 있지 않게 되어 친수성 분자 hydrophillic molecule 만 얻게 되며, 에센셜오일은 에센셜오일대로 진수를 얻게 된다. 증기 증류 시에 사용하는 물의 질이 대단히 중요하다. 즉 오염이 되지 않은 지하수, 화학정화액이 안들어 있는 물을 사용해야 한다. 플로럴 워터는 에센셜오일 중 0.2~0.5%의 수용성 성분이 이온화된 형태로 녹아있는 것이며, 에센셜오일과 성질이 비슷하기도 하나 가끔은 다를 수 있다. 플로럴 워터를 얻기위해 에센셜오일을 품고 있는 식물을 증류할 것이라고 생각하지만 꼭 그렇지는 않고 에센셜오일이 전혀 없거나 아주 극소량만 있는 경우에도 사용한다. 멜리사 워터의 경우는 에센셜오일의 수용성 분자가 수증기에 의해 완전히 포화되어야만 에센셜오일 성분을 얻을 수 있다.

보통 식물 kg당 1.5~2L에서 5L 정도의 플로럴 워터를 얻을 수 있다. 어떤 식물의 경우는 식물의 무게와 동일한 양만큼 워터를 생산할 수 있어 무게만큼 생산할 수 있는 생산품("weight for weight" product)이라고 한다. 플로럴 워터의 색깔은 대부분 진하지 않거나 투명하다. 플로럴 워터는 14℃ 이하에서 보관해야 한다. 높은 온도에는 침전 현상이 일어난다. 플로럴 워터의 최대 보관 가능기간은 1년이다. 플로럴 워터에는 약간의 휘발성 성분과 잘 구별이 안 되는 성분들이 들어 있다. PH는 함유하고 있는 알코올과 페놀의 농도와 해리 dissociation 의 정도에 밀접하게 좌우된다. 대부분 중성이거나 약산성 반응을 띠고 있다. 플로럴 워터의 품질은 에센셜오일의 기준과 같다. 차 tea 보다는 더 높은 농도로 휘발성 성분을 함유하고 있어서 소량을 마시게 되면 빠른 반응을 얻을 수 있다. 에센셜오일과 시너지 반응을 얻기 때문에 내복, 외용의 목적으로 프랑스에서 사용한다.

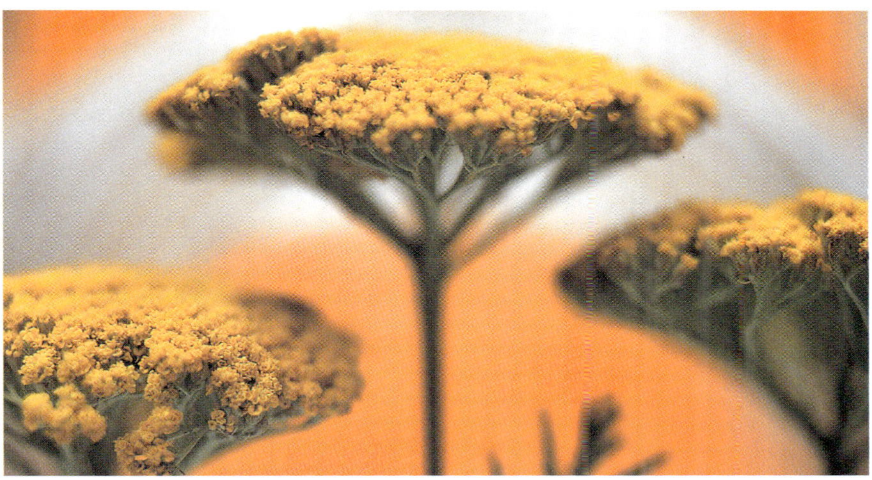

2. 플로럴 워터의 종류와 특성

야로우(서양톱 풀) 워터 Yarrow (Achillea millefolium)

일반적 특성 - 혈액 순환 장애(여성)에 사용한다.

매리골드(금송화) 워터 Marigold (Calendula officinalis)

일반적 특성 - 생리촉진, 고혈압, 포도상구균 치료에 사용한다.

피부 특성에 따른 적용 - 습진, 화농성 피부염에 사용한다.

콘플라워(수래국화) 워터 Cornflower (Centaurea cyanus)

일반적 특성 - 장 문제로 생기는 피부 트러블에 사용한다.

로만 캐모마일 워터 Chamomile roman (Chamaemelum nobile)

일반적 특성 - 심장 진정에 효과, 안과 질환에 사용한다.

피부 특성에 따른 적용 - 소염작용, 감염증에 사용한다.

감성, 정서 특성 - 진정 효과가 있다.

오렌지 꽃 워터 Orange flower (Citrus sinensis)

일반적 특성 - 심장 안정, 장세균질환 치료에 사용한다.

감성, 정서 특성 - 계절성 우울증에 사용, 기분상승 효과가 있다.

사이프러스 워터 Cypress (Cupressus sempervirens)

일반적 특성 - 치질, 정맥류에 효과가 있다.

타스마니안 블루 검(유칼립투스) 워터 Tasmanian blue gum (Eucalyptus globulus)

일반적 특성 - 기관지염, 신장 및 췌장기능 강화, 당뇨 증세 치료에 사용한다.

피부 특성에 따른 적용 - 여드름 치료에 효과적이다.

펜넬 워터 Fennel (Foeniculum vulgare)

일반적 특성 - 지방 분해, 살균 효과가 있다.

에버레스팅(영구화) 워터 Everlasting (Helichrysum angustifolium)

일반적 특성 - 당뇨, 장 내 가스, 폐 정화 효과가 있다.

피부 특성에 따른 적용 - 멍든 곳, 농, 흉터치료에 효과적이다.

감성, 정서 특성 - 우울증 치료, 진정제 작용을 한다.

세인트 존스 워트(성요한 초) 워터 ST John's Wort (Hypericum perforatum)

피부 특성에 따른 적용 - 진정 효과가 강하다.

히솝 워터 Hyssop (Hyssopus officinalis)

일반적 특성 - 낮은 용량으로 폐를 정화시켜주고, 고용량으로는 항경련 작용을 한다.

주니퍼 워터 Juniper (Juniperus communis)

일반적 특성 - 이뇨, 신장강화, 류머티스 관절염 치료 효과가 있다.

피부 특성에 따른 적용 - 피부 수렴 효과, 지성피부 리프레쉬 효과가 있다.

라벤더 워터 Lavender (Lavandula angustifolia)

일반적 특성 - 장 내 세균 항생 효과, 류머티스 치료 효과가 있다.

피부 특성에 따른 적용 - 진정 작용, 여드름, 화상, 벌레 물린 곳에 효과적이다.

라반딘 워터 Lavandin (Lavandula × intermedia)

피부 특성에 따른 적용 - 여드름 피부, 헤르페스에 효과적이다.

레몬 밤 워터 Lemon balm (Melissa officinalis)

일반적 특성 - 안검염, 결막염, 소화장애, 두통에 효과적이다.

피부 특성에 따른 적용 - 피부자극, 벌레 물린 곳, 헤르페스에 효과적이다.

감성, 정서 특성 - 진정, 이완, 기분상승 효과, 우울증 치료에 좋다.

페퍼민트 워터 Peppermint (Mentha × piperita)

일반적 특성 - 소화 촉진, 항균 작용이 있다.

피부 특성에 따른 적용 - 가려움증, 염증에 효과적이다.

감성, 정서 특성 - 리프레쉬 효과가 있다.

머틀(도금양) 워터 Myrtle (Myrtus communis)

일반적 특성 - 진정 작용, 항균 작용이 있다.

바질 워터 Basil (Ocimum basilicum)

일반적 특성 - 소화 촉진 효과가 있다.

마조람 워터 Marjoram (Origanum majorana)

일반적 특성 - 간 · 담 정화 효과가 있다.

케킥 워터 Kekik (Origanum onites)

일반적 특성 - 심혈관 강화 효과가 있다.

스코트 파인 워터 Scots pine (Pinus sylvestris)

일반적 특성 - 이뇨 효과가 있다.

로즈 워터 Rose (Rosa damascena)

일반적 특성 - 구강궤양 치료 효과가 있다.

피부 특성에 따른 적용 - 피부염, 주름살 제거 효과가 있다.

감성, 정서 특성 - 정신적 압박, 진정, 진정제 작용을 한다.

로즈마리 워터 Rosemary (Rosmarinus officinalis)

일반적 특성 - 생리촉진, 류머티스염 치료, 순환촉진을 한다.

피부 특성에 따른 적용 - 지성, 혼합성 피부관리에 효과적이다.

감성, 정서 특성 - 자극, 각성제 효과가 있다.

세이지 워터 Sage (Salvia officinalis)

일반적 특성 - 생리촉진, 골반충혈상태 완화, 이뇨작용이 있다.

피부 특성에 따른 적용 - 수렴작용, 지성피부, 여드름, 습진에 효과적이다.

클라리 워터 Clary (Salvia sclarea)

일반적 특성 - 주기적 통증, 몸감기에 효과적이다.

피부 특성에 따른 적용 - 수렴작용, 지성피부, 여드름 피부에 효과적이다.

감성, 정서 특성 - 우울증, 불안증 치료에 사용한다.

세이버리 워터 Savory (Satureia montana)

일반적 특성 - 활력증진 효과가 있다.

와일드 타임 워터 Wild thyme (Thymus serpyllum)

일반적 특성 - 장 부패 방지 효과가 있다.

타임 워터 Thyme (Thymus vulgaris)

일반적 특성 - 장 방부 효과가 있다.

피부 특성에 따른 적용 - 여드름, 피부염, 습진에 효과적이다.

감성, 정서 특성 - 자극, 활력증진 효과가 있다.

스위트 타임 워터 Sweet thyme (Thymus vulgaris ct. alcohol)

일반적 특성 - 안과질환에 효과적이다.

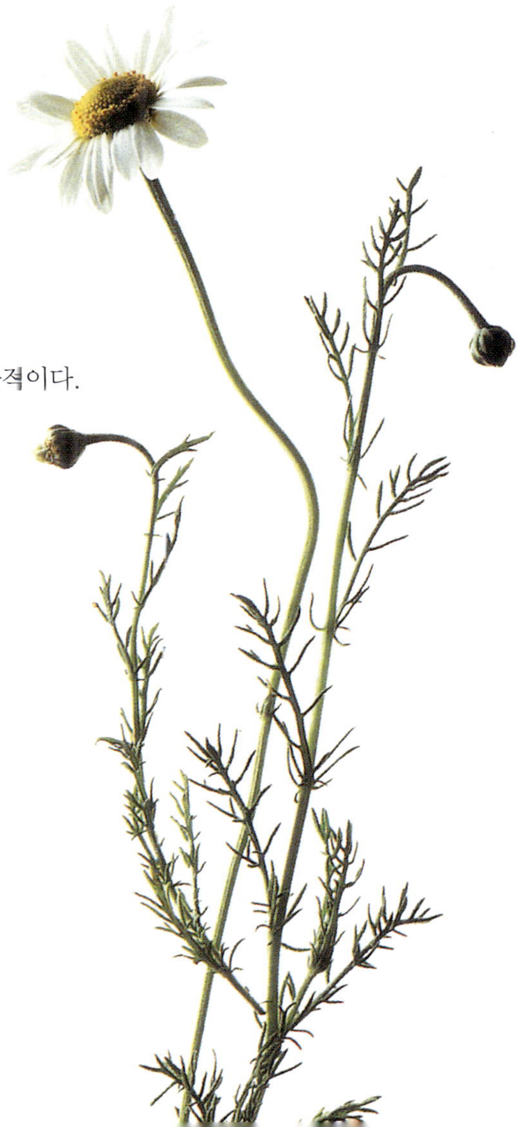

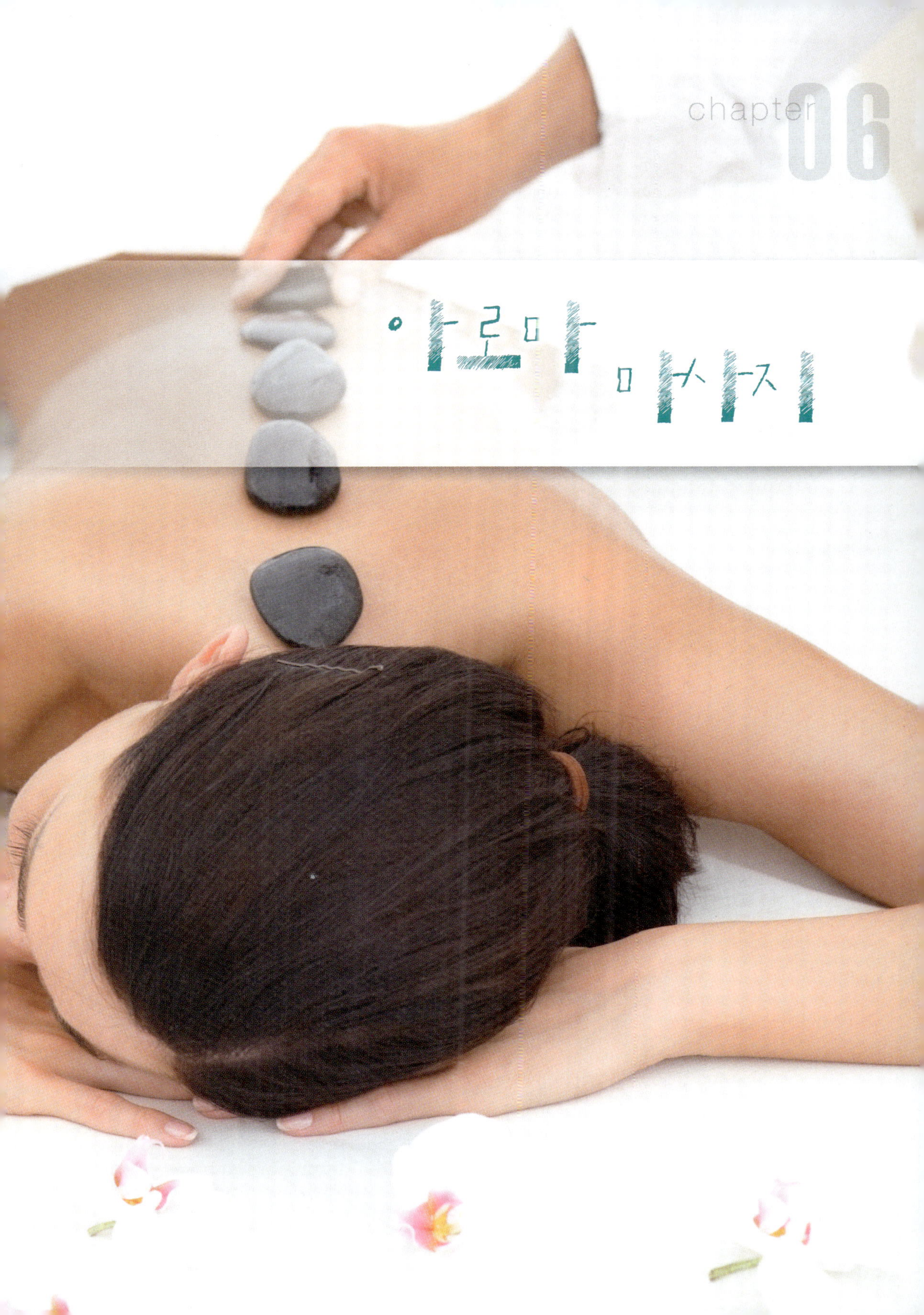

chapter 06

아로마 마사지

제6장

아로마 마사지

아로마 마사지 Aromatherapy Massage 의 이해

에센셜오일은 다양하고 광범위한 사용법을 가지고 있으면서 많은 효과를 볼 수 있다. 마사지와 연결하여 사용하는 방법이 아로마요법에서 가장 흔하게 사용하는 방법이 되고 있는데, 그 이유는 무엇일까? 그 이유를 알아보기 위해 먼저 마사지가 사용되는 여러 가지 목적에 대해 살펴보자.

- 피부에 오일이 흡수되는 것을 도와주기 위하여
- 긴장된 근육을 풀어주는데 도움을 주기 위해서
- 독소를 제거하는데 도움이 되기 위해
- 혈액순환을 자극하기 위해
- 특별한 방법으로 통증을 해소시켜주기 위해
- 림프액의 흐름을 증가시키기 위해
- 신체의 에너지 흐름에 균형을 맞춰주기 위해

물론, 마사지의 효과를 이런 식으로 "작은 상자" 안에 다 집어넣을 수는 없으나 이것으로 마사지를 주고 받을 때 일어나는 여러 가지 현상에 대해 이해할 수 있을 것이다.

아로마 마사지의 효과는 항상 대단히 광범위하게 퍼져 있다. 단순히 그 신체적 효과만을 위해 마사지를 했다 하더라도 마사지를 받은 사람은 받은 후에 확실히 정신적으로 편안해지고 모든 것이 더 나아졌다는 느낌을 받게 된다. 반대로 정신적인 문제에 도움을 받기 위해 마사지를 받게 되어도 동시에 신체적으로 건강해졌다는 자신감을 얻게 마련이다.

마사지가 주는 이러한 정신과 신체 사이의 상호 연관성이 아로마요법의 중요한 원리가 된다. 에센셜오일이 신체적, 정신적 그리고 영적으르 작용한다는 것을 고려해볼 때 아로마 마사지를 통해 더욱 강력한 효과를 나타내게 된다. 모든 질병의 75%가 정신 · 신체장애라고 추정하고 있는 시점에서 아로마요법을 시행하다보면 이 비율은 90% 이상으로 생각될 때가 많다.

요즘 사람들의 일상생활 습관을 들여다보자. 일주일의 5일을 앉아서 하는 일로 보내고 저녁을 TV 앞에서 보내는 것이 대부분의 생활태도일 것이다. 아마 그런 사람들은 통증으로 인해 월요일 아침부터 일하는데 힘든 상태가 될 것이다. 이럴때 아로마 마사지는 신체적인 피로와 정신적인 스트레스를 모두 해결해주는 좋은 건강법이 된다.

아로마 에센셜오일의 선택은 그 사람의 성격, 생활태도, 현재의 감정상태, 과거의 경험 그리고 앞으로의 희망 등에 따라 처방할 수 있다. 아로마 에센셜오일은 몸, 마음, 영혼이 보다 완전한 결합 상태로 건강을 유지할 수 있도록 해주기 때문에 동시 다발적으로 전인적인 도움을 준다.

마사지의 주의사항(마사지를 해서는 안 되는 경우)

- 염증상태, 정맥류, 혈전증, 정맥염 등
- 심한 부상이 있을 때
- 피부의 감염증, 심한 염증
- 전염성 질환이나 고열일 때
- 심각한 질환상태, 암
- 심한 천식이나 고혈압, 간질
- 수술 후

제6장

아로마 마사지

Aromather

마사지의 준비

마사지를 실행하기에 앞서 기본적으로 우리가 고려해야 할 것들이 있다. 간단히 예를 들면 조명이나 온도, 소음, 편안함 등이다. 이러한 것들은 마사지가 상대방에게 이완이나 즐거움을 주는데 있어 매우 중요한 요소가 된다.

마사지 룸의 실내 온도

제일 첫 번째로 고려해야 할 것이 따뜻하고 편안한 실내 환경이다. 만약 차가움을 느낀다면 마사지로부터 여러 가지 즐거움이나 안락함을 전혀 얻지 못할 것이다. 따라서 마사지하는 공간은 충분이 따뜻한 상태여야 한다. 그리고 마사지를 행하지 않는 부위는 항상 타월로 커버해주어야 한다. 여분의 타월과 함께 얇고 가벼운 담요 같은 것을 준비해두는 것이 좋다.

조명

밝은 빛은 편안함에 방해가 되므로 가능하면 간접 조명을 설치하는 것이 바람직하다. 그리고 실내의 조명은 밝기를 조절할 수 있는 것이 좋다.

마사지 테이블

마사지를 받는 사람은 길게는 1시간 30분 이상 누워있어야 한다. 아주 편안하고 안락한 상태를 만들기 위해 몇 가지 준비가 필요하다. 작은 쿠션(너무 푹신한 것은 제외-머리나 목을 받치기 위해), 바로 누웠을 때 무릎의 긴장을 줄여주는 받침대나 둥글게 말은 타월, 작게 말은 타월(엎드렸을 때 발목을 받쳐주는), 머리를 넣을 수 있는 홀이 있는 마사지 테이블, 말발굽 모양의 쿠션 등을 적절히 활용해야 한다.

환경

어지러운 주변 속에서 좋은 마사지를 하기는 어렵다. 마사지실 전용으로 실내를 적절히 꾸미는 것이 아로마 마사지 전문가에게는 이상적이다. 벽지나 커튼은 단순한 것이 좋다. 만약 독립된 마사지 룸이 없다면 마사지 하는 동안 주의가 산만하지 않도록 조치를 취해야 한다.

탈의

고객이 마사지를 받기 위해 탈의를 했을 때 느끼는 심리상태(부끄러움이나 수치심, 어색함 등)에 대해 조심스럽게 배려해야 한다. 일반적으로 완벽한 마사지를 위해서는 고객이 알몸이 되는 것이 바람직하다고 한다. 실제로 고객이 알몸인 상태에는 한 부위에서 다른 부위로 용이하게 이동할 수 있으며 어깨에서 발끝까지 단절 없이 매끄럽게 긴 스트록을 할 수 있다. 만약 고객이 속옷을 입은 상태에서 부분적으로 긴장이 되어 있다면 편안한 마사지를 받는데 지장을 받을 수 있다.

위생

마사지를 위해서 항상 몸을 청결히 해야 하며, 옷이나 손, 손톱 등을 항상 깨끗하고 단정하게 손질해야 한다. 타월이나 시트 등도 매번 갈아야 하며 마사지 후에는 항상 손을 씻어야 한다. 캐리어 오일이 묻은 타월이나 시트를 장시간 놓아두면 고약한 냄새가 나며 나중에는 세탁을 해도 악취를 제거하기가 힘들다. 한 번 사용한 오일 접시는 깨끗이 씻어야 하며 사용하고 남은 오일은 과감히 버려야 한다.

의복, 장신구, 모발

마사지의 복장을 선택할 수 있다면 마사지의 개성적 측면을 살릴 수 있고 활동에 제약이 없는 의복을 선택하는 것이 좋다. 그러기 위해서는 순면 제품이 가장 적절하다. 여러 번 세탁해도 색이 변하지 않아야 하고 헐거운 겉옷 스타일에 소매가 없는(또는 짧은) 옷이 적합하다. 복장의 색상은 초록색이 가장 적합한 편이나 요란하지 않다면 크게 제약을 받을 필요는 없다. 신발은 굽이 낮고 쿠션이 있으며 가벼운 것이 적당하다. 머리카락이 긴 사람은 뒤로 묶어 고정을 해야 하며, 반지나 액세서리는(시계, 팔찌 등) 다 제거해야 한다.

소음, 소리, 음악

마사지에 음악을 사용하는 것은 순전히 개인적 취향에 의한다. 분명한 것은 너무 시끄럽거나 빠른 음악은 부적절하다는 것이다. 음악의 선택은 이완을 돕고 분위기를 편안하게 하는데 근거하여 고르면 된다.

손 관리

손은 고객을 보살피는 가장 중요한 도구이다. 손이 거칠거나 상처가 없도록 하며 항상 부드럽게 유지해야 한다. 손톱은 끝이 둥글게 하여 고객의 피부에 흠이 나지 않도록 하고 손톱에 광택제나 매니큐어를 칠하지 않도록 한다.

정리 정돈

마사지를 하기 전에 필요한 모든 것들을 제자리에 두었는지 확인하는 것이 필요하다. 고객이 눕기에 편안한 테이블, 시트, 타월, 쿠션, 에센셜오일, 접시, 티슈 클렌저, 토너, 화장을 지울 수 있는 도구 등을 마사지를 시작하기 전에 또는 시작한 후에 잘 준비해두어야 하는데, 어떤 것을 찾기 위해 분주한 것은 사람 마음을 어수선하게 만들기 때문이다. 마사지에 앞서 고객에 대해 집중하여 어떤 느낌(인상)을 갖도록 노력해야 하며 동시에 짧은 시간 동안 명상이나 심호흡을 하는 것이 좋다.

아로마 오일 혼합

에센셜오일은 마사지에 사용하기 위해 항상 희석해야 한다. 일반적으로 캐리어 오일에 최대 3%의 에센셜오일을 사용한다. 보편적으로 널리 쓰이는 캐리어 오일에는 스위트 아몬드, 아보카도, 호호바 오일 등이 있다. 한 번에 너무 닳은 양을 혼합하는 것은 좋지 않다. 보통 15~20ml면 등마사지에 충분하고 25~30ml 정도면 전신마사지에 충분하다.

마사지의 기본 스트록 stroke

바르기 Effleurage

일반적으로 손바닥 부분을 사용하여 혈액과 임파의 흐름 방향으로 부드럽게 미끄러지듯이 마사지하는 것을 말한다. 이 동작은 혈액순환과 임파 흐름을 개선시키는 데 유용하다. 정맥류 부위에는 절대 압력을 가해서는 안된다. 이 동작은 모든 마사지가 시작될 때 오일을 바르기 위해 사용되며 고객에게 부드럽게 마사지로서 인사하는 것이다.

만지기 Petrissage

이 스트록은 리드미컬하게, 천천히, 부드럽게 하는 것이다. 그러나 기분을 상쾌하게 하기 위해서는 매우 빠르게 마사지한다. 다양한 페트리사지 스트록은 골격으로부터 근육을 당겨 올리는 동작을 포함한다.

주무르기 Kneading

양손을 교대로 사용하여 근육을 쥐며 행한다. 이것은 빵을 반죽하듯이 주무르는 것과 비슷하며 하나의 연속된 흐름의 동작으로 행해야 한다. 이 스트록은 자신의 체중을 실어서 행하는 것이 중요하다.

짜기 Wringing

양손으로 근육을 집어서 젖은 옷을 짜듯이 행하는 동작으로 주로 복부의 양쪽 가장자리에 주로 사용된다.

당겨 올리기 Pulling (moulding)

이 스트록은 몸통의 측면을 당겨 올리는 동작으로 첫 번째 손의 동작이 완전히 끝나기 전에 두 번째 손이 시작되며 각 스트록은 앞 동작이 행해졌던 부분과 약간 겹치도록 한다.

집어 올리기 Picking up

대퇴부나 하퇴부의 뒷면에 가장 쉽게 사용되는 스트록으로 엄지와 다른 손가락을 이용해 근육을 단단히 쥐고 들어 올리는 동작이다

비비기 Friction

빠른 동작으로 부비는 것이 아니라 정확히 말하자면 압박을 가하는 것으로 보아야 한다. 모든 비비는 동작은 작고 깊은 동작이며, 더개 원을 그리며 행한다. 때때로 위로, 아래로, 대각선으로 행해진다. 마사지의 압력은 표면 조직에서 심부조직까지 자극이 도달되도록 가해야 한다.

비비기는 염좌, 탈구, 류머티즘성 섬유조직염, 좌골신경통, 그리고 이와 유사한 상태에 좋은 마사지법이다.

두드리기 Tapotement

가볍게 만지기는 아로마테라피 마사지에서 작은 부분을 차지하고 있다.

손칼로 두드리기 Hacking

손의 가장자리 척골부위를 이용해 수행하는 동작으로 양손을 번갈아가며 매우 빠르게(너무 강하게 하지는 말도록) 두드린다.

손컵 만들어 두드리기 Cupping

손바닥을 컵처럼 움츠려 오목하게 만들어 양손을 번갈아가며 빠르게 두드린다.

주먹쥐어 두드리기 Pounding

주먹 쥔 손의 측면을 사용하여 번갈아 두드리며 손목을 적절히 사용한다.

손가락으로 집어 올리기 Plucking

엄지와 다른 손가락의 끝을 이용해 피부를 부드럽게 집어올린다. 손을 번갈아 가며 사용한다.

두드리기를 피해야 할 경우가 있다.

근육의 마비나 위축증이 있을 때, 뼈나 근육의 수축, 최근의 부상, 심한 염증, 정맥류, 정맥염, 혈전증이 있을 때는 피해야 한다.

흔들기 Vibration

흔든다는 의미를 가지고 있으며 잘 쓰이지 않는다. 양손의 손가락을 척추의 기저 부위에 놓고 가볍게 떨림을 주는 동작이다. 이 동작은 떨림을 주는 척추 기저 부위의 맞은 편에 서서 행한다.

제6장 아로마 마사지

부위별 Local 아로마 마사지

1. 등(배부)

Oiling

적당량의 오일을 손에 부어 가볍게 비벼서 부위에 바른다.

1
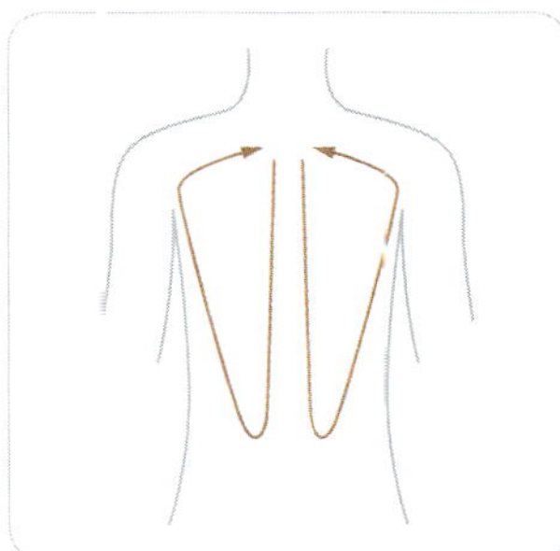

Effleurage

양 손바닥으로 등 전체를 쓸어준다.
(압력: 약-중-강-중-약)

2
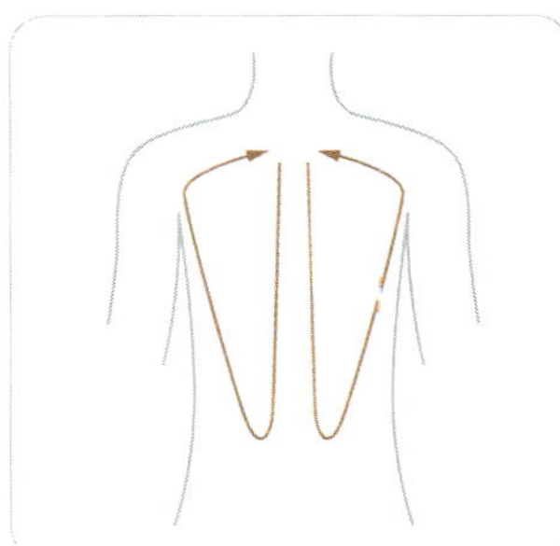

Large circles

양 손바닥으로 등 전체에 큰 원을 그리며 쓸어준다.

3

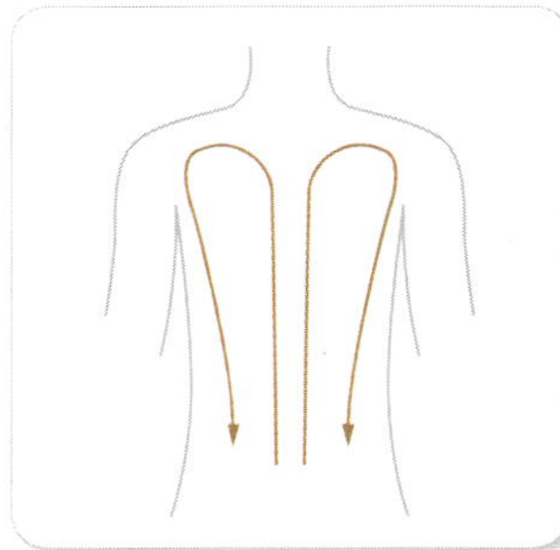

Kneading

양 손바닥을 교차하면서 등의 옆 부분을 반죽하듯이 마사지한다.

4

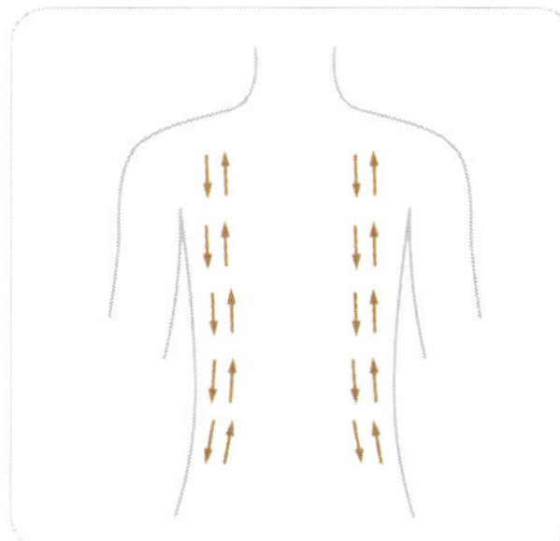

Moulding

양 손바닥을 교대로 사용하여 몸통 바깥에서 안쪽으로 끌어당긴다.

5

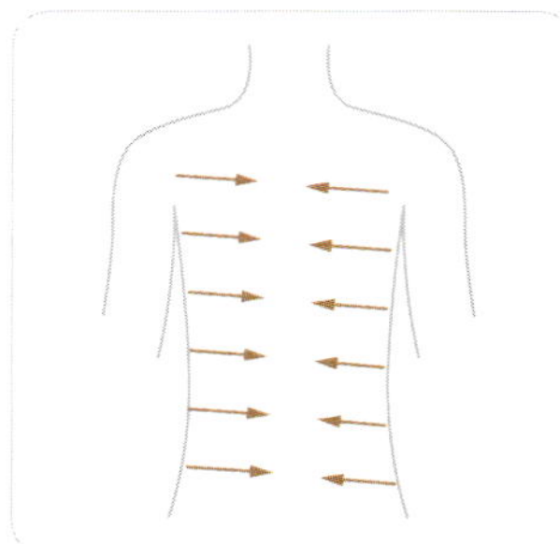

Shoulder pull & friction

양 손바닥으로 어깨에서 목부위까지 당기듯이 쓸어올린다. 양 엄지로 견갑골 주위를 작은 원을 그리면서 누른다.

6

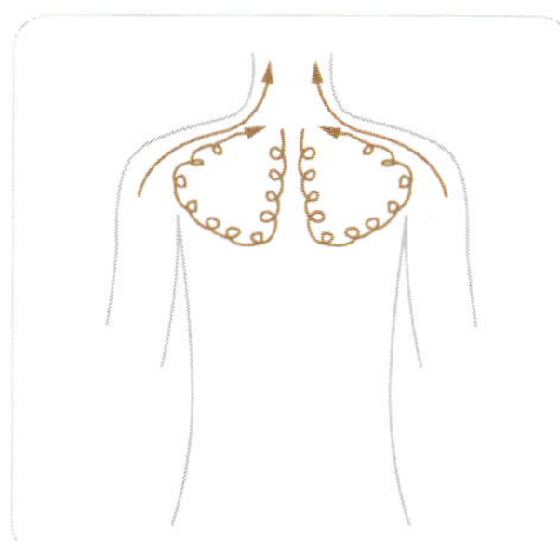

Shoulder loosening

양 손바닥을 견갑골 안쪽에 밀착한 후 단단히 누르면서 서로 반대 방향으로 큰 원을 그린다.

7

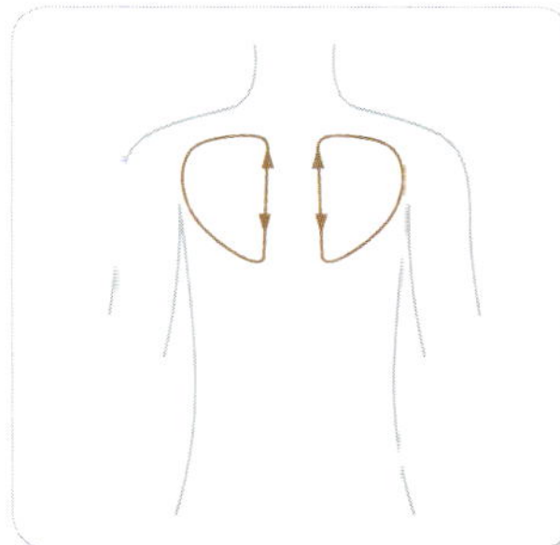

Oil buttocks

적당량의 오일을 손에 부어 가볍게 비벼서 부위에 바른다.

8

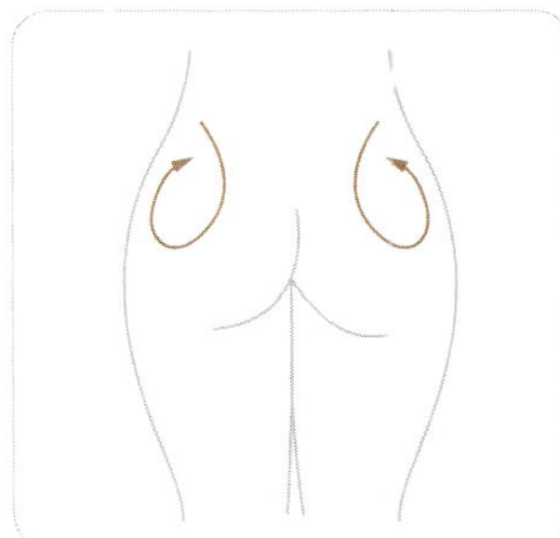

Kneading

양손을 교차로 하면서 둔부를 반죽하듯 마사지한다.

9

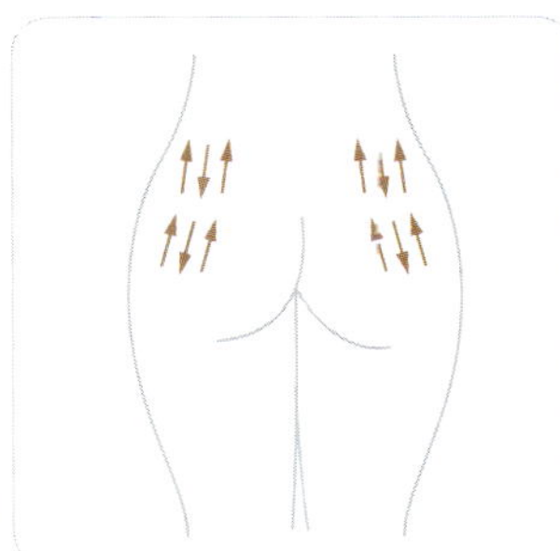

Knuckling

한손으로 맞은 편 힙을 잡고 다른 손으로 주먹을 쥐어 가볍게 누르며 돌린다.

10

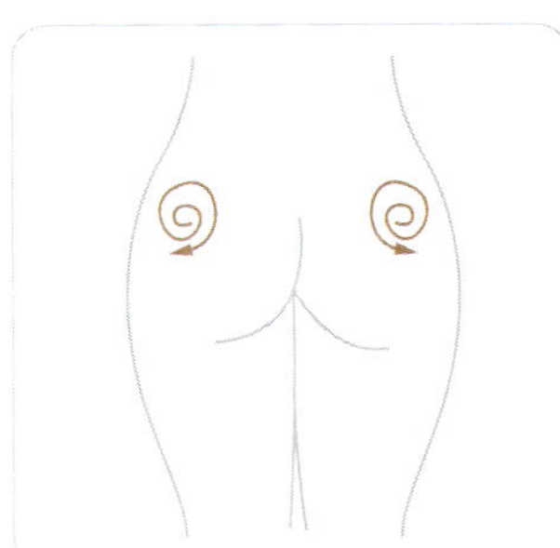

Friction around sacrum

엄지로 천골의 가장자리를 누르면서 밀어올린다.

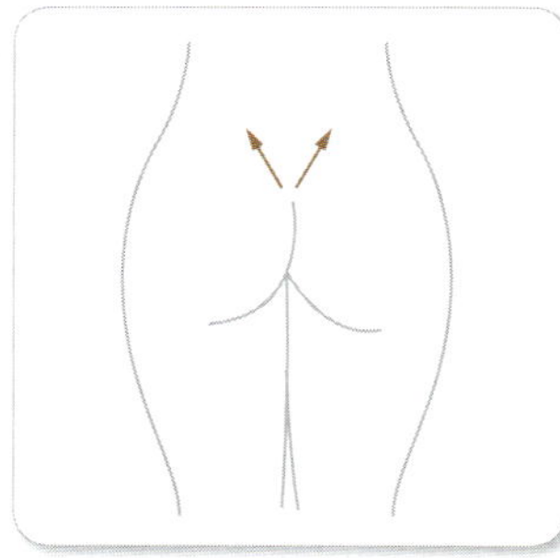

11

Circles up sacrum

엄지로 천골 가장자리를 원을 그리며 밀어올린다.

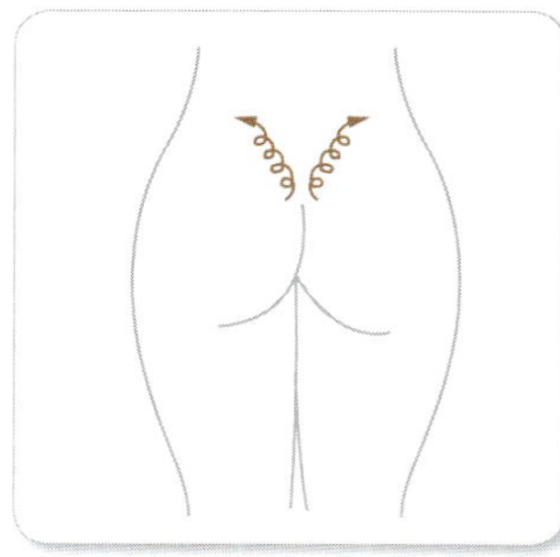

12

Sacral rock

양손을 천골 위에 겹쳐 얹고, 가볍게 진동 후 에너지 트레이스를 한다.

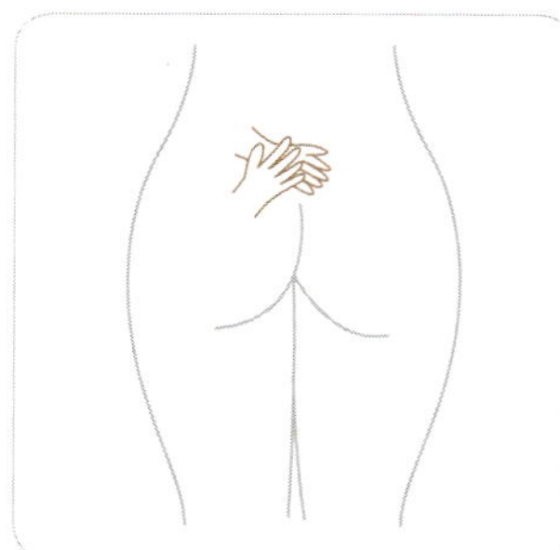

13

Pull over hip

양손을 힙에 대고 가볍게 밀어올린다.

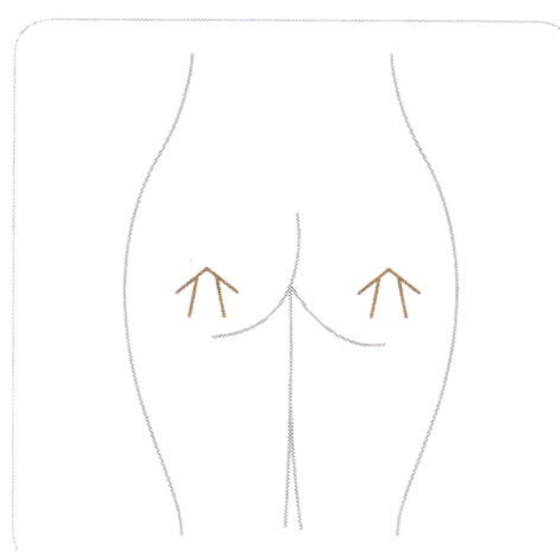

14

Kidney stroke

양 손바닥으로 신장 위치한 부위를 밀어올리면서 (사선으로) 바깥쪽으로 마찰한다.

15

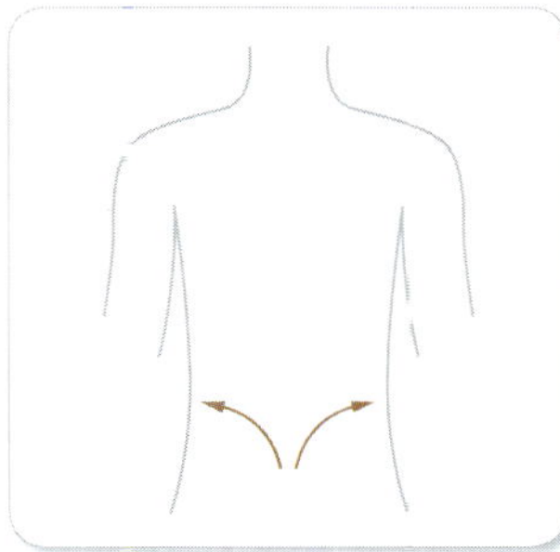

Connection stroke

3과 같은 동작으로 스트록을 연결한다.

16

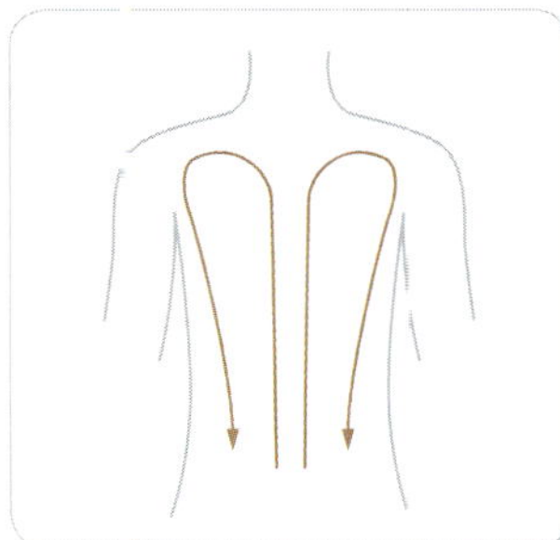

Rocking Horse

양손의 검지와 중지로 척추 옆 홈 부분을 교차로 누르면서 미끄러지듯 내려온다.

17

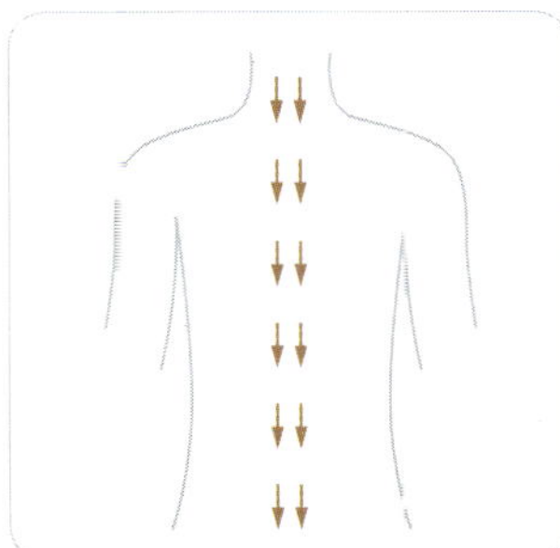

Back strectches

손바닥으로 등을 대각선으로 쭉 눌러준다.
양팔의 척골 부위의 등을 상하로 쭉 눌러준다.

18

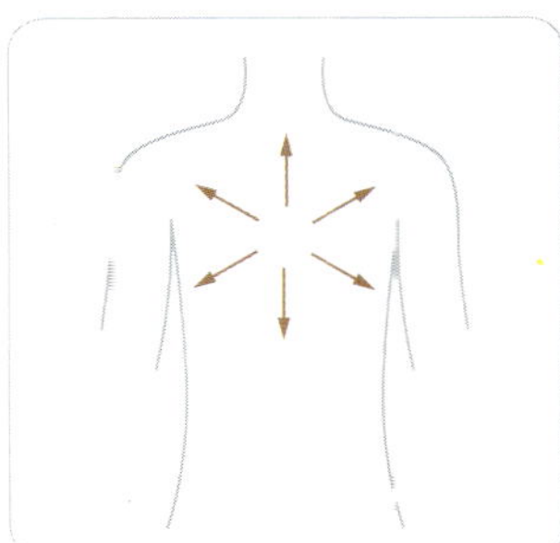

2. 다리(후면)

Oiling

적당량의 오일을 손에 부어 가볍게 비벼서 부위에 바른다.

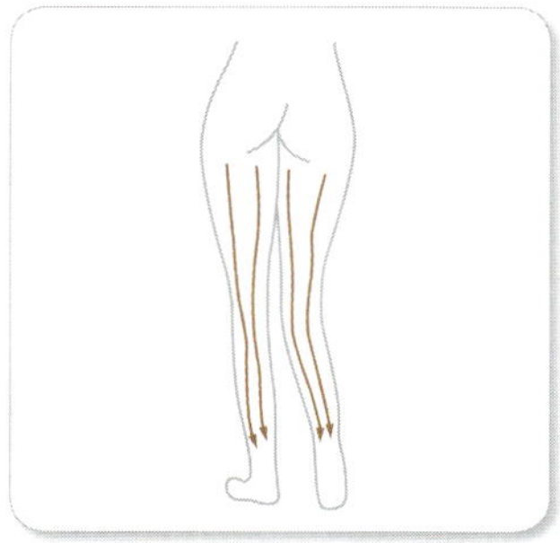

1

Effleurage

양 손바닥으로 하지 전체를 쓸어준다.

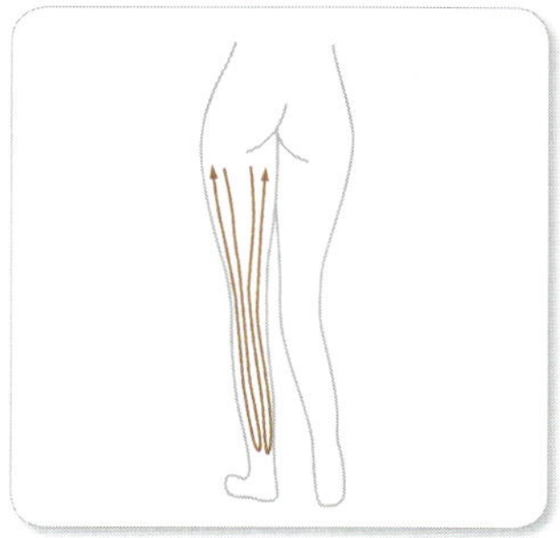

2

Hold feet

양손으로 발을 감싸듯 가볍게 잡는다.

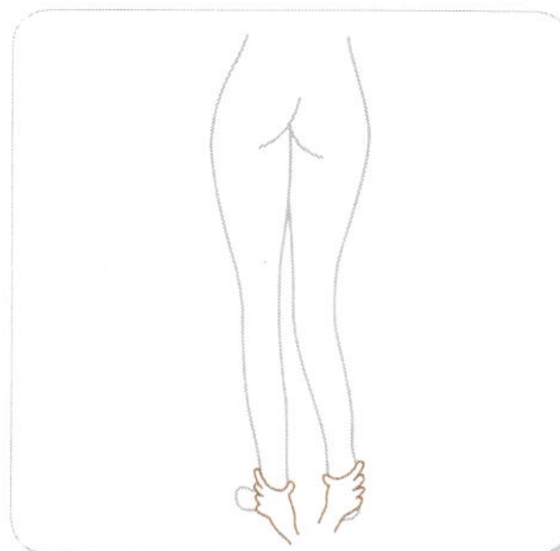

3

Long stroke (both)

양 손바닥으로 두 다리를 동시에 쓸어올린다.

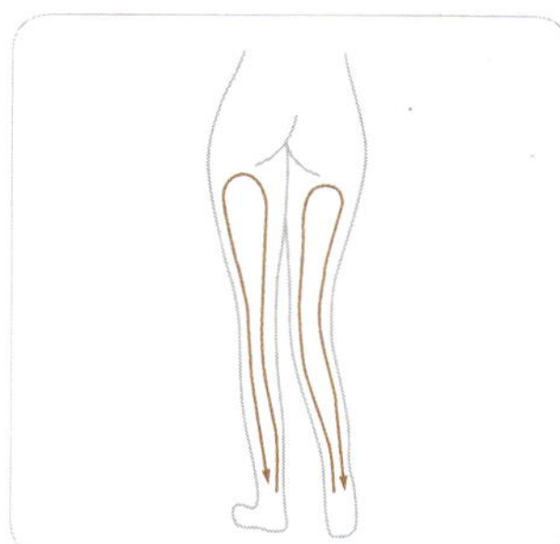

4

Effleurage one leg

양 손바닥으로 하지 전체를 쓸어올린다.

5

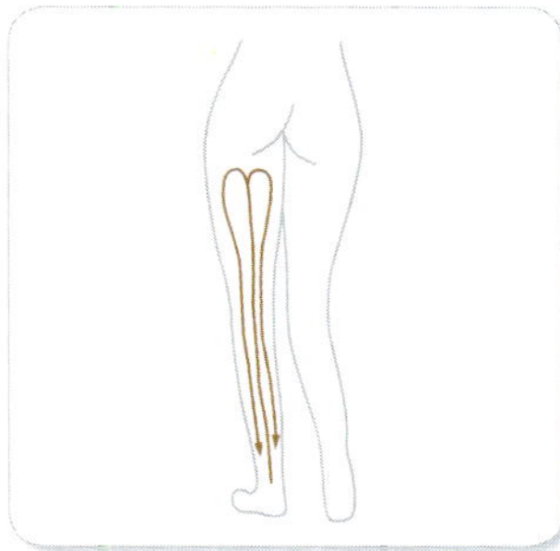

Knead thigh, hip, calf

양 손바닥을 교차하면서 반죽하듯이 마사지한다.

6

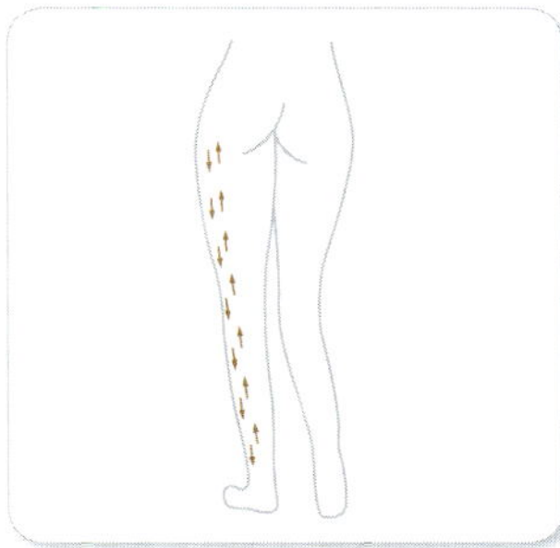

Ankle circles

양 손가락(8지)으로 복숭아뼈 주위를 지그시 누르며 돌린다.

7

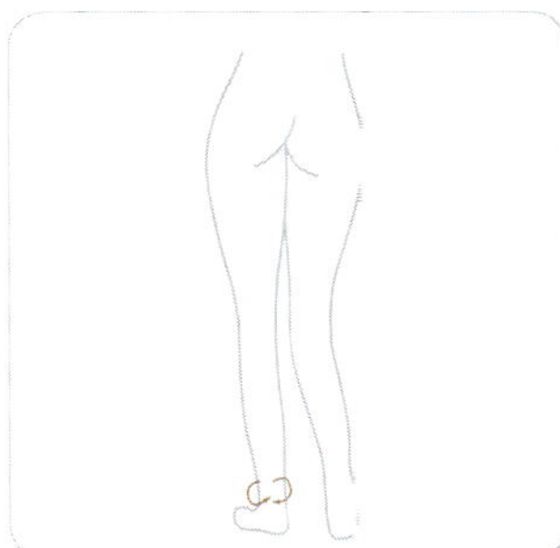

5~7의 순서를 맞은 편 하지에 실시한다.

8

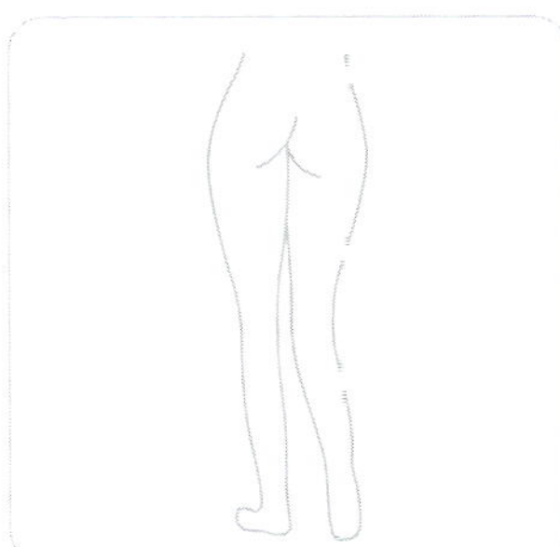

Long strokes, thumbs together

양 엄지를 잇대어 하지 후면 정중앙 부위를 발목에서 힙쪽으로 누르며 올린다.

9

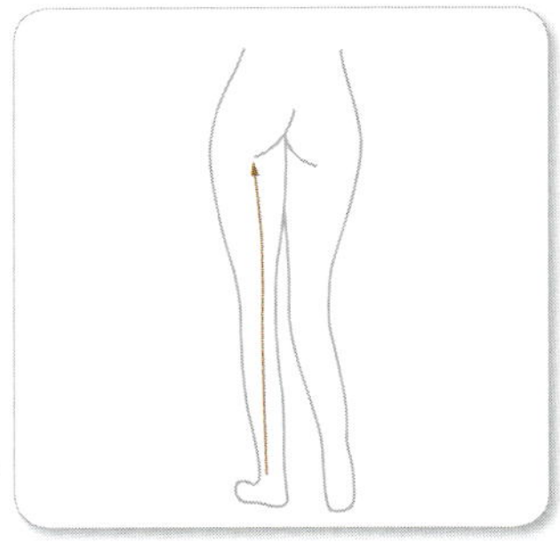

Effeurage both

4와 동일하다.

10

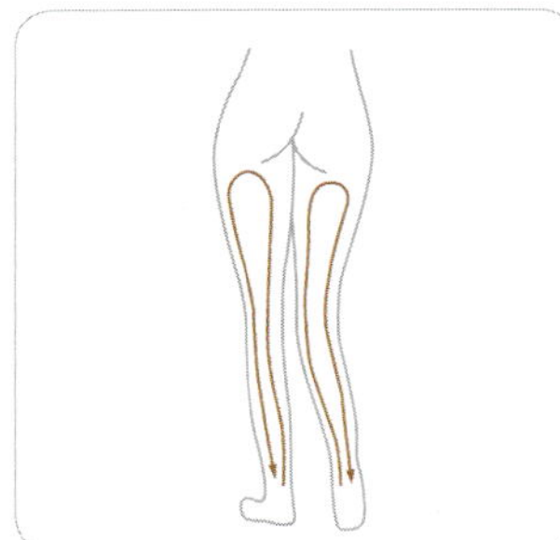

Hold feet

3과 동일하다.

11

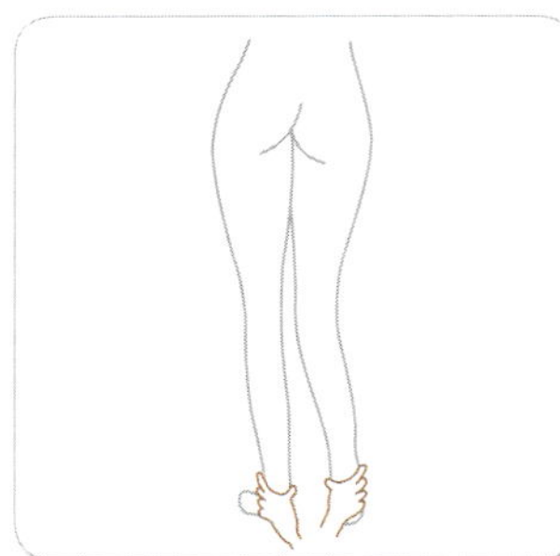

3. 다리(전면)

Oiling both

적당량의 오일을 손에 부어 가볍게 비벼서 부위에 바른다.

1

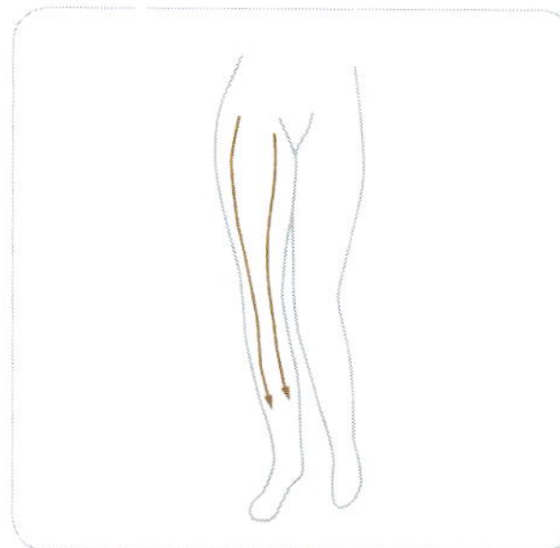

Hold feet

양손으로 발등 부위를 감싸듯 잡는다 (10초 정도).

2

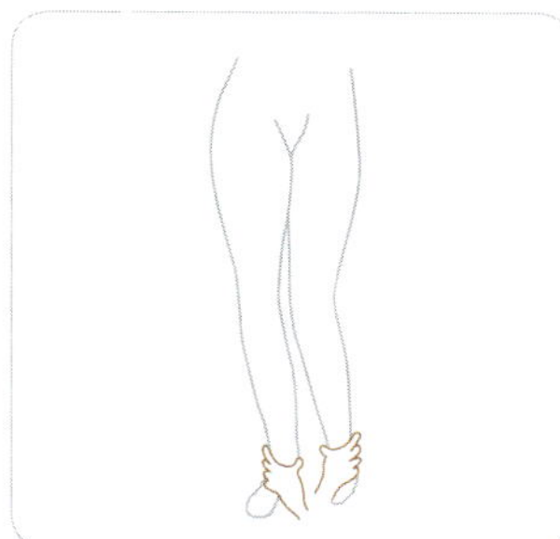

Effleurage both

양 손바닥으로 하지 전체를 쓸어올린다.

3

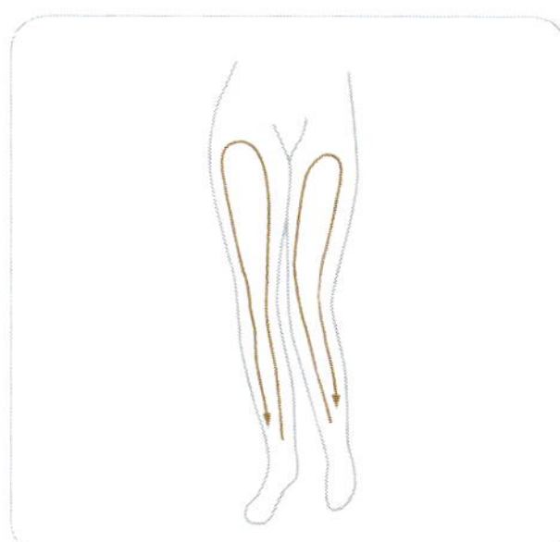

Knead hip, thigh

양 손바닥을 교차해서 주무르듯이 반죽한다.

4

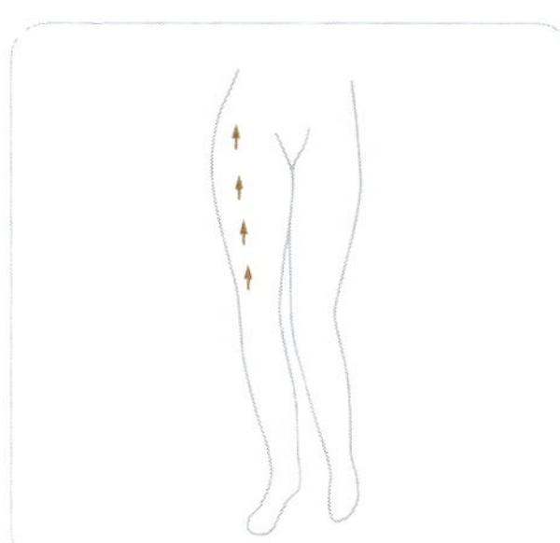

Work round knee

양 엄지로 슬개골 주위를 누르면서 회전한다.

5

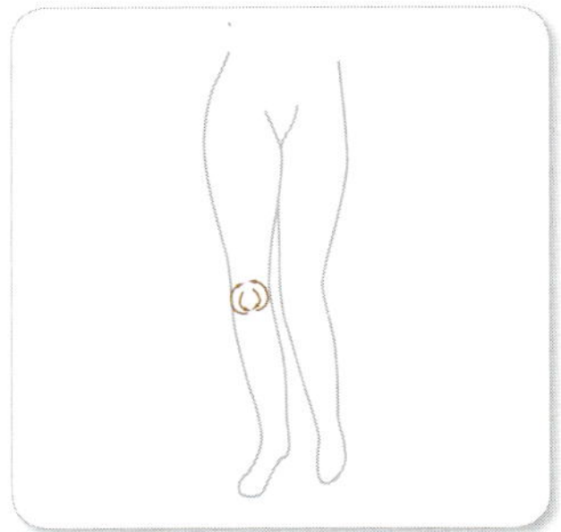

Shin slides

손바닥으로 쓸어올린 후 수도(손날) 부분으로 경골, 비골, 측면을 따라 누르면서 내려온다.

6

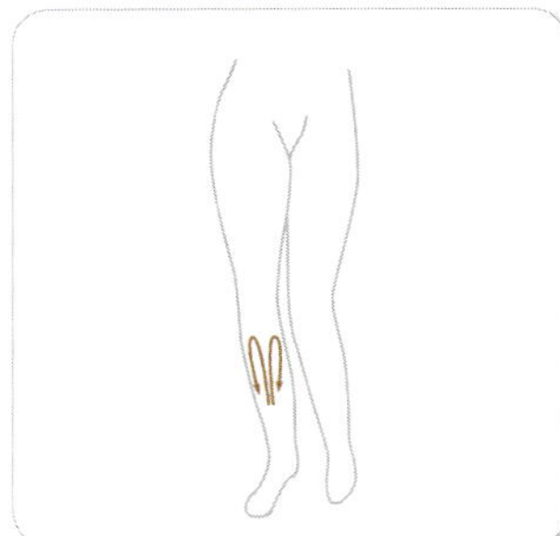

Ankle circles

양 손가락(8지)으로 복숭아뼈 주위를 누르면서 회전한다.

7

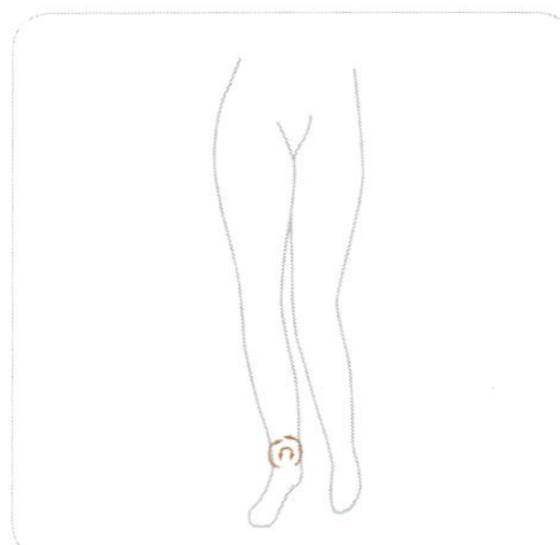

Long stroke & Effleurage bath

양 손바닥으로 하지 전체를 쓸어올린다.

8

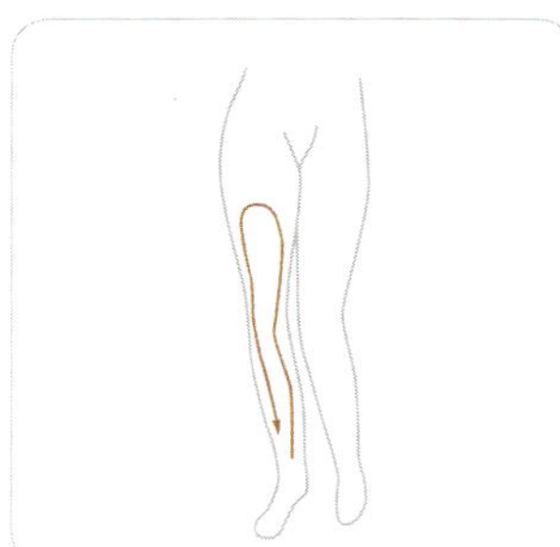

4. 발

Press round outer edges

엄지손가락으로 발바닥의 가장자리를 지그시 누른다.

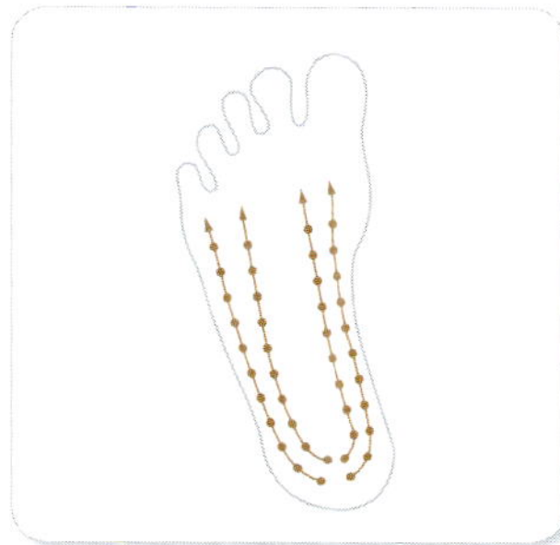

1

sole.arch / press over ball

주먹으로 발바닥 전체를 누르고 난 후 아치 부분은 주먹으로 누른 후 돌린다.

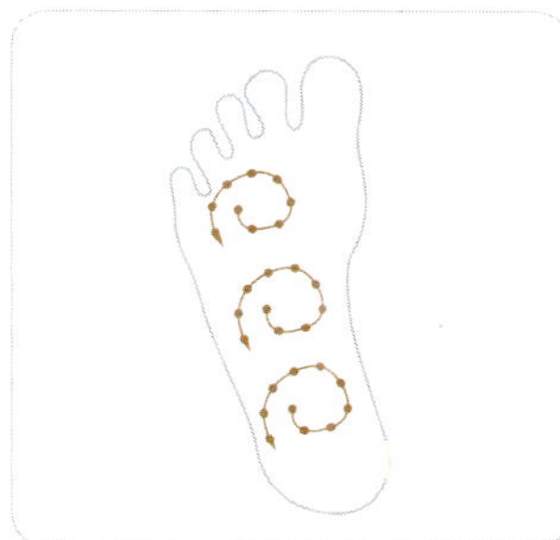

2

Work between tendons

엄지와 검지로 발등의 중족골 사이 부분을 눌러서 당긴다.

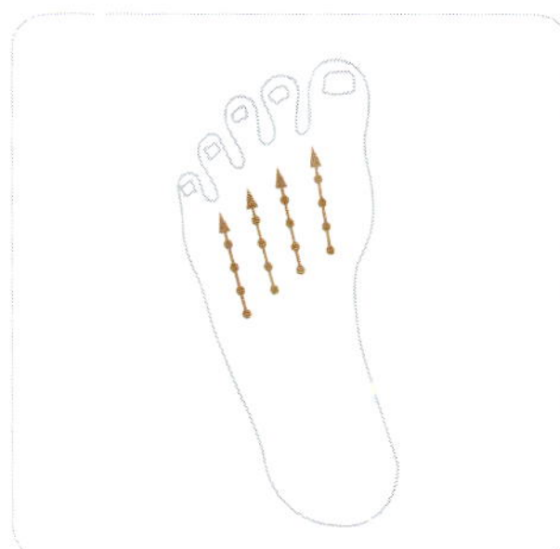

3

Foot stretch

양손으로 발을 잡고 횡아치 방향으로 스트레치를 한다.

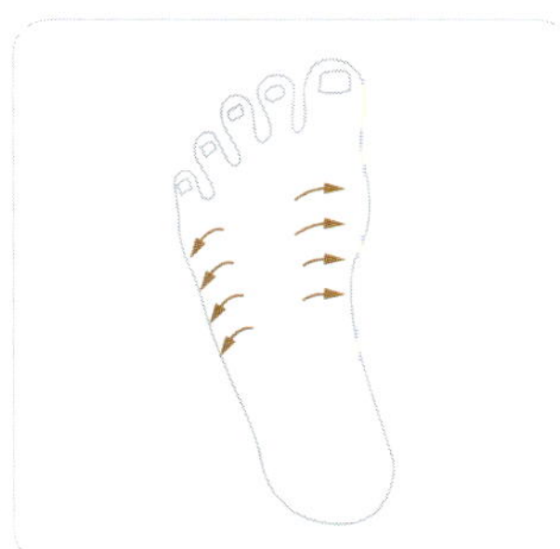

4

Press, Pinch

엄지와 검지로 각 발가락을 지그시 조인다.

5

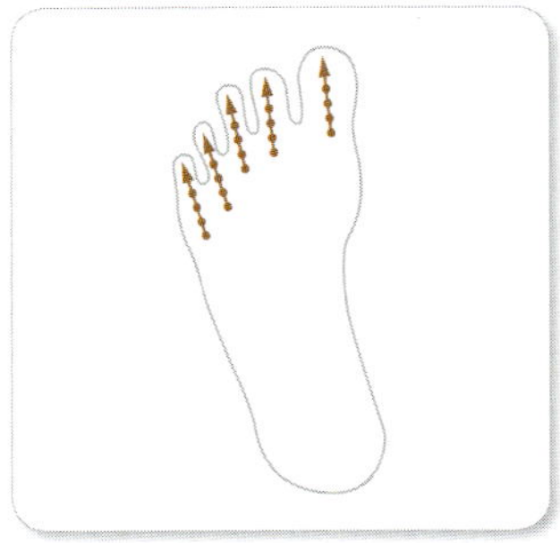

Corkscrew

손가락의 관절 사이에 발가락을 끼워 돌리면서 당긴다.

6

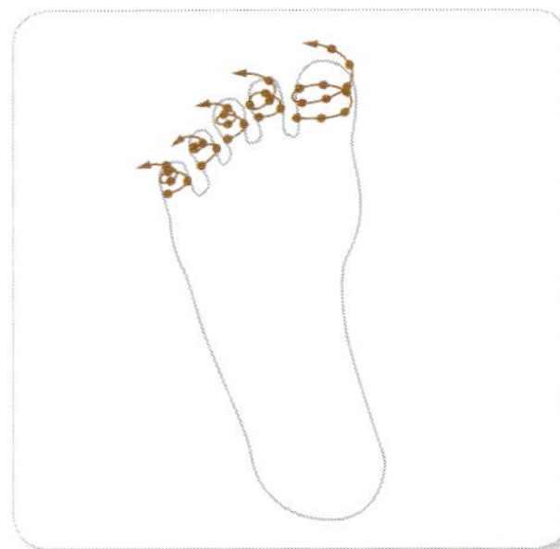

Flicks

6의 각 동작의 끝 부분에 탁한 에너지를 털어내는 동작을 실시한다.

7

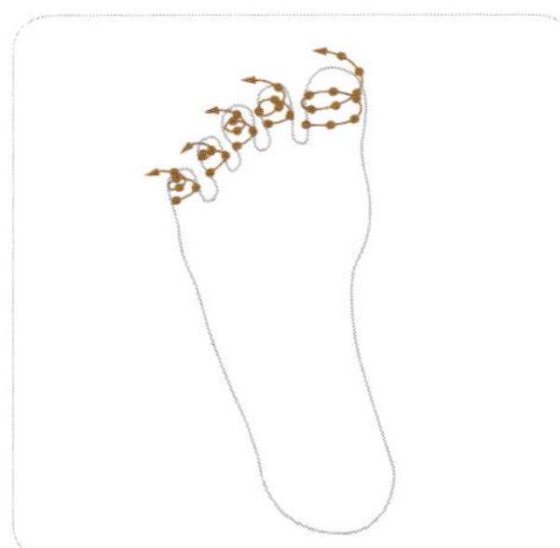

Long stroke

양 손으로 발바닥과 발등을 감싼 후 가볍게 누르면서 당긴다.

8

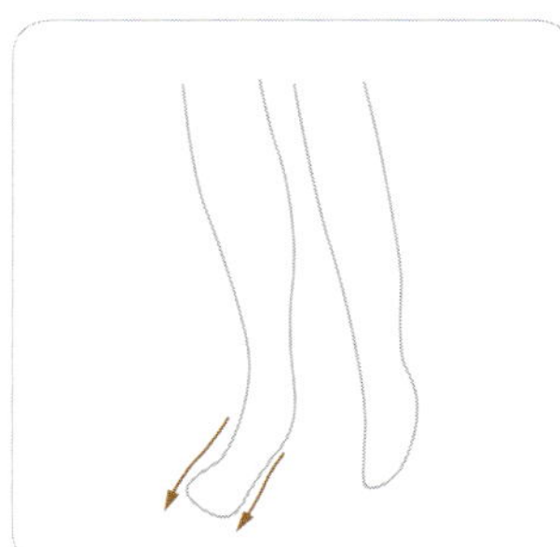

5. 팔

Oiling

적당량의 오일을 손에 부어 가볍게 비벼서 부위에 바른다.

1

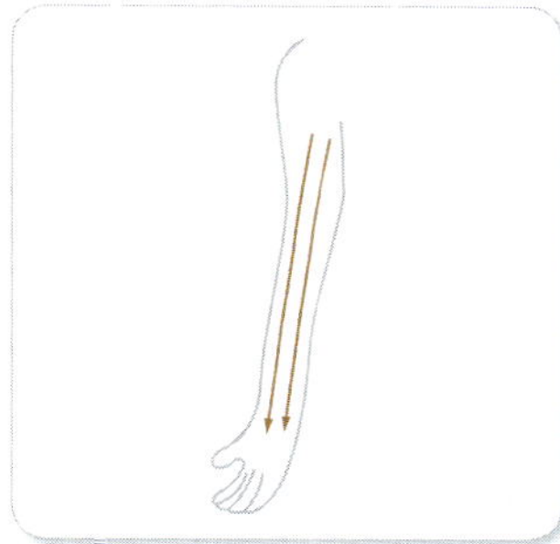

Kneading

양 손바닥을 교차하면서 반죽하듯이 마사지한다.

2

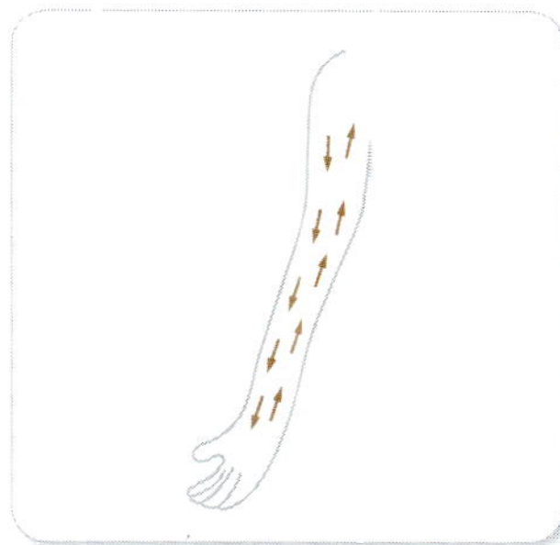

Stropping lower arm

한 손으로 팔을 고정시키고 다른 손으로 전완을 짜듯이 훑어내린다.

3

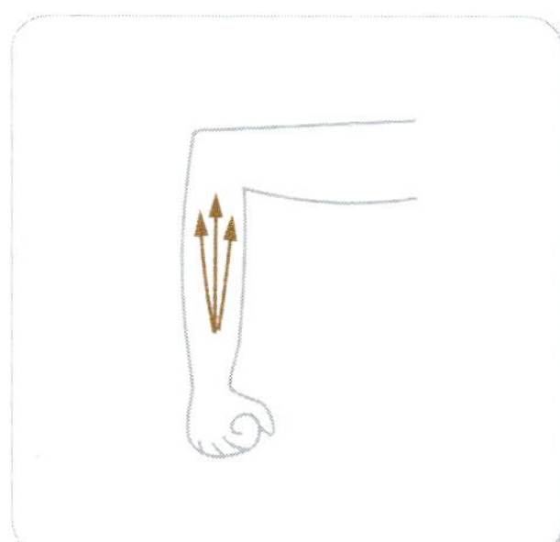

Stripping upper arm

한 손으로 팔을 고정시키고 다른 손으로 상완을 짜듯이 훑어내린다.

4

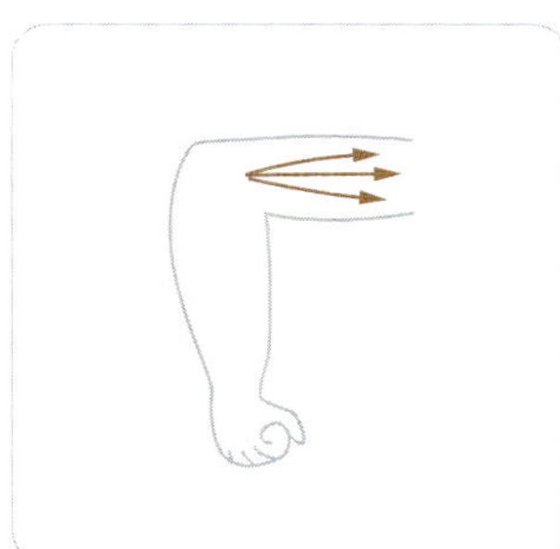

Thumb round wrist

양 엄지로 팔목 부위를 가볍게 누르면서 돌린다.

5

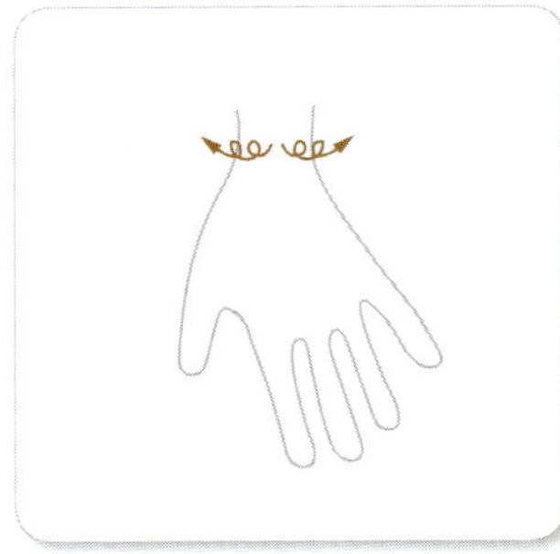

Hold hand

양손으로 가볍게 감싸준다.

6

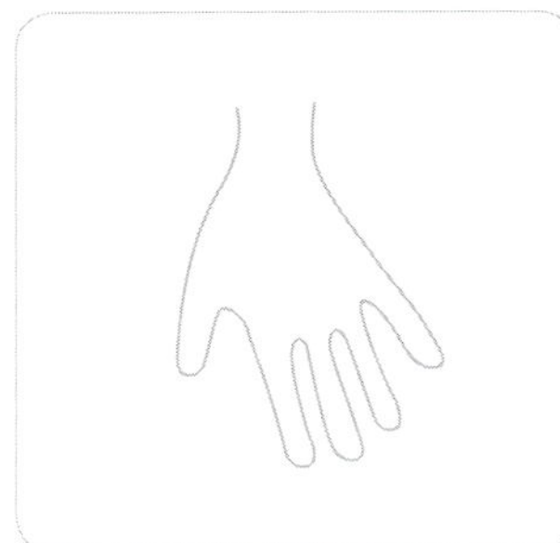

Pinching

양 엄지로 손바닥 부위를 지그시 누른다.

7

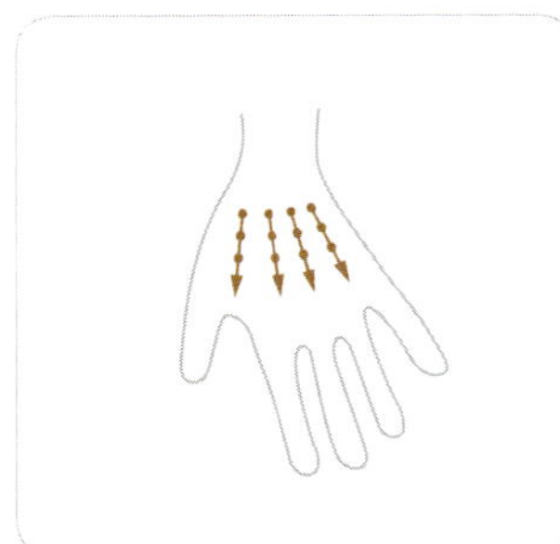

Fist inpalm

주먹으로 손바닥을 누르면서 돌린다.

8

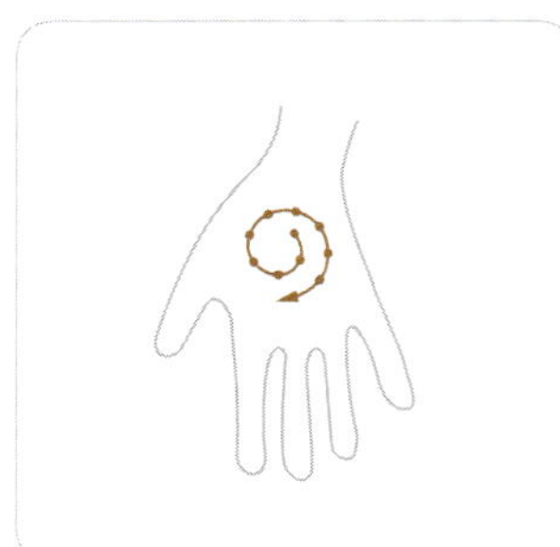

Strtching

양손으로 손바닥을 양옆으로 쭉 스트레치한다.

9

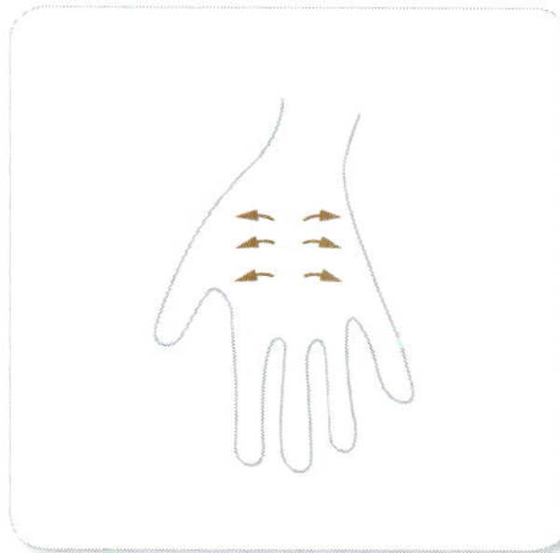

Tendon work

엄지와 검지로 중수골 사이를 누르면서 당긴다.

10

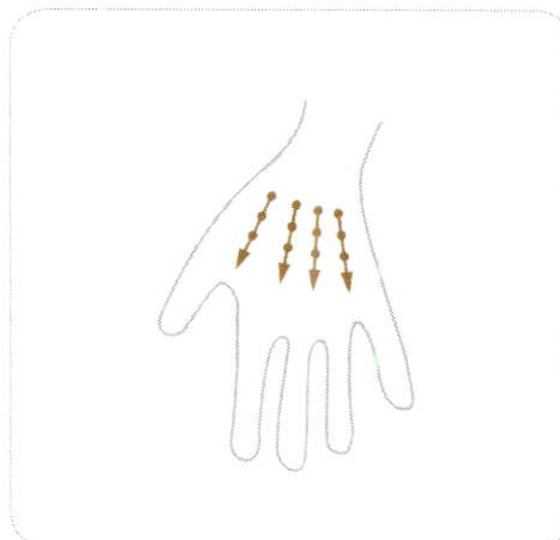

pinch. press. fingers

엄지와 검지로 각 손가락을 지그시 눌러준다.

11

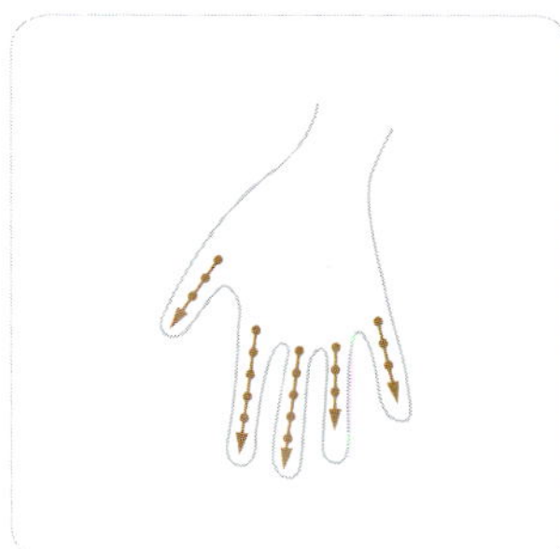

Corkscrew fingers, flicks

손가락의 관절 부위에 손가락을 끼워 누르면서 잡아 당긴 후 탁한 기운을 털어낸다.

12

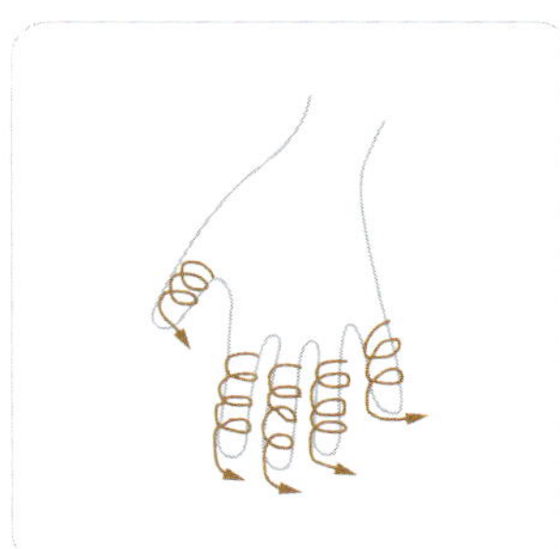

Stroke hand

양 손바닥을 손으로 감싼 후 가볍게 잡아당긴다.

13

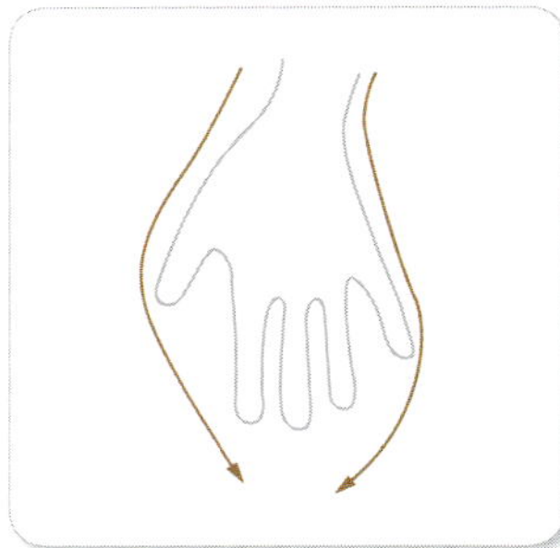

6. 복부

Oiling

적당량의 오일을 손에 부어 가볍게 비벼서
부위에 바른다.

1

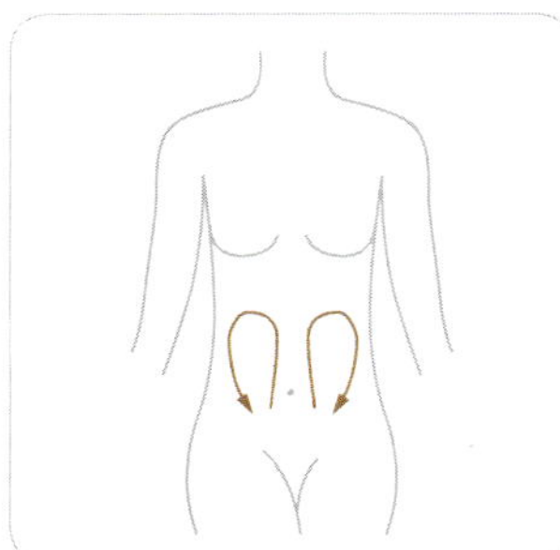

Hand circled

손바닥을 밀착시키고 가볍게 누르면서 양손을
교차하도록 원을 그린다(시계방향).

2

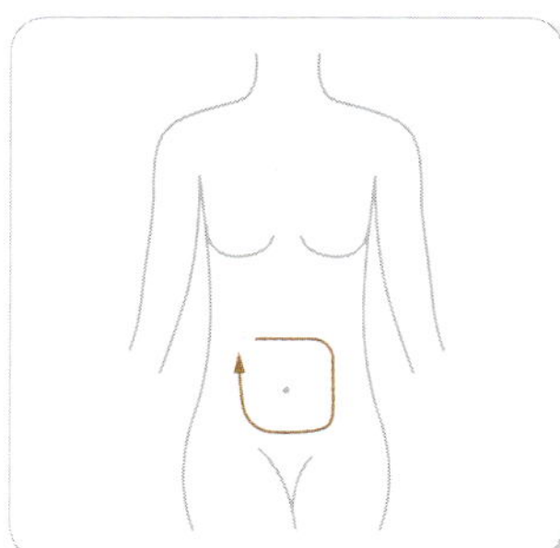

Diamond trace

수도로(손날) 누르면서 복부의 가장자리를 다이아몬드 모양을 그리면서 미끄러진다.

3

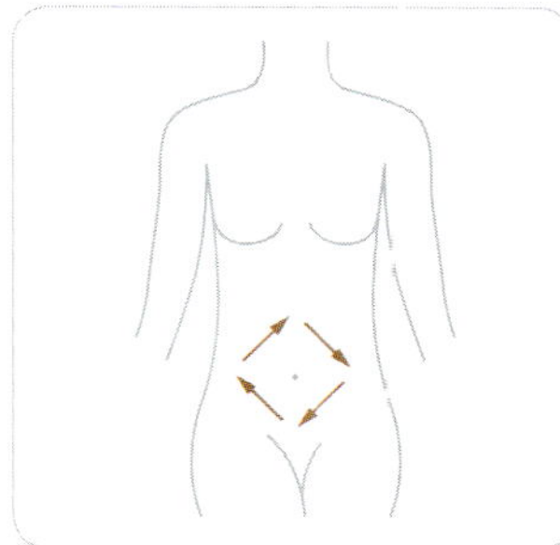

Moulding

양 손바닥을 교대로 사용해 옆구리 뒤쪽에서부터 복부 전면까지 근육들을 끌어올리듯 당긴다.

4

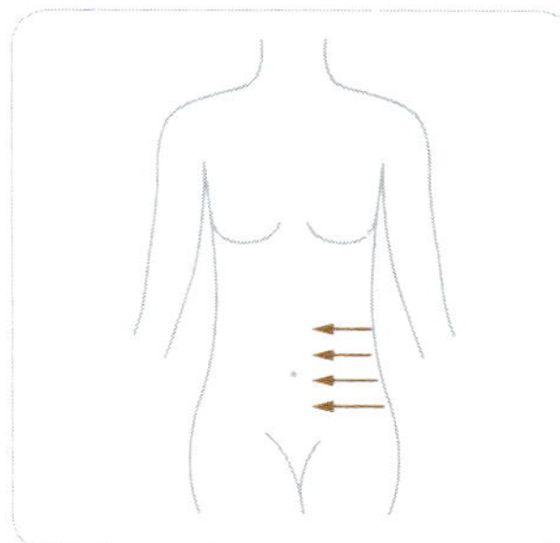

Thumbs up

양 엄지로 지그시 누르고 돌리면서 밀어올린다.

5

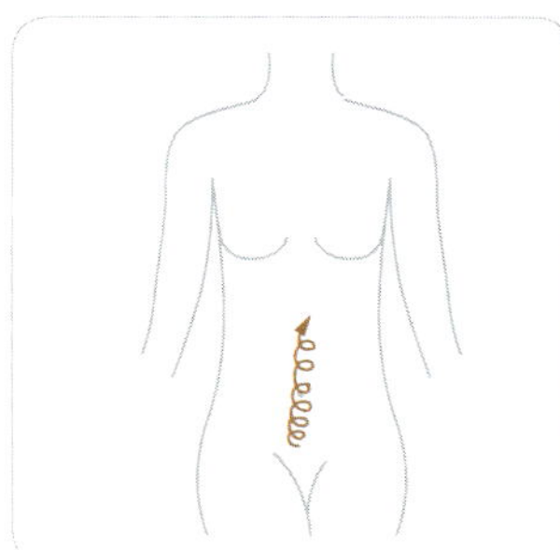

Thumbs pressing in

양 엄지로 지그시 누르면서 좌우로 밀어낸다.

6

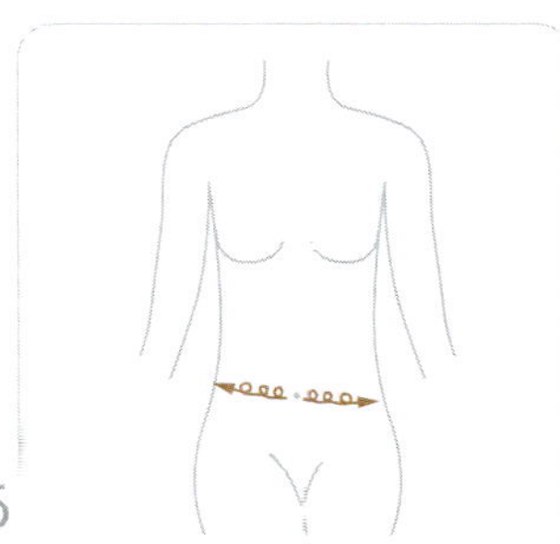

7. 어깨, 목

Oiling

적당량의 오일을 손에 부어 비벼서 부위에 바른다.

1

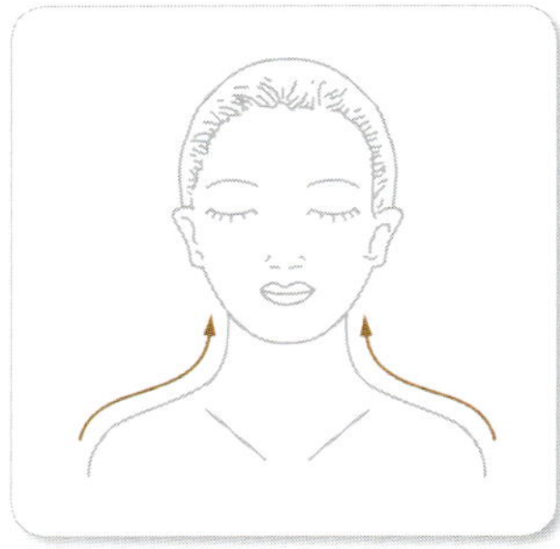

Kneading top of shoulder

양 손바닥으로 어깨의 정점 부위를 주무르듯 마사지한다.

2

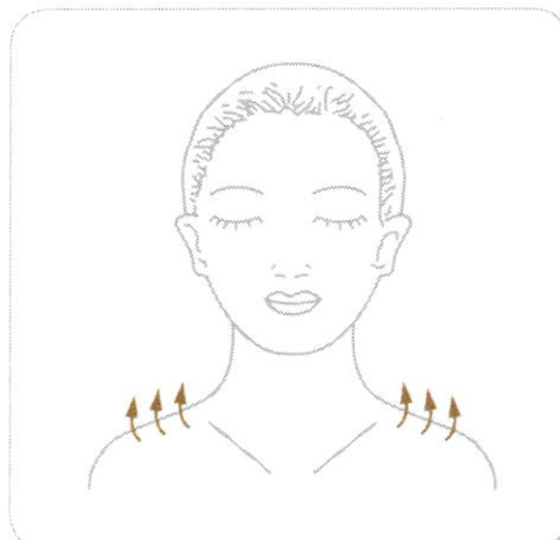

Hand under back

양손을 등 밑의 척추 옆에 밀어넣은 후 손가락을 살짝 들어준다.

3

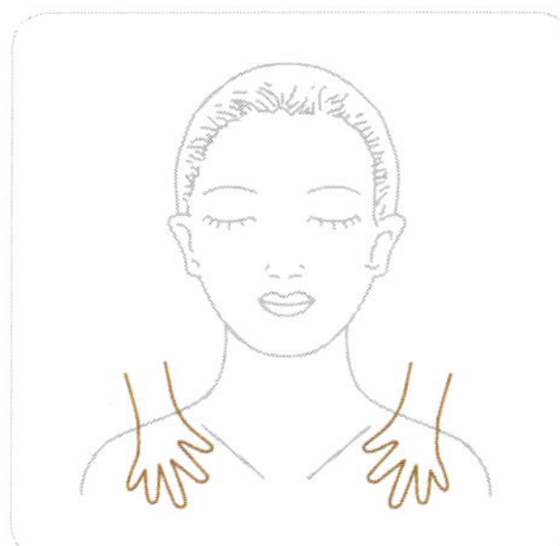

Pectorial circles

양 손가락(8지)으로 흉부의 상부를 가볍게 누르면서 돌린다.

4

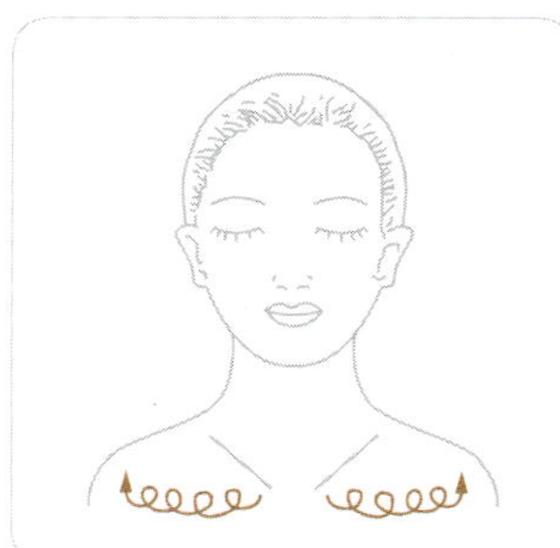

Sweet round shoulders

양 손바닥으로 어깨 부위 전체를 쓸어올린다.

5

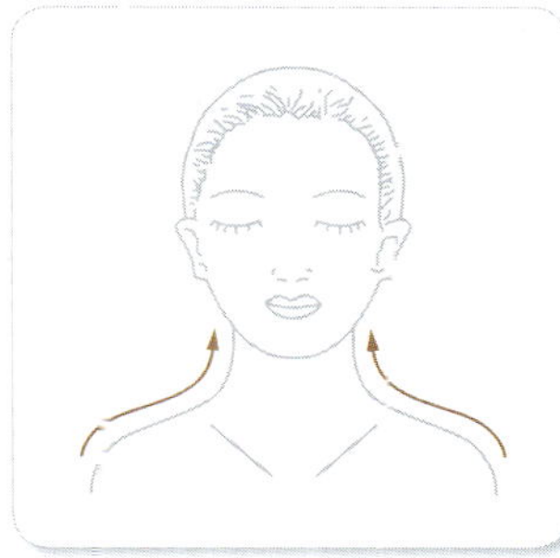

Thumb / finger along clavides

엄지와 검지로 쇄골을 집어서 안쪽에서 바깥쪽으로 당긴다.

6

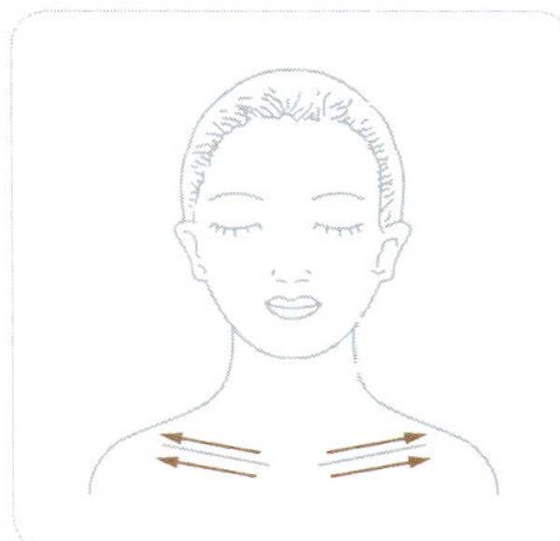

Press away from ears

양손으로 어깨를 잡고 피술자의 반대쪽으로 밀어낸다.

7

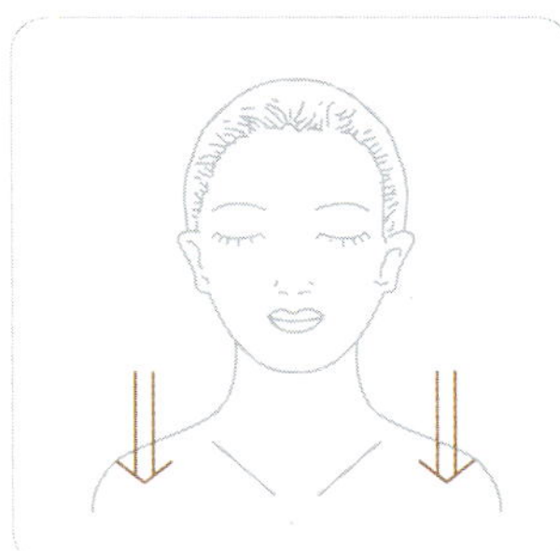

Press towards table

양손으로 어깨를 잡고 지면으로 누른다.

8

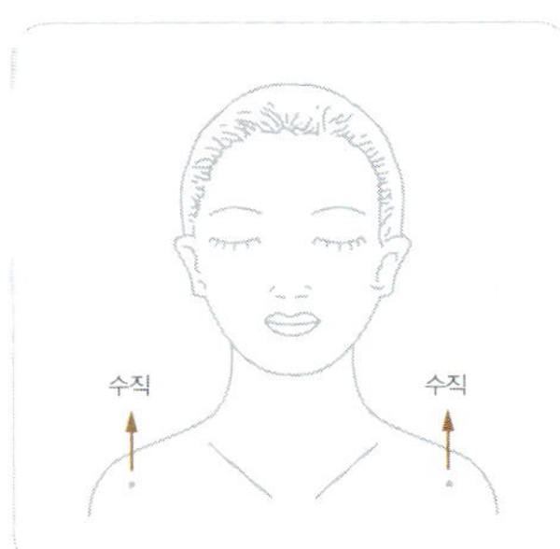

Shoulder neck stretch

양손을 흉골 상단에 놓고 양 어깨 쪽으로 누르면서 미끄러진 후 뒷목에서 후두골 기저부까지 당긴다.

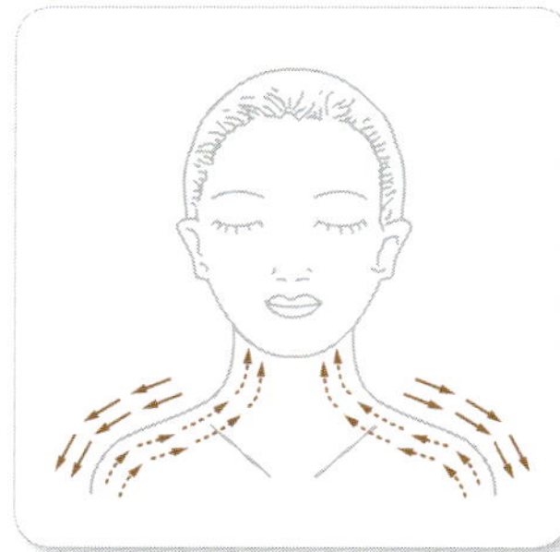

9

Long strokes up neck

양 손바닥을 교대로 사용해 어깨에서 후두부까지 쓸어올린다.

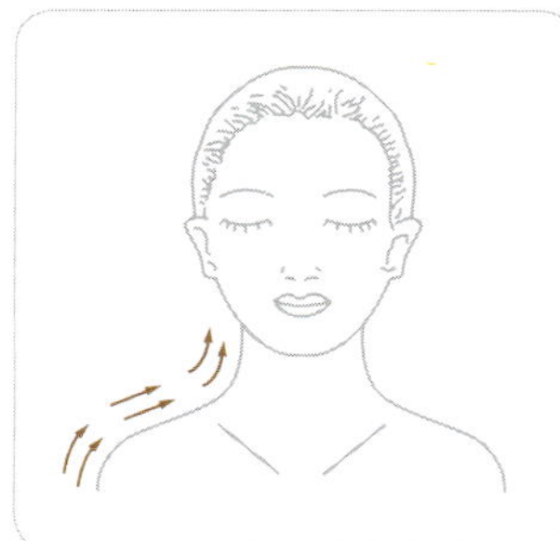

10

Squeeze up neck

손바닥 전체를 이용해 목의 측후면을 짜듯이 마사지한다.

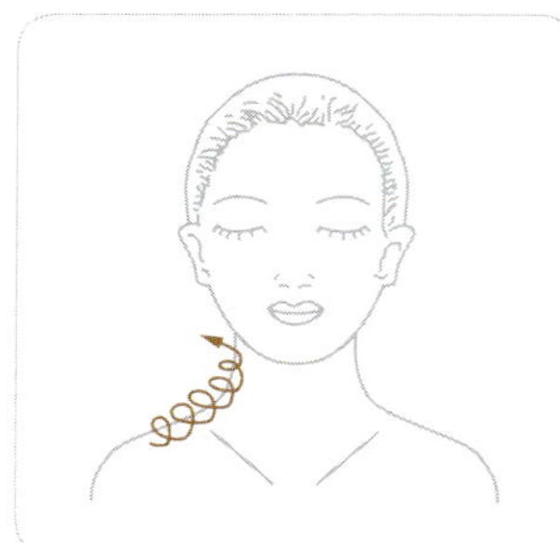

11

8. 머리, 얼굴

Moving skin of scalp

손가락(4지)으로 두피를 누르면서 당겨준다.

1

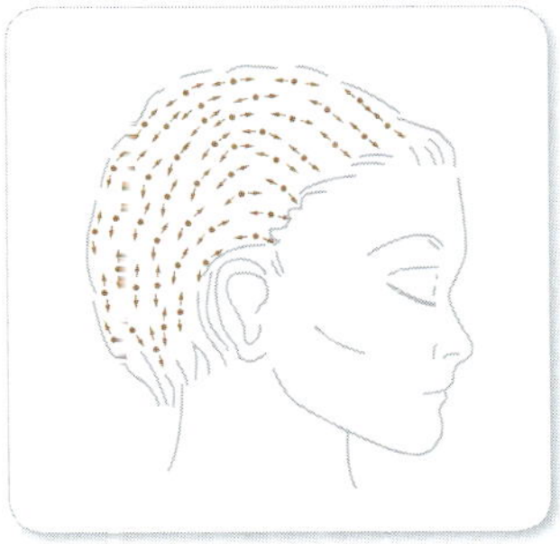

Turn head and repeat

2

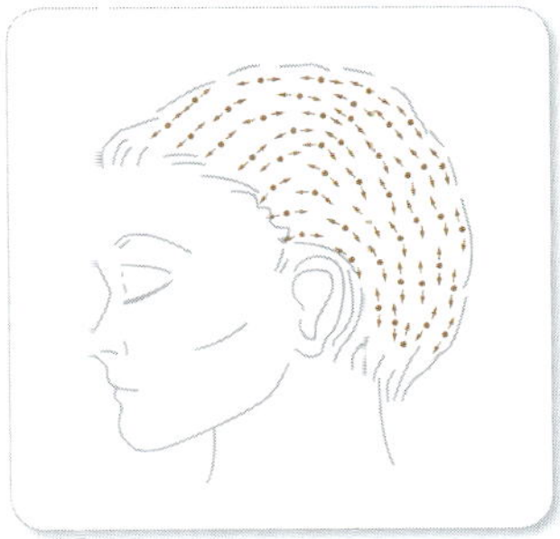

Fingers through hair

손가락으로 머리카락을 빗질하듯 쓸어내린다.

3

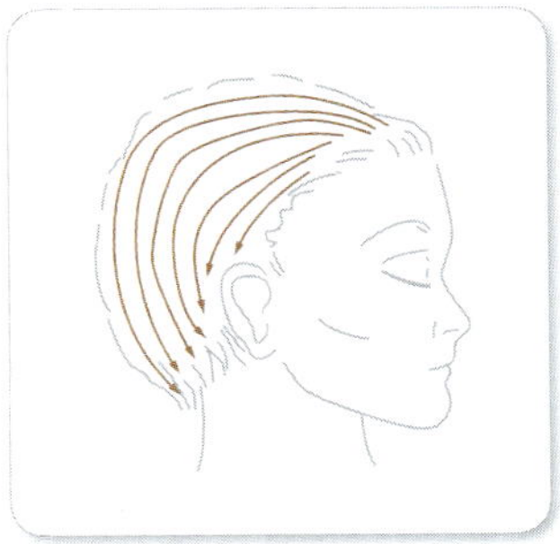

Pulling hair

머리카락을 한 줌씩 쥐고 살짝 잡아당긴다.

4

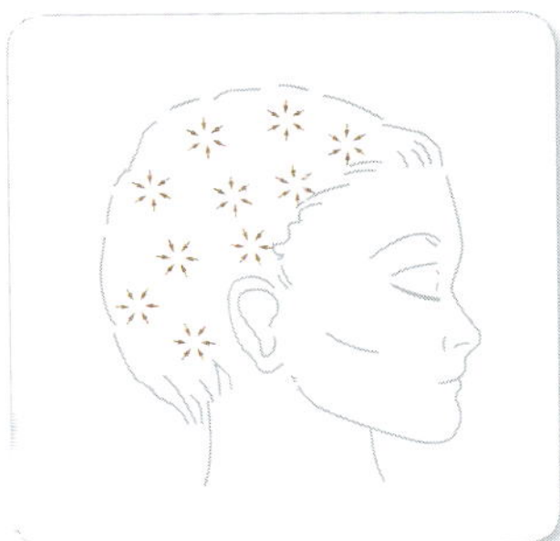

Forehead

양 엄지로 이마 부위를 가볍게 누르면서 바깥쪽으로 밀어낸다.

5

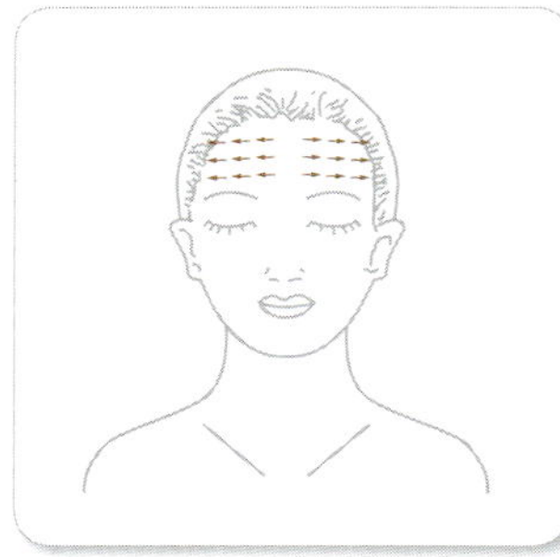

Pinch / press eyes

엄지와 검지로 눈썹 부위를 누르고 집기를 반복한다.

6

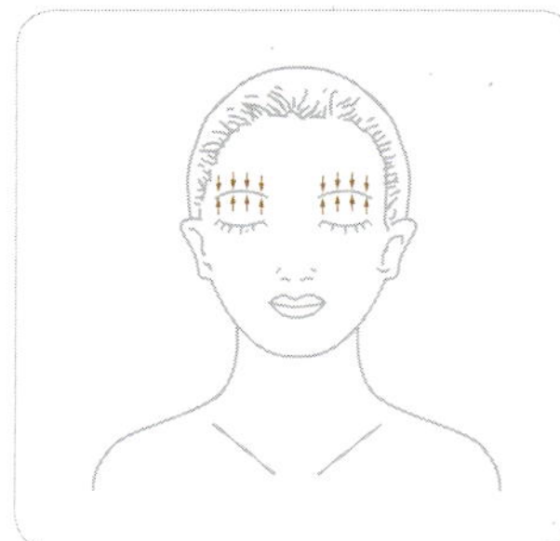

Nosecircles / Slide up

검지(중지)로 코 부위를 회전하면서 마사지한다.

7

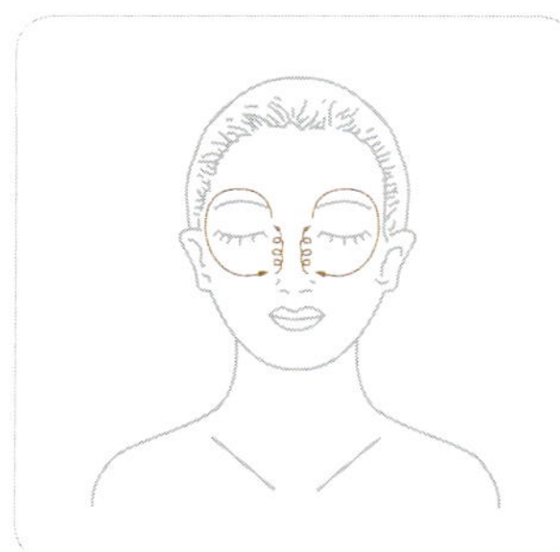

Lips and chin

윗 잇몸 부위와 아래 잇몸 부위를 검지로 회전하면서 마사지한다.

8

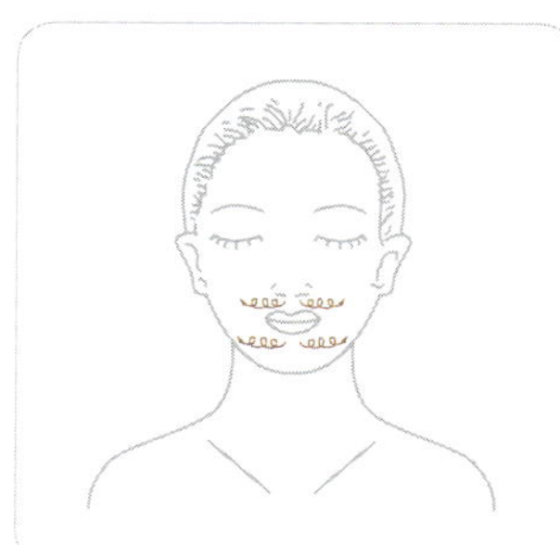

Hands out on cheeks

양 손가락(8지)으로 볼 가운데서 바깥쪽으로 누르면서 밀어낸다.

9

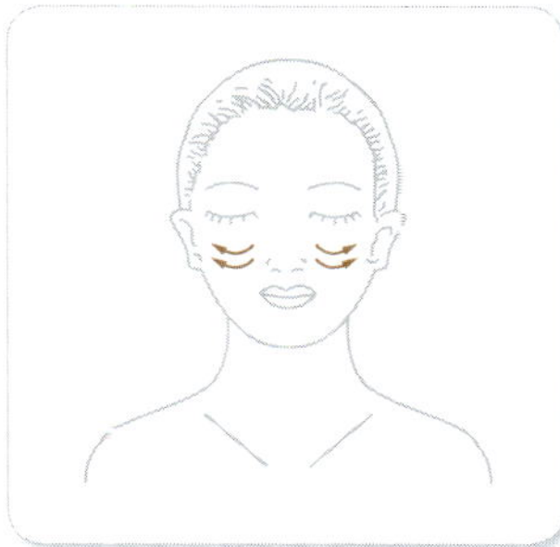

Hands out on jaw

엄지와 검지로 턱관절을 쥐고 바깥쪽으로 밀어낸다.

10

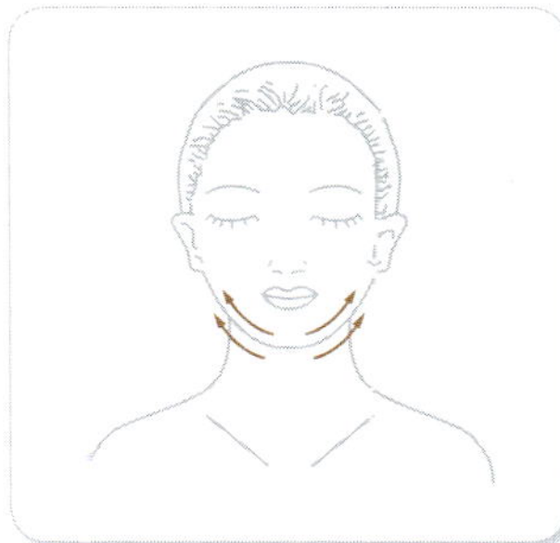

Pinch / Pull earlobes

엄지와 검지로 귓바퀴를 따라 집어준다.

11

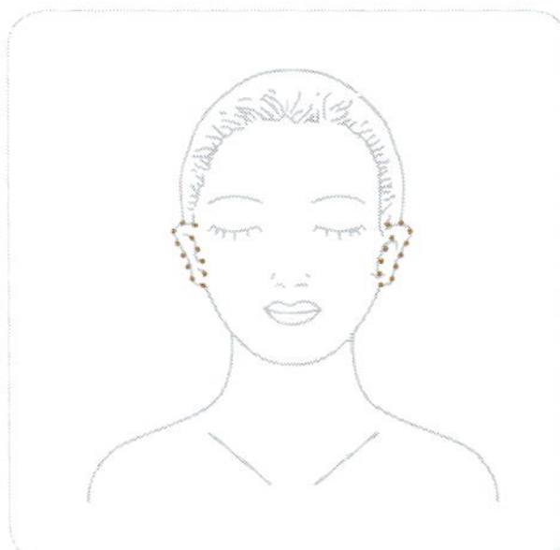

Brush over face

양 손바닥을 얼굴 약간 위에 두고 턱에서 이마쪽으로 서서히 이동한다.

12

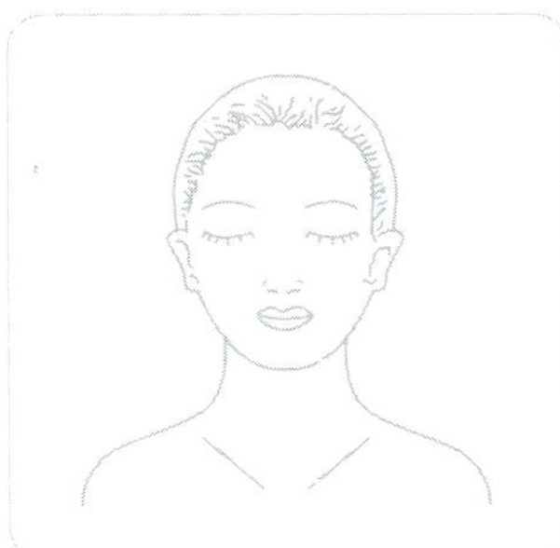

Repeat above hed

양 손바닥을 머리 약간 위에 두고 정수리쪽으로 서서히 이동한다.

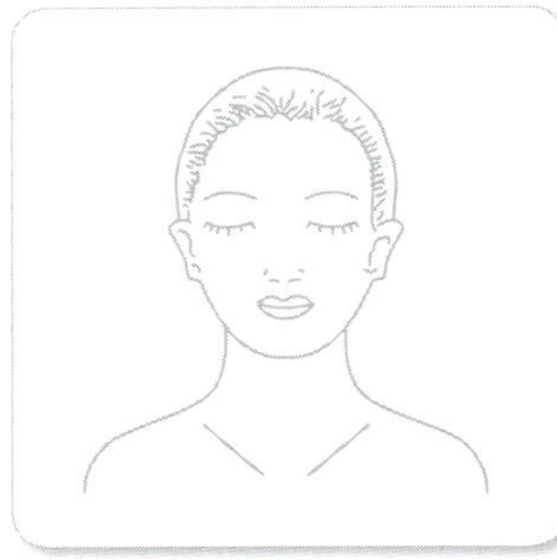

13

Hold / release head

양손으로 머리를 가볍게 감싸고 잠시 멈춘 후 서서히 손을 뗀다.

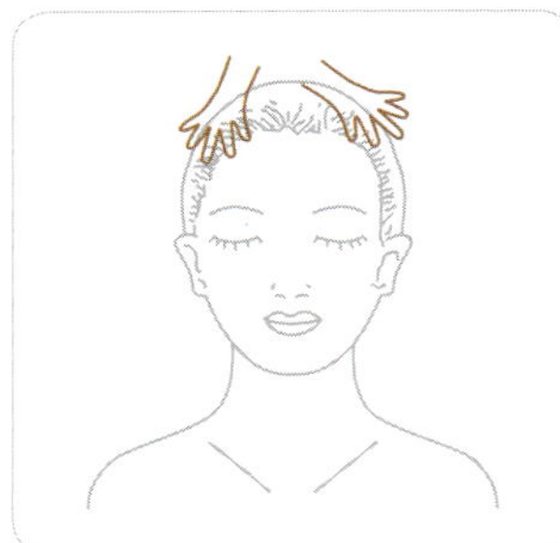

14

9. 마무리

머리와 얼굴의 마사지가 완전히 끝나면 고객의 관자놀이 옆에 양손을 가볍게 내려놓고 잠깐 동안 그대로 있는다. 다음으로 서서히 양손을 고객의 머리에서 매우 서서히 떼어낸다. 이때 마사지사와 고객은 강하게 연결된 느낌을 받을 수 있다.

Finish – Auric sweeps

끝내기 동작으로 고객의 머리에서 발끝까지 한 번에 길고 느린 스트록을 실시한다. 이때 실제로 고객의 몸에 접촉하지는 않는다. 이를 오우라 마사지라 한다.

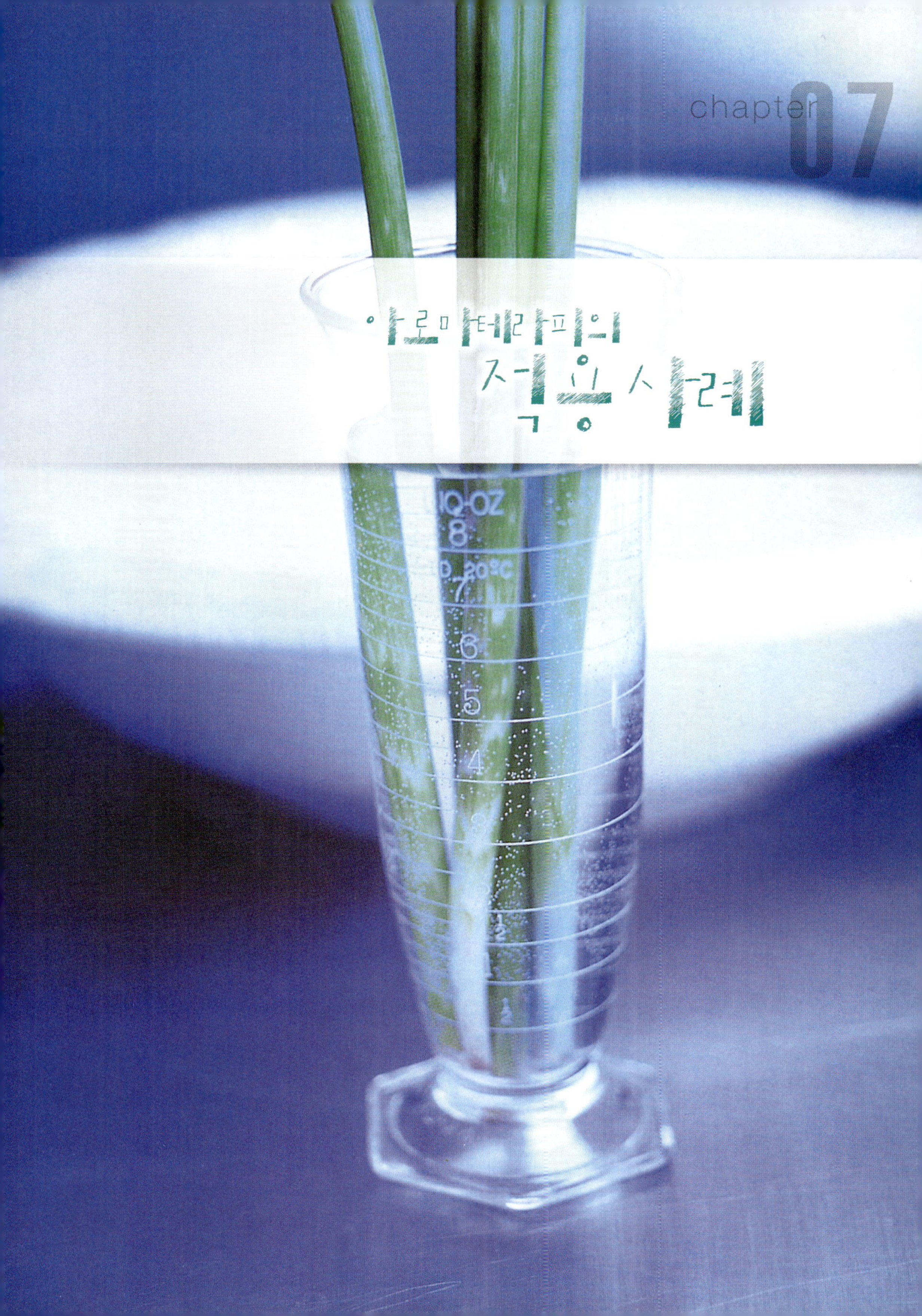

chapter 07 아로마테라피의 적용사례

제7장

아로마테라피의 적용 사례

아로마테라피를 실제 임상 케이스에 적용하여 치료한 사례들(임상일지를 그대로 열거한 것임)을 정리하였다. 간단한 증상이나 감기처럼 약을 먹기에는 애매한 경우에서부터 병원치료를 통해서 약물치료를 받기 어려운 경우에 이르기까지 많은 케이스에서 아로마테라피가 효과를 나타냈음을 알 수 있다. 그러나 항상 전문적인 의학적 진단과 치료적 접근이 우선임을 잊지 말아야 하며 또한 아로마치료도 전문적인 교육과 임상경험을 가진 아로마테라피스트에게 의뢰함을 원칙으로 해야 한다.

1. 내과

73세 여성 | 땀이 많이 나고 고혈압 약을 먹고 있음. 치아가 다파서 식사를 잘 못하고 씹기가 어려워 소화력도 떨어지며, 밤에 잠도 잘 못 잠.

- **램프 흡입법** : 레몬 1방울, 라벤더 1방울, 사이프러스 2방울로 램프 확산법을 함.
- **가글링법** : 레몬 2방울, 라벤더 2방울, 유칼립투스 2방울로 아침, 점심, 저녁으로 가글링함.
- **마사지** : 라벤더 8방울, 레몬 2방울, 사이프러스 5방울을 호호바 25ml에 블랜딩하여 전신 마사지 함.
- 땀은 흡입법으로 많이 줄어들었고, 치주염은 2일 동안 가글링한 후 통증이 없어지고 소화력 저하와 가스가 많이 생겼는데 전신 마사지 후 편안해지고 잠도 잘 자게 되었음.

27세 여성, 회사원 | 평소 다리 부종이 심하고 전체적으로는 저체중이던서 하체 비만이 있는 편. 출근시간이 매우 이르고 업무량이 많아 늘 피르감을 호소. 평소 건강상태는 양호하나 몸이 찬 편임. 특별한 가족력은 없음. 잦은 샤워로 피부가 건조하고 간혹 가려움증이 있음(건조증으로 인한 가려움).

- **1주차** : 종아리 및 허벅지 마사지(주 2~3회) : 그레이프프루트 2방울, 시다우드 4방울, 라벤더 3방울, 호호바 15ml로 마사지. 붓지 않는 것은 아니지만 부종으로 인한 통증은 없어짐.
- **2주차** : 종아리 및 허벅지 마사지(주 3회) : 그레이프프루트 3방울, 사이프러스 4방울, 레몬 2방울, 호호바 10ml, 이브닝 프라임 로즈 5ml로 마사지. 부종으로 인한 통증이 없어지고 붓기가 가라앉음. 환자의 만족도 높음.
- **3주차** : 종아리 및 허벅지 마사지(주 3회) - 3회 중 1회는 전신 마사지 : 그레이프프루트 4방울, 사이프러스 4방울, 라벤더 2방울, 시다우드 2방울, 호호바 10ml, 이브닝 프라임 로즈 10ml로 마사지. 전신 마사지 후 평소보다 잠을 더 잘 잘 수 있었고, 다리부종 없었음. 하지 마사지 후 부종이 없어짐.

64세 여성, 주부 | 오랫동안 농사일을 해왔고 5년 전 교통사고로 인해 신경통과 관절염으로 고통받고 있음. 특히 무릎 통증이 심해 이틀 전 고약을 무릎에 붙이고 잠. 다음날 아침 무릎에서 진물이 흐르고 가려우며 무릎에서 발목까지 1.5배 가량 부어 올랐음. 진물이 너무 심하게 흘러 붕대를 감아 놓았지만 붕대가 젖어서 새로 감아야 했음. 가려움이 너무 심했고 무릎에서 발목까지 1.5배 정도 부어올라 통증이 심해 걸을 때 다리를 끌고 다니는 것으로 보였으며 잠을 잘 수가 없을 만큼 고통을 호소함.

- **도포법** : 라벤더 4방울, 캐모마일 4방울, 주니퍼베리 4방울을 아몬드 오일 20ml에 블랜딩
- 병변 부위에 도포함. 이틀 후 통증이 점점 줄어들어 수포가 사라졌고 다음날 아침 진물이 나지 않았으며 부종이 많이 가라앉은 상태가 됨.
- 3일 경과 후 부종과 수포가 사라졌고 부종이 있었던 부위의 피부색이 검게 변하고 피부가 얇고 건조해진 것을 볼 수 있었음. 일주일 뒤 상처 부위의 피부색이 점점 돌아오기 시작했고 다리도 절지 않을 만큼 통증이 완화되었음.

28세 여성 | 과로 후 감기에 걸림. 맑은 콧물, 재채기, 코막힘, 오한, 경미한 근육통

- **증기흡입법** : 첫 번째 치료는 라벤더 2방울, 로즈마리 1방울, 유칼립투스 1방울, 레몬 1방울을 물 50ml에 떨어뜨려 섞음. 두 번째 치료는 라벤더 1방울, 유칼립투스 1방울, 사이프러스 1방울, 레몬 1방울을 물 50ml에 떨어뜨려 섞음.
- 1회 치료 후 콧물은 약 30%, 나머지 증상은 모두 호전되었음.
- 2회 치료 후 콧물의 80%가 호전됨.

48세 남성 | 10일 전 신경을 많이 쓰고 난 후부터 두통이 생김. 뒷목에서부터 후두부까지 뻣뻣한 느낌이 듦. 10일간 통증이 점점 악화됨. 목을 움직이는데는 아무 지장이 없음.

- **목, 귀 뒷부분 마사지** : 라벤더 3방울, 페퍼민트 3방울, 바질 2방울을 호호바 15ml에 블랜딩하여 마사지함.
- 3회 치료 후부터 아주 상쾌해지고 양호해짐.

59세 여성 | 최근 수년 전부터 류머티즘 관절염의 진단하에 병원에서 치료를 받았으며, 그동안 호전 현상을 보이다가 나빠지기도 하는 반복성을 보였음. 증세는 주로 손, 팔꿈치 관절 부위에 부기를 동반한 통증 및 손가락 마지막 마디에 결절이 생김으로 변형된

양상을 보였음. 환자 자신도 만성적인 병으로 알고 나서부터 병원 치료를 포기한 상태라고 하여서 아로마 요법으로 처방함.

- **마사지** : 로즈마리 3방울, 라벤더 3방울, 프랑킨센스 4방울을 호호바 15ml에 블랜딩하여 양팔과 양손을 마사지
- 통증 부위(손, 팔꿈치 관절)에는 로즈마리 3방울, 주니퍼베리 3방울, 유칼립투스 3방울을 호호바 15ml에 혼합하여 1일 2회 염증이 있는 관절 부위에 부드럽게 마사지
- 통증과 부기증세가 많이 호전됨.

28세 여성, 웹 디자이너 | 사춘기 때부터 시작된 아주 오래된 습관적인 변비가 지금까지 지속. 아침을 거의 먹지 않고, 먹을 것이 있으면 주섬주섬 먹는 불규칙한 식습관과 밀가루 음식을 좋아함. 2개월 전부터 헬스를 하고 있음. 음식을 먹으면 아랫배에 가스가 차고 더부룩함. 대변은 보통 3일에 한 번씩 보는데 길게는 일주일에 한 번 볼 때도 있음.

- **복부 마사지** : 로만 캐모마일 2방울, 로즈마리 3방울, 마조람 3방울을 호호바 15ml에 블랜딩하여 저녁 샤워 후나 운동 후 오일을 하복부에 시계방향으로 5~10분 정도 마사지하도록 함.
- 다른 음료 대신 페퍼민트 차를 마시도록 함.
- 보통 2일에 한 번씩 복부 마사지 실시한 결과 처음 며칠은 효과가 없었으나 시간이 지나면서 이틀에 한 번씩은 화장실에 가게 됨. 아로마 마사지를 하기 전보다 변 보는 일이 쉬워졌고 뒤끝이 깨끗해서 기분이 좋았다고 함. 아랫배에 가스차는 증상도 호전됨. 2일에 한 번씩 변보는 것도 큰 성과라고 말함.

53세 여성, 농업 | 일교차가 심해지면서 감기증세 나타남. 콧물이 나면서 목이 아픔. 기침은 심하지 않음.

- **흡입** : 라벤더 4방울, 유칼립투스 3방울, 레몬 3방울의 비율로 10ml를 처방하여 수시로 코밑에 대고 흡입하도록 함.
- 오일 흡입 후 하루가 지나서 바로 콧물이 멈추고 목이 아픈 것이 없어졌음. 감기가 언제 없어졌는지도 모르게 금방 나았다고 함. 다른 감기 처방약은 전혀 복용하지 않았음.

28세 여성, 판촉업무 | 요즈음 특정한 장소에 가서 종일 서서 판촉업무를 함. 밤에 씻고 자려고 하면 퉁퉁 부은 다리와 종아리, 허벅지 부분은 욱신거리며 아파와서 잠을 이룰 수 없는 증상이 심하다고 함. 또한, 아픔은 참을 수 있으나 그 부은 다리의 부기가 빠지지 않고 부은 것이 살이 되어 뚱뚱하게 변하는 것을 참을 수 없다고 함.

- **다리 마사지** : 사이프러스 10방울, 주니퍼베리 15방울, 제라늄 8방울, 그레이프프루트 15방울을 세서미 30ml, 아몬드 30ml에 블랜딩.
- 일주일에 두 번씩 하여 10회 정도 실시한 결과 종아리와 허벅지 등 2.5cm 정도 살이 빠졌음. 부기도 가라앉고 부기가 살아나는 현상도 사라져서 고객은 매우 만족해 하였음.

40세 여성, 프리랜서 | 몸이 약하고 정신적인 스트레스를 많이 받는 고객이며 특히 감기 기운이 많음. 일년 내내 감기로 고생하는 고객의 증상은 처음에는 목감기로 시작해서 하루 지나 바로 코감기로 고생을 하다가 그 다음에는 기침과 가래까지 발전을 하는 증상을 보임.

- 제라늄을 발향하여 흡입하게 하였음.
- 3일 정도 두 시간 정도씩 흡입 후 자신도 모르게 감기가 나았다고 함.

29세 여성, 회사원 | 고 2때부터 스트레스, 잦은 설사와 속쓰림으로 고생을 하다 대학시절 호전됨. 3년 전 직장생활을 한 후부터 잦은 속쓰림과 체한 증상이 있어 일반 약국 소화제를 먹고 괜찮았음. 일주일 전 회식으로 삼겹살과 소주를 먹은 후 그 이후로 에이는 듯한 속쓰림과 구토와 두통을 호소하여 양방 내과에서 내시경 실시 후 미란성 위염 진단 받음.

증상으로는 음식을 먹은 후 속이 답답하고 머리가 아프며 등이 아프다고 함. 어지럽고 피곤하며 체할 것 같은 두려움이 있음.

- **습포, 목욕** : 라벤더 5방울, 사이프러스 5방울, 캐모마일 15방울을 물에 섞어 습포하고 7~8방울은 목욕물에 떨어뜨려 목욕하게 함.
- **마사지** : 페퍼민트 5방울, 라벤더 5방울을 캐리어 오일에 3%로 희석하여 복부 마사지함.
- 머리 아픈 것이 없어지고 속이 답답한 횟수가 줄어들었으나 피곤한 것은 아직 남아있음.

40세 남성, 공무원 | 주말 가족과 함께 등산을 갔다온 후 월요일 아침에 일어나니 목이 아프고 온몸이 쑤셨음. 화요일에 몸에 열이 나고 기침이 나며 목소리가 변했음. 양방 이비인후과에 가서 4일간 약을 복용했음. 콧물이 나며 침 삼킬 때 목이 아팠음. 몸이 쑤시고 아프며 미열의 두통이 있음.

- **램프확산** : 페퍼민트 2방울, 유칼립투스 2방울, 로즈마리 2방울, 네롤리 2방울을 섞어 3~4방울로 램프흡입함.
- 라벤더 2방울을 이마 관자놀이에 찍어줌.
- **목욕** : 라벤더 3방울, 로즈 2방울, 타임 2방울을 목욕물에 떨어뜨려 목욕하게 함.
- **가글링** : 티트리 2방울, 제라늄 2방울을 물에 섞어 아침, 저녁으로 가글링하게 함.
- 콧물과 재채기가 덜하고 온몸이 쑤시는 것이 덜함.

42세 여성, 직장인 | 1년 전부터 하복부가 불쾌함. 2~3일에 한번씩 대변을 봤으나 요즈음 4~5일이 지나도 배는 더부룩하고 복부 통증. 가슴 답답함을 호소. 머리가 아프며, 오심, 의욕저하도 동시에 나타남.

- **목욕** : 로즈마리 5방울, 레몬 5방울, 페퍼민트 2방울을 욕조에 떨어뜨려 목욕
- **마사지** : 로만 캐모마일 2방울, 마조람 3방울, 로즈마리 3방울을 캐리어오일 30ml에 3%로 섞어 시계방향으로 하복부, 등 마사지
- 오심과 두통이 없어지고 쾌변을 볼 수 있었음.

2. 외과

30세 여성 | 끓는 물에 손등을 데어 화끈거리고 따가운 상태

라벤더 4방울을 손등에 발라줌. 10분경 화끈거림이 사라지고 아프지 않게 됨. 다음날 화상 부위가 약간 검게 변하고 물집은 생기지 않았으며 깨끗하게 됨. 흉터가 생기지 않게 라벤더를 지속하여 발랐더니 보름 후 상처 없이 깨끗이 나았음.

40대 후반 여성 | 45세 때까지 시골에서 농사를 짓다 현재는 학교 조리사로 근무. 농사일을 하면서 허리, 무릎통증이 간혹 있었지만 쉬면 좋아짐. 이후 조리사 일을 하면서 손가락 통증이 있어 관절약을 복용. 약을 복용하는 동안에는 통증이 감소함. 그러나 관절약 복용 이후로 아침이면 부기가 있음.

- **마사지** : 주 1회 한달 동안 전신 마사지 - 마조람 5방울, 진저 4방울, 바질 3방울을 캐리어 오일 20ml에 블랜딩
- **습포법** : 통증이 있을 때마다 - 페퍼민트 3방울, 주니퍼베리 2방울(더운물에 떨어뜨린 후 깨끗한 수건을 적셔 30분 정도 습포)
- **기타** : 주니퍼베리 2방울, 라벤더 3방울로 램프확산법을 하였고 페퍼민트 목걸이 착용하게 함.
- 허리나 무릎 통증을 호소할 때에 습포법을 적용하였는데 페퍼민트의 시원한 느낌을 좋아하였고 통증이 감소됨을 느낌. 전신 마사지 후 다음날은 몸이 가벼워지고 며칠간은 통증이 없다고 함.

35세 남성 | 1주 전부터 지속되는 경도의 요통. 직장에서 약간의 스트레스. 장기간 앉아있는 직업. 과거 축농증과 중이염 있었음.

- **마사지 법(주 2회 2주 실시)** : 페퍼민트 3방울, 유칼립투스 3방울, 라벤더 3방울, 일랑일랑 2방울을 아몬드 60ml에 블랜딩
- 2주간의 치료 후 요통이 많이 좋아짐. 급성 통증이라 효과가 좋았다고 사료됨.

59세 여성 | 서서 일을 많이 하는 주부로서 잦은 허리 통증을 호소하며 또한 약을 먹기 싫어하는 성격이므로 아로마 용법으로 처방하였음.

- **습포법** : 로즈마리 3방울, 유칼립투스 1방울을 더운물 0.5L에 떨어뜨린 후 등허리 습포
- **마사지** : 로즈마리 3방울, 라벤더 10방울, 페퍼민트 5방울을 호호바 30ml에 블랜딩하여 등 마사지
- 마조람 2방울, 라벤더 4방울, 페퍼민트 3방울을 호호바 15ml에 블랜딩하여 1일 2회 정도 등허리에 집중 도포
- 운동 요법을 같이 시행하여 허리 통증 증상에 많은 호전을 보임.

25세 여성 | 어린시절부터 피아노치기, 컴퓨터 작업을 많이 하여 양 어깨가 많은 부담을 받아 만성적으로 어깨 통증을 호소하므로 아로마 치료를 함.

- **마사지** : 로즈마리 3방울, 라벤더 3방울, 프랑킨센스 3방울을 호호바 15ml에 블랜딩하여 어깨 마사지
- 라벤더 4방울, 페퍼민트 3방울, 마조람 2방울을 호호바 15ml에 블랜딩하여 통증부위에 바름.
- 현재 어깨 통증이 많이 호전됨을 보임.

56세 남성 | 운전기사로 활동하고 있으며 무거운 물건을 들어올리면서 잦은 요통이 온다고 함.

- **도포법** : 라벤더 8방울, 페퍼민트 6방울, 마조람 4방울을 호호바 30ml에 블랜딩하여 허리부위에 도포함.
- 현재는 통증이 많이 호전된 상태이며 척추와 복부 근육을 강하시키는 운동을 꾸준히 하고 있음.

48세 여성 | 공무원. 올해 들어 우측 팔이 아프기 시작하면서 어깨로 통증이 이환되었고 보건소 내 물리치료실을 이용하여 치료를 받기도 함. 평소 점심식사 후 직원들과 탁구를 즐겨치는데 요즘은 어깨가 아파서 치지 못했음.

- **마사지** : 마조람 2방울, 페퍼민트 3방울, 라벤더 5방울을 호호바 15ml에 3%로 블랜딩하여 통증부위에 마사지함.
- 한 번의 아로마 통증관리로 팔과 어깨의 통증이 많이 가라앉았고 다음날 다시 탁구를 칠 정도로 효과가 있었으나 당분간은 탁구를 치지 않도록 권유함.

34세 여성 | 근육이 경직되어서 오는 요통으로 오랫동안 통증이 계속됨. 심하다가 덜하다가 하는 증상의 변화가 심함. 재발이 계속되어 정신적인 스트레스가 심함. 시집식구들에 대한 스트레스와 과도한 집안일에 의해 계속적인 피로가 쌓여있는 실정임.

- 근육 스트레칭과 골프공을 올려놓고 굴려주면서 통증을 완화시킴.
- **목욕** : 유칼립투스 4방울, 페퍼민트 4방울, 라벤더 2방울을 떨어뜨려 더운물로 목욕
- **마사지** : 페퍼민트 3방울, 로즈마리 5방울, 캐모마일 2방울의 비율로 호호바 15ml에 3%로 희석하여 주 1~2회 마사지 실시
- 처음 1주일은 증세가 빠르고 쉽게 호전되었으나 일주일 후부터 조금씩 호전되고 있고, 처음보다는 많이 호전되어 완치 확신과 함께 정신적으로도 안정을 찾아가고 있음.

23세 여성, 회사원 | 주말 레포츠 후 복부근육이 심하게 땡기고 배꼽 주변이 많이 아픔. 많이 피곤해 함.

- **복부 마사지** : 레몬 1방울, 로즈마리 2방울, 라벤더 3방울을 캐리어 오일 10ml에 3%로 희석하여 하루 2회 실시
- 라벤더를 귀 뒷부분에 살짝 발라줌.
- 2일 후 복부 근육통이 사라졌으며 라벤더를 귀 뒷부분에 바른 후 피로감이 많이 가라앉음.

3. 산부인과

25세 여성 | 중 3때 처음 생리를 시작하여 대학교 시절(22세)까지는 생리주기가 35일이었음. 2000년 직장생활을 시작한 이후 주기가 일정치 않고 50일까지 길어져 병원에 간적이 있었는데 호르몬 분비기능 이상은 없고, 희발월경이라는 진단을 받은 적이 있음. 그래서 한방약을 한달간 처방받아 복용도 했음. 약을 먹으면 한달간은 좋아진 듯 했지만 다시 그 상태가 반복되었고 지금은 포기한 상태라고 함. 스트레스가 덜 할 때는 주기가 일정한 것 같음. 항상 앉아서 일을 해야 하기 때문에 변비에 대한 고민도 가지고 있음.

- **도포법** : 로즈 2방울, 클라리 세이지 2방울, 라벤더 2방울, 로만 캐모마일 3방울을 캐리어 오일 15ml에 블랜딩
- **마사지** : 로즈 3방울, 라벤더 4방울, 멜리사 2방울을 캐리어 오일 15ml에 블랜딩
- **기타** : 램프확산 – 주니퍼베리 2방울, 라벤더 3방울 또는 라벤더 3방울
- 주 1회 한달간 복부중심으로 부분 마사지를 적용하고, 생리 일주일 전쯤에 도포법으로 배 등에 발라줌. 로즈를 일상적으로 목걸이로 착용하게 함. 적용 후 한달이 되던 때 정확하게 생리주기를 맞추었고, 생리 전에 느꼈던 짜증감이나, 피부트러블 등이 현저하게 감소하였다고 함. 다음 주기도 정확하였고, 기분이 상승됨을 느낌. 다음달 주기를 지켜보아야 할 것 같음.

35세 여성 | 생리를 시작할 때만 되면 허리통증과 우울증이 나타나고 두통, 발작적인 신경질, 안절부절하지 못하는 불안, 초조 등이 나타남.

- 허리통증을 해소하기 위해 라벤더 4방울, 로만 캐모마일 3방울, 마조람 3방울을 3%로 희석하여 하복부, 등, 허리에 생리시작 1주일 전부터 마사지
- 정신적으로 불안한 것은 로즈와 라벤더 버가못을 램프확산법으로 사용하게 함.
- 어느 정도의 증상 호전은 있음.

30살 여성, 주부 | 출산 후 우울증, 긴장, 걱정, 두통, 스트레스로 인한 우울증 증세

버가못 4방울, 일랑일랑 4방울, 만다린 4방울, 재스민 4방울, 레몬 4방울을 호호바 40ml에 블랜딩

- **마사지** : 등 마사지와 전신 마사지를 병행함. 우울한 마음이 조금 호전되며 주위 사람과도 어울리기 시작. 기분이 밝아 보임.

페퍼민트 4방울, 라벤더 4방울, 마조람 4방울, 일랑일랑 4방울, 레몬 3방울을 호호바 30ml에 블랜딩

- **마사지** : 3주 후 처음과 다르게 몸이 가볍고 다른 날과 달리 기분이 굉장히 좋아 보이고 얼굴도 맑아 보임.

페퍼민트 4방울, 버가못 4방울, 재스민 5방울, 일랑일랑 4방울을

호호바 30ml에 블랜딩

- **마사지** : 2주 후 출산 이후의 긴장, 두통, 걱정이 많이 생기지 않는다고 함.

51세 여성 | 폐경이 된지 3년이 지난 환자로 폐경 후 알 수 없는 공포와 얼굴 붉어짐, 편두통이 있음. 편두통은 주로 목 뒤에 뻐근한 감각으로 나타나며 오전보다는 오후에 증상이 심했음. 환자는 증상치유를 위해 여러 병원에서 치료하였으나 치료할 때만 증상이 약간 호전이 있고 약을 끊으면 증상이 재발되었음. 계속된 약물투여로 위궤양이 와서 약물은 거부하는 상태임. 환자 자녀들의 진로문제와 남편의 바람기 및 경제적인 문제로 매우 힘든 상태이며 성격이 꼼꼼해서 일을 환벽하게 해놓지 않으면 매우 불안해 하는 성격의 소유자임.

- **마사지** : 제라늄 2방울, 레몬 4방울, 라벤더 4방울의 비율로 캐리어 오일에 희석하여 이마, 뒷목, 어깨부분에 마사지
- 처음에는 매일 1~2회 정도 실시하였고, 일주일 후부터는 일주일에 1~2회 정도 시행하여 호전을 보임.
- **목욕** : 호전된 이후부터 마조람 3방울, 로만 캐모마일 3방울, 라벤더 4방울의 비율로 증상이 있을 때 목욕법을 할 수 있도록 권유함.

4. 소아 · 청소년과

7세 여아 | 마른기침을 하고 약간의 코막힘 증세가 있음.

유칼립투스 3방울, 타임 3방울을 아몬드 10ml에 블랜딩

- **마사지** : 코 주위로 마사지함. 기침은 조금 적게 하고 약간의 코막힘 증세는 많이 좋아졌으며, 마사지를 더 실시한 후 기침이 훨씬 호전됨.

12세 남아 | 피부 건조증. 피부가 윤기가 없고 건조하여 심한 가려움증을 보임. 피부 표면이 부드럽지 않고 오돌토돌했는데 태어나면서부터 이런 증세가 있었음. 잠을 깊이 못자고 잠드는 데도 시간이 많이 걸려 처음에는 아이의 엄마는 몸에 열이 많아서라고 추측함.

- **목욕법** : 욕조에 라벤더로 만든 목욕용 파우더 1테이블 스푼을 넣어 욕조에 10분쯤 몸을 담그게 함. 목욕한 다음 호호바 10ml에 라벤더 1방울과 프랑킨센스 1을 블랜딩해서 마사지하듯 온몸에 바름(1주일에 한번 정도 실시).
- 3일째 되는 날은 몸만 담그고 욕조에 라벤더 2, 로만 캐모마일 1, 로즈 1을 넣어서 몸을 편안하게 릴렉싱시킴.
- 6개월 실시 후 11년 동안 있던 오돌토돌한 것들이 없어지고 피부에 윤기가 돌고 뽀얘졌음. 또한 가려움증도 말끔히 사라짐.

7세 남아 | 아토피로 엉덩이, 목, 접히는 부분과 발등을 심하게 긁거나 살이 대일 정도로 긁어 잠을 못 이룰 정도의 심한 아토피로 병원에서 더마톱을 처방받고 아토피 전문의 아토피 화장품이나 비누를 사용했으나 별 호전이 없는 상태였음. 편도가 남들보다 큰 편이라 호흡기가 좋지 않아 자주 코가 막혔으며 밤에 기침을 하기 시작하면 끊임없이 하며 먹은 것까지 토하는 증상을 보임.

- **목걸이** : 로즈마리 10방울, 라벤더 30방울, 레몬 100방울, 프랑킨센스 30방울
- **비누** : 코코비누
- **도포(아토피)** : 로만 캐모마일 1방울, 라벤더 1방울, 로즈마리 1방울을 아몬드 60ml에 블랜딩
- **도포(호흡기)** : 티트리 2방울, 프랑킨센스 1방울, 르즈마리 1방울을 아몬드 20ml에 블랜딩

- 밤에 기침 심할 때 호흡기 오일 사용, 코가 막히기만 할 때는 유칼립투스 또는 페퍼민트를 베게에 2방울 떨어뜨려 사용함.
- **아로마 목걸이** : 1주일에 3일 정도 착용
- **마사지** : 목욕 후 아토피 오일로 전신 마사지(가끔 가려울 때마다 간지러운 부분만 발라줌)
- 아토피는 첫 한달은 특별한 호전이 보이지 않더니 30여 일 정도 넘어서니 간지러운 증상이 조금 호전되었음. 50여 일 정도가 경과되니 아토피가 완전히 없어졌으나 엉덩이의 살 패인 자국은 없어지지 않음. 호흡기는 가벼운 증상에는 목걸이만 사용했으며 코가 막히거나 기침이 심할 때는 호흡기 마사지 오일로 경추 1~7번까지 따뜻하게 한 후 집중적으로 아로마 마사지를 함. 병원에 가지 않고도 좋아지는 것을 느낄 수 있었으며 기침이 많이 심한 경우 양방치료와 함께 하여 많이 좋아져서 병원에 가지 않고도 예방할 수 있었음.

12세 남아 | 3~4년 전부터 얼굴에 흰색 반점이 생겨서 피부과에서 백색비강진으로 진단받고 치료를 하였으나 호전되지 않고 반점이 점점 커짐. 보호자가 스테로이드 연고에 대한 불안감으로 피부과 치료를 중단하고 아로마요법을 원하여 내원함.

오른쪽 볼에 동전크기로 한 군데, 왼쪽에는 엄지손톱 크기로 세 군데 흰색 반점이 있고 얼굴이 검게 타서 더욱 뚜렷하게 보였음. 그 외 별다른 자각증상은 없었음.

- **마사지 법** : 버가못 2방울, 로만 캐모마일 2방울, 티트리 2방울을 아몬드 20ml에 블랜딩하여 바른 후에 햇빛 노출 삼가도록 하였고, 취침 전에만 바르도록 하였음.
- 3개월 후 환자 부모가 내원하였을 때 물어본 결과 반점이 깨끗하게 없어졌다고 함.
- 백색 비강진은 자연치유가 잘 되는 질환이므로 아로마 치료로 인해 호전되었다고 단정할 수는 없으나 3~4년간 지속되다가 삼개월만에 호전된 것으로 볼 때 아로마 요법이 도움을 주지 않았나 추측을 함.

12세 남아 | 축농증이 있었던 환자가 내원하기 2일 전에 코를 세게 풀고 난 후 통증이 시작됨. 이비인후과에서는 이상이 없다고 함.

오른쪽 귀 속으로 뻐근한 통증이 지속됨.

- 로만 캐모마일 2방울을 솜에 묻혀서 외이도 입구에 삽입, 고막에 직접 닿지 않도록 주의함.
- 다음날 통증이 완전히 호전됨. 10일 후 확인한 결과 통증이 재발되지 않았음.

8개월 남아 | 생후 100일이 지나면서부터 음경 귀두 부분과 항문주위에 빨갛게 발진이 생김. 심할 때는 양쪽 사타구니 주위에까지 발진이 생김.

- **도포법** : 라벤더 2방울, 로만 캐모마일 2방울을 호호바 15ml에 블랜딩하여 도포함. 면기저귀를 사용하여 자주 갈아주게 하였고 자주 공기에 노출시켜 건조하게 하였음.
- 발진이 점차 호전되어서 10일 후에는 항문 주위에 약간의 발진을 제외하고는 모두 호전되었음. 보호자가 아주 만족스러워 함.

17세 여성 | 고등학교 2학년으로 어릴 때부터 알레르기 비염으로 고생. 부모님 모두 알레르기 비염으로 가족력 있음. 병원에 가서 치료를 받았으나 별 호전 없었고 한의원에서 주는 한약을 복용해도 반응이 없음. 두통, 집중력 저하 증상의 고통에도 불구하고 공부는 아주 잘함. 부모님은 자녀에게 이러한 병을 물려준 것에 대해 마음 아파함.

- **흡입** : 유칼립투스 15방울, 페퍼민트 7방울, 파인 4방울, 타임 1방울 – 램프흡입, 목걸이 흡입, 손수건
- **마사지** : 흡입용 오일 4방울을 호호바 5ml, 세서미 5ml에 블랜딩하여 코 주위를 마사지함.
- 현재 코막힘, 두통, 집중력 저하 등의 증상이 소실되었고 향이 너무 좋다며 목걸이를 계속 착용하고 다님.

17세 남성 | 고등학교 2학년으로 팔꿈치 안쪽과 액와부위에 많음. 심한 소양증으로 손톱으로 긁어서 진물이 나고 점점 범위가 광범위해짐. 피부과에 가서 치료를 받았으나 별 호전 없음.

- 라벤더 4방울, 유칼립투스 3방울, 페퍼민트 3방울을 호호바 15ml에 3%로 희석하여 소양증 있는 부위에 바름.
- 라벤더 4방울, 제라늄 2방울, 로만 캐모마일 3방울을 호호바, 세서미 15ml에 3%로 희석하여 진물이 날 때 발라줌.
- 2개월 가량 적용을 하였는데 증세가 상당히 호전됨.

10세 여아 | 성격이 활발하고 명랑하나 하고자 하는 욕구가 강해서 무엇이든지 남보다 더 많이 하고 잘하려 하는 성격의 소유자임. 학교공부 외에 기타 예능방면의 과외지도에 따른 숙제를 완벽하게 하려함. 그에 따른 스트레스가 심해 밤마다 깊은 잠을 못이루고 힘들어하는 환자임.

- 먼저 과다한 양의 과외 활동을 줄이도록 유도했고 저녁식사 후 가족과 함께 근처 공원으로의 산책을 하도록 하였음.
- **마사지** : 라벤더 4방울, 로만 캐모마일 3방울, 일랑일랑 3방울을 호호바 15ml에 3%로 희석해서 어깨, 목을 중심으로 처음 3일정도 전신 마사지
- **목욕** : 라벤더, 로만 캐모마일을 1:1의 비율로 섞어서 목욕시킴. 목욕 후 라벤더 4방울, 로만 캐모마일 3방울, 일랑일랑 3방울을 호호바 15ml에 3%로 희석해서 등, 어깨, 목을 중심으로 전신마사지 시행
- 마사지 도중 잠이 들었으며, 아침까지 깊은 숙면을 취하게 됨.
- 3일 이후부터는 자기 전에 라벤더 4방울, 로만 캐모마일 3방울, 일랑일랑 3방울을 램프확산시키도록 하였으며 일주일 후부터는 아무런 처방 없이 잠들 수 있게 되었음.

5. 신경정신과

33세 남성, 주차맨 | 스트레스와 만성피로, 불면증에 시달림. 몸이 무겁고 자고 일어나면 뒷목이 무거움.

파인 3방울, 로즈마리 8방울, 라벤더 15방울, 그레이프프루트 8방울

- **흡입법(목걸이)** : 아로마 목걸이를 이용해 항상 흡입하여 피로와 스트레스 근육통을 줄이도록 함.
- **아로마 베게** : 수면부족으로 인한 불쾌감을 감소시키기 의해 아로마베개(베갯잇 속에 2~3방울의 오일을 묻힌 거즈를 넣은 것) 권유 2주 후 기분이 좋아지고 숙면으로 인해 근육통이 사라졌으며 두통이 사라짐.

22세 여성 | 화농성 여드름 때문에 스트레스 심함. 친구들과의 만남도 자제하고 있음.

- **세안 시 헹굼** : 버가못 2방울, 라벤더 2방울, 주니퍼베리 2방울 : 1~2방울을 따뜻한 물에 넣고 손으로 많이 저은 다음 헹굼(매일 아침 저녁 실시).
- **마사지** : 등 마사지. 라벤더 2방울, 사이프러스 1방울, 주니퍼베리 2방울을 혼합하여 이 중 2방울을 호호바 5ml에 블랜딩하여 마사지 실시(1주일에 한 번)
- **램프확산법** : 클라리 세이지 5방울, 페퍼민트 5방울을 혼합해 3~4방울을 램프에 떨어뜨려 매일 흡입. 일주일 경과 후 염증은 많이 가라앉았지만 여드름은 없어지지 않았음. 마사지한 다음날은 얼굴색이 맑아졌다고 좋아함. 2주째에도 많이 달라지지 않았지만 더 이상 여드름이 생기지는 않음. 꾸준한 치료를 요함.

69세 여성 | 남편과 사별한 후 경제적 불안감, 집안을 책임져야 한다는 과도한 스트레스가 있으며, 완벽주의자이며 자존심이 굉장히 강한 성격의 소유자로 신경을 쓰면 구토를 하고 항상 편두통에 시달리고 있었음.

- 스트레스성으로 보고 라벤더 오일을 휴대하도록 하여 편두통 시 관자놀이, 귀와 목 뒤에 문지르도록 함.
- 2주일 후 환자는 증상이 호전되어 증상은 없어지고 현재까지 라벤더만으로도 조절됨.

47세 여성 | 바깥 친구들과의 식사모임, 대화 등에 관심이 크고 친구들이 도움을 원하기 전에 먼저 도움을 주고 그것을 즐기는 타입임. 가정의 가사노동이 싫고 바깥생활에 시간과 노력을 투자해서 저녁이 되면 쉽게 피곤해서 쉬고 싶고 만사가 귀찮다고 함. 남편의 요구가 싫고 성적 흥분도 없으며 피하고만 싶어함.

- 이런 환자들의 특성은 대개 폐경기가 되기 전이나 생활이 권태로울 때 나타나는 증상임. 이 환자에게는 자극이 필요하고 정신적인 진정이 필요함.
- **목욕** : 재스민과 버가못을 6:4의 비율로 섞어 목욕
- **훈증, 좌욕** : 주니퍼베리 8방울, 샌달우드 2방울로 훈증과 좌욕을 함.
- 정신적인 면에 안정을 갖게 되어 남편과의 대화도 즐기고 다시 신혼의 느낌을 가지게 되었음.

29세 남성 | 1일 마시는 커피가 평균 7잔 정도이며 미취업으로 인한 스트레스와 긴장감으로 인한 불면증이 심함.

- 라벤더 마조람을 1:1로 섞어 관자놀이에 눌러줌.
- 라벤더 3방울, 일랑일랑 3방울, 캐모마일 2방울을 3~4번 흡입하게 함.
- 불안함을 덜어주고, 심신을 안정시켜 숙면을 취할 수 있었음.

20대 후반 부부 | 신경과민으로 인한 불면증이 있음.

- **목욕 및 흡입** : 라벤더 4방울, 샌달우드 3방울, 주니퍼베리 2방울의 비율로 처방하여 흡입 및 샤워젤에 섞어 샤워 및 목욕하게 함.
- 사용 당일부터 10분 이내에 잠이 들고 숙면을 취할 수 있었음.

6. 안과

13세 남아 | 안과에서 각결막염 진단. 몸에 열이 나고 코감기가 심함. 환절기 밤에 잘 때 이불을 덮지 않고 자다가 코감기가 걸리더니 목감기에다 밤에 열이 펄펄 끓고 눈에는 핏발이 섬.

- 얼음물에 페퍼민트 4방울을 떨어뜨려 냉습포 함.
- 증류수 5ml에 로만 캐모마일 2방울 떨어뜨려 눈 위에 10분씩 하루에 2회 적셔 놓음.
- **목걸이** : 페퍼민트, 제라늄을 떨어뜨려 흡입
- 얼음습포만 했었을 때에는 열이 내렸다가 다시 올라갔었는데 아로마 요법으로 바꾼 후 30분 후에는 열이 내리고 안정이 되었음. 결막염도 2회 정도 하니까 핏발이 서서히 없어지고 2일 정도 지나니까 거의 없어짐. 목감기와 코감기도 흡입 후 더 이상 감기가 진전되지 않다가 2일 정도 지난 후에는 완전히 호전되었음.

7. 이비인후과

64세 여성 | 어깨의 통증 때문에 내원하여 침 치료를 받던 중 1년 전 독감을 앓고 난 후부터 기침을 계속하는데 아로마 치료를 받아보고 싶다고 하여 치료를 하게 되었음. 모 병원 내과에서 검사한 결과 내과적으로는 별 이상을 찾을 수 없다고 했고 두비동염이나 복약 중인 약물도 없었으며 특기할 만한 과거력이나 가족력도 없었음. 1년 이상 기침을 하는데 항상 목이 간질거리고 아침에 묽은 가래가 나왔으며 밤에는 수면을 방해할 정도로 심해짐.

- **증기흡입법** : 유칼립투스 2방울, 파인 2방울, 샌달우드 1방울을 30ml 물에 떨어뜨림.
- 1회 치료로 기침이 많이 줄어들어 그날밤은 편하게 잠을 잤고, 3일째에는 아침에 나오던 가래가 많이 호전되었음. 4회째 치료 후에는 놀라울 정도로 많이 좋아졌음.

46세 여성 | 5년 전부터 만성후두염으로 진단받고 여러 번 이비인후과 치료를 받았으나 뚜렷한 호전이 없었음. 목이 아프고 까끌까끌한 느낌이 들고 조여드는 듯함. 목의 통증이 말을 하면 없어지고 연하에는 전혀 지장이 없음. 봄, 가을에 기침이 재발하고 '컹컹' 개 짖는 소리가 남. 매년 6월이면 귀에 화끈거리는 통증과 두통이 생김. 차가운 공기에 민감해서 아침에 일어나면 꼭 기침이 남.

- **첫날** : 호호바에 라벤더를 3% 희석하여 마사지 하고, 라벤더를 거즈에 떨어뜨려 흡입
- **둘째날부터 7일간** : 샌달우드 1방울, 라벤더 1방울, 파인 1방울로 증기흡입
- **다음 10일 간** : 샌달우드 1방울, 라벤더 2방울, 페퍼민트 1방울, 파인 1방울로 증기흡입
- 8일 후부터 기침이 줄어들고 목에 "쌔~~" 하던 증상이 완전이 없어지고 약간 껄끄러운 느낌만 남았음. 새벽 공기에 기침하는 증상은 여전하였으나, 향기가 마음에 든다고 집에서 증기흡입을 계속 하기를 원하였음.

32세 여성 | 3년 전부터 코가 자주 막히고 머리가 아프기 시작하였음. 이비인후과에서 장기간 치료를 받았고, 수술을 2회 하였음. 수술한 지 7개월 가량 되었는데 짙은 콧물이 나오고 입으로 넘어감.

- **증기흡입법** : 유칼립투스 1방울, 사이프러스 1방울, 파인 1방울, 로즈마리 1방울.
- 5일간 5회 치료 후 콧물이 거의 나지 않았음.
- 20일 후 다른 이유로 내원하였을 때까지도 그 상태가 계속 유지되었음.

72세 여성 | 요통으로 치료를 받던 할머니였음. 주로 침 치료를 받으셨는데 한번 오실 때마다 아픈 곳이 점점 더 많아졌음. 처음에는 허리로 시작해서 무릎, 어깨, 손목, 머리, 안 아픈 데가 없다고, 입만 빼고 다 아프다며 웃으셨음. 오래전에 중이염을 앓은 후로 일년에 한두 차례씩 귀의 가려움증과 통증이 생겨 며칠씩 이비인후과에 다닌다고 하였음. 이번에는 이비인후과 가기가 귀찮다면서 치료해달라고 하셨음.

- 티트리 2방울, 라벤더 2방울, 로만 캐모마일 1방울을 솜에 묻혀 귀에 넣어 두었음.
- 다음날 기분이 좋다고 하셔 3회 더 치료 후 증상이 완전히 소실되었음.

55세 여성 | 어릴 때 축농증으로 수술을 받은 후, 최근 5년 전 수술 후 낭종 및 재발된 축농증이라는 진단받음. 다시 내시경을 이용한 수술요법으로 치료를 받았으나 코감기 등이 재발되는 증세를 보여 아로마 요법으로 처방하였음.

- **건조 흡입법** : 유칼립투스 1방울, 라벤더 1방울, 페퍼민트 1방울을 티슈에 떨어뜨려 아침저녁으로 흡입
- **마사지** : 유칼립투스 4방울, 라벤더 3방울, 페퍼민트 2방울을 호호바 12ml, 로즈힙 1.5ml, 이브닝 프라임 로즈 1.5ml에 블랜딩하여 코를 중심으로 얼굴에 마사지함.
- 모든 코에 대한 증세에 호전을 보임.

41세 남성, 회사원 | 공기 좋은 시골에서 살다가 결혼 후 직장을 따라 울산으로 이사한 후 서서히 코가 막히고 집중력이 저하되는 증상이 나타나 2개월 전에 수술을 받았음. 그 후 잠깐 증상이 호전된 듯 보이다가 다시 재발하여 포기하고 있던 중

- **흡입** : 유칼립투스 10방울, 페퍼민트 7방울, 파인 4방울, 타임 1방울을 램프법으로 사용. 차 안에서는 2~3방울을 손수건에 떨어뜨려 흡입하게 함.
- **마사지** : 위의 오일 4방울을 호호바 5ml, 세서미 오일 5ml에 블랜딩하여 코 주위에 마사지함.
- 아로마 요법을 적용하는 첫날부터 머리가 덜 아프고 코가 뚫렸다며 기분 좋아하였고, 현재는 상당한 호전을 보이고 있음. 또한 같은 증상으로 고통스러워하는 회사동료 3명을 소개함.

44세 남성 | 개인사업을 하는 44세 남자로 20세 때부터 알레르기성 비염으로 두통, 코막힘, 집중력 저하 등으로 힘들어했고 축농증, 알레르기성 비염으로 진단받고 수술했음. 그러나 재발하여 한의원에서 침맞고 한약을 복용. 상태호전이 조금 있는 듯 하였으나 고통은 여전함.

- **흡입** : 유칼립투스 10방울, 페퍼민트 7방울, 파인 4방울, 타임 1방울을 섞어 이 중 3~5방울을 램프에 떨어뜨려 흡입함. 차 안에서 2~3방울을 손수건에 떨어뜨려 흡입하게 함.
- **마사지** : 위의 오일을 호호바 10ml에 3%로 블랜딩하여 코 주위에 마사지함.
- 밤에 잘 때 램프법으로 해놓았더니 아침에 일어날 때 기분이 상쾌하고 코막힘이 없어짐. 아로마테라피를 적용한 결과 코막힘과 두통, 집중력 저하 등의 증상이 없어졌음.

8. 피부과

35세 남성, 소방관 | 직업 때문에 늘 안전화를 신고 있어 발에 무좀이 심함.

티트리 4ml, 유칼립투스 4ml

- **족욕법** : 매일 저녁 발세척 시 대야에 따뜻한 물을 붓고 식초 2스푼에 블랜딩한 아로마 오일 4방울씩 넣고 5~10분간 담근 후 건조시킴. 1주일 후 가려움증이 없어지고 허물이 벗겨지며 무좀 부위가 빨갛게 되어 무좀이 거의 없어진 것 같으나 계속하여 실시할 것을 권함.

47세 여성, 교사 | 교통사고로 인한 후유증으로 혈액순환 장애, 동상이 있고 손과 발의 가려움증 심함.

레몬 4방울, 라벤더 4방울, 사이프러스 4방울을 호호바 30ml에 블랜딩

- **마사지** : 손발 부위와 등 부위 마사지를 병행함. 약 10일 후부터 가려움증이 덜하며 2주 후부터는 가려움증이 없어짐. 날씨가 따뜻한 영향일 수 있으므로 계속 확인해야 할 것.

5세 남아 | 아토피성 피부염

라벤더 12방울, 캐모마일 6방울, 로즈우드 6방울을 아몬드 50ml, 호호바 50ml, 로즈힙 20ml에 블랜딩

- **도포법, 목욕법** : 증상부위에 발라주고 목욕물에 떨어뜨려 목욕하게 함. 보름 정도 경과부터 아이가 가렵다고 하지 않았으며, 증세가 많이 호전되어감. 새 피부가 나오고 딱지가 생겨서 피부염 주위가 붉게 부어오르는 현상은 발견되지 않았음. 피부건조를 막고 보습을 주기 위해 매일밤 마사지를 시행함.

32세 여성 | 약건성 피부

- **얼굴 마사지** : 로즈 1방울, 재스민 1방울, 샌달우드 1방울을 호호바 10ml, 로즈힙 5ml에 블랜딩
- 4일 후 얼굴의 혈색이 좋아지고, 8일 후에는 얼굴 피부가 많이 촉촉해짐. 12일 후에는 얼굴의 당김이 많이 해소되고 피부가 부드러워짐.

32세 여성 | 여드름성 피부

- **얼굴마사지** : 팔마로사 1방울, 라벤더 2방울, 티트리 1방울을 호호바 15ml에 블랜딩
- 첫째 날은 전체적으로 피부가 붉어져 예민한 반응을 보였으나 4일째는 처음보다 피부가 덜 예민하고 여드름이 심해지지 않음. 10일째에는 여드름이 많이 가라앉음. 2주 후에는 더 이상 변화는 보이지 않고 여드름이 심해지지 않음.

36세 여성 | 봄철(환절기) 때 주로 알레르기 증세가 심하게 나타나는데 비염을 동반함. 얼굴 안면(티존) 부위와 눈두덩이가 부으면서 가려운 증세로 매년 40여 일 정도를 병원에 다니며 치료를 해야 하는 고통에 시달림.

- **페이셜 스팀법(1일 1회 블랜딩 오일 2방울씩 10일 시행)** : 라벤더 40방울, 제라늄 20방울
- 예년보다 고생하는 일수가 많이 줄어들었고 환자도 증세의 호전을 상당히 느낌. 그러나 스팀을 매일 하다 보니 피부의 모공이 넓어지는 경향이 있어 별도의 피부관리를 필요로 하고 특히 눈두덩이의 소양 증세가 가라앉으면서 피부색이 약간 어두워지는 현상이 나타났으나 사라짐.

58세 여성, 보험설계사 | 체형은 약간 통통한 편이며, 30년간 류머티스 관절염을 앓고 있는 상태(무릎, 손목). 요즈음은 심장도 좋지 않아 약도 복용 중임. 발 뒤꿈치가 갈라지고 피가 나며 각질이 일어남.

레몬 3방울, 로즈 우드 2방울, 팔마로사 2방울을 새서미 오일 10ml에 블랜딩

- 저녁에 발 뒤꿈치에 바름.
- 처방 10일 후 각질이 많이 벗겨져 아주 조금 남아 있고, 갈라진 부분도 많이 좁아졌으며, 발이 많이 부드러워짐. 상태가 많이 좋아져서 관절염 쪽으로도 아로마 처방을 시행해보고 싶어함.

47세 남성, 사업 | 얼굴 오른쪽 뺨에 직경 3mm 높이 0.5mm 가량의 사마귀가 있어 이를 제거하기를 원함. 5년 전에도 눈 밑 부분에 사마귀가 있어 병원에서 레이저 시술로 제거한 바 있음.

라벤더, 티트리, 타임, 사이프러스, 유칼립투스, 레몬, 페퍼민트

- **1주차** : 라벤더와 티트리를 면봉을 이용해 환부에 조심해서 바름(1일 2회). 2~3일 경과 후 환부 각질이 굳어져 딱지가 생김. 2~3일 더 계속하니 딱지가 떨어졌으나 더 이상 진전이 없음.
- **2주차** : 라벤더와 레몬을 저녁(레몬은 감광작용이 있으므로)에, 라벤더와 유칼립투스는 아침에 환부에 바름. 다시 딱지가 생기고 떨어짐. 자극이 심하므로 환부에 도포 시 매우 주의해야 함.
- **3주차** : 타임과 라벤더를 아침에, 저녁에는 레몬과 사이프러스를 바름. 다시 딱지가 생기고 떨어짐. 딱지가 생기고 떨어질 때마다 사마귀가 작아짐. 3주차는 처음의 1/3 수준으로 줄어듦.
- **4주차** : 라벤더와 레몬, 타임과 유칼립투스, 티트리, 페퍼민트를 번갈아 도포. 현재 치료는 중단 중이나 겉으로 보기엔 거의 사마귀가 없어졌는데 또 자랄지는 두고봐야 알 것 같음.

46세 여성 | 화장품 가게 경영. 장기적인 불황으로 가게가 어려워 스트레스 심하며, 마음의 안정이 안 됨. 마음이 불안정하고 2년 전부터 정수리 부분에 탈모가 생김. 머리에 윤기가 없고 푸석푸석함.

- **두피 마사지** : 라벤더 2방울, 시더우드 1방울, 로즈마리 1방울, 일랑일랑 1방울을 호호바 30ml에 블랜딩하여 매일 아침 저녁으로 두피 마사지를 2~3분간 함. 3일에 한 번씩은 두피 마사지 후 스팀 타올을 함.

- **목욕** : 라벤더 4방울, 주니퍼베리 3방울, 로즈 1방울, 로만 캐모마일 3방울을 욕조에 떨어뜨려 1주일에 1~2번 목욕을 함.
- **발향** : 라벤더 2방울, 로만 캐모마일 1방울, 주니퍼베리 1방울로 램프 발향
- 3일 후부터는 탈모증세가 현저히 줄어들었으나, 두피마사지를 잊어버리고 하지 않으면 다시 탈모가 진행되곤 했음. 탈모는 많이 줄어들었으며 머리에 윤기가 많이 생겼음. 불안 증세는 안정과 불안정이 반복적이나 전보다는 많이 좋아짐을 환자 스스로 느낌.

55세 여성 | 평소에 모발의 건조증이 심하여 머리의 영양이 없어진 듯하더니 2~3년 전부터 윗머리가 탈모증 양상을 보이기 시작하였음. 그동안 민간요법과 약물 요법으로 시도해보았으나 뚜렷한 효과가 없어 시간과 비용을 낭비하고 있다 아로마 요법을 실시하였음.

- 로즈마리 15방울, 일랑일랑 15방울, 시다우드 10방울을 라벤더 워터 200ml에 블랜딩하여 로션을 만들어 매일 2~3분간 두피마사지 시행
- 로즈마리 10방울, 일랑일랑 15방울, 시다우드 10방울, 라벤더 10방울을 로즈마리 워터 200ml에 블랜딩하여 두피마사지 시행
- 탈모증이 많이 호전됨.

55세 여성 | 수년간 계속되어온 양쪽 발바닥 부위에 통증을 동반한 티눈으로 고생하였음. 스타킹 신는 것으로 마찰이 심해지면서 증세가 악화되어 항상 면양말을 신어야 했고, 인근 약국에서 여러 번 티눈 밴드, 티눈 슬림 등으로 시도해보았으나 자주 재발하고 부위가 점점 더 커지는 상태를 보임. 병원에 문의하였으나 국소 마취하에 수술을 해야 된다고 하여 걱정하고 있던 차에 아로마 요법을 사용함.

- 매일 저녁 레몬 원액을 면봉에 묻혀 병소에 바른 후 여러번 마사지한 후 대략 10~30분쯤 후에 단단해진 각질을 단계적으로 조금씩 제거하였음. 대략 7일 정도 후 부터 호전되어 피부재생 및 흉터없이 아물도록 라벤더 캐모마일, 프랑킨센스, 제라늄을 크림에 3%로 희석하여 국소적으로 도포함. 현재 정상으로 호전됨.

60세 남성 | 수년간 식품 알레르기로 인해 항히스타민제를 복용중이며, 2년 전부터는 혈압강하제를 추가하여 치료 중이었으며 최근 수일간 갑자기 심한 홍반성 구진 및 불규칙한 구반양상이 전신에 보임.

- **마사지** : 멜리사 6방울, 로만 캐모마일 6방울, 라벤더 6방울을 호호바 24ml, 이브닝 프라임 로즈 3ml, 로즈힙 3ml에 블랜딩하여 전신 마사지를 함.
- 현재 피부발진 양상에는 많은 호전을 보였으며, 혈압도 안정상태에 머물러 있음.

53세 여성, 주부 | 평소에 발에 땀이 많이 나고 특히 여름에 더욱 심하게 가렵고 그럴 때마다 약국에서 약을 사 바르면 덜하기도 함. 약을 바를 땐 조금 낫는 것처럼 보이나 평생 고질병처럼 남아있음. 심한 소양증이 있고, 발가락이 건조하고 벗겨짐. 발에 냄새가 많이 나며 발가락이 두텁고 갈라짐.

- **족욕** : 라벤더와 티트리를 5:5의 비율로 세수대야에 떨어뜨려 족욕
- 족욕 후에는 발을 그대로 말리고 그 이후에 위의 오일을 호호바, 세서미 15ml에 3% 비율로 발라줌.
- 가려움증 외 모든 증상이 완화되었고 죽은 엄지발가락에 새살이 돋아남.

28세 남성, 대학원생 | 실험실에서 살다시피 하므로 늘 신발을 신고 있고 운동부족, 2달 전부터 무좀증상 나타남. 발가락 사이가 갈라지고 피부껍질이 벗겨지면서 수포가 생기고 가려움.

- **족욕** : 티트리 2방울, 라벤더 3방울, 타임 2방울의 비율로 물에 떨어뜨려 족욕함.
- 위의 오일을 호호바 15ml에 섞어서 족욕 후 발에 도포하도록 함.
- 아로마 치료를 꾸준히 잘 해주었기 때문에 가려움 증상이 상당히 호전되었으며, 수포가 많이 없어짐. 환자도 무좀 증상이 거의 없어졌다고 판단된다고 하나 꾸준한 관리가 필요함.

20세 여성, 대학생 | 자취생활 4년째이므로 주부들이 하는 집안일을 친구들에 비해서 많이 하는 편이며, 원래 피부가 약함. 거의 모든 손가락 끝 표피가 벗겨져 빨갛고, 지문이 뚜렷하지 않으며 건조함이 심할 때는 갈라지고 피가 나기도 함. 피부과에 다니며 약도 먹고 병원에서 처방해준 연고도 발라 보았으나 별다른 효과를 보지 못했음.

- **도포용 오일** : 로만 캐모마일 1방울, 제라늄 3방울, 라벤더 4방울, 샌달우드 1방울을 호호바 15ml에 3%로 희석하여 매일 잠자기 전에 손가락에 바름.
- **도포용 크림** : 위의 오일을 크림에 잘 혼합하여 학교 가거나 밖에 나갈 때는 오일 대신 크림을 바르고 휴대하여 손을 씻은 후 항상 바르도록 지시함.
- 처방방법을 잘 지킨 처음 며칠간은 증세가 상당히 호전되는 것을 볼 수 있었음. 지문도 생기고 표피가 벗겨지고 갈라지는 증세도 좋아졌으나 며칠 지난 후로는 가끔 생각날 때 한 번씩 하여 현재는 처음과 같은 상태로 돌아왔음.

26세 여성 | 20대 초반부터 비듬이 있었음. 머리염색으로 모발이 뻣뻣하고 윤기가 없음. 최근 업무과다로 인한 스트레스로 머리카락이 전체적으로 빠지고 부분적으로 두피가 건조해짐.

- 샴푸 후 호호바 10ml에 라벤더, 로즈마리, 티트리를 2:2:1의 비율로 섞은 오일을 3방울 떨어뜨려 두피 마사지를 10분 정도 해줌.
- 마사지와 함께 모발 구석구석을 꼼꼼해 바른 후 헤어캡을 쓰고 15분 정도 지나 미지근한 물로 씻어냄.
- 2일에 한 번씩 실시.
- 처음 실시 후 모발이 많이 부드러워지고 윤기가 났고 4회 정도 실시한 후 두피 건조 증상이 없어짐. 탈모증세도 호전되었으나 출장이 잦아지고 야근이 늘어남에 따라 다시 탈모증상이 나타남.

31세 여성 | 둘째아이를 출산 후 습진이 생김. 가사일로 물이나 세제에 장기간 접촉으로 인해 습진발생. 외용제를 사용하고 있으나 한달이 지나도록 변화가 없음.

- **손 마사지** : 라벤더 4방울, 주니퍼베리 3방울, 제라늄 3방울, 샌달우드 1방울을 호호바 30ml에 블랜딩하여 매일 3~4회 손 마사지
- 치료 후 가려움증과 건조 증상 완화, 치료 실시 후 5일째부터 원래 피부로 많이 돌아왔으며 2주 후부터 습진이 없어졌음. 예방 차원에서 일주일에 2~3회 손마사지 실시

9. 치과

28세 여성, 회사원 | 사랑니 발치 후 통증 심함.

라벤더 2방울, 로만 캐모마일 2방울, 티트리 2방울, 생수 120ml

- 수술 전부터 식후 통증이 있을 때와 취침 전 가글링(수술 후 1주일간 1일 1~3회 꾸준히 실시)
- 수술로 발치하여 심한 통증을 예상하였으나, 통증이 심하지 않음. 얼음 마사지를 병행하였으나 얼음마사지만 시행할 때에는 심한 통증을 느꼈었음. 수술 후 1주간만 위 사항을 실시하였음. 수술 후 3주차 이후에도 염증이 생기지 않고 매우 잘 아물음. 매우 효과적.

27세 여성 | 9월 13일 치아 신경치료 실시. 신경치료 전 마취가 덜 된 상태에서 신경치료 실시. 9월 26일 통증이 심해져 치과에 가서 잘못된 신경치료에 대한 재치료 들어감. 1차 신경치료 시 마취약이 잇몸으로 흘러나와 마취가 덜된 상태에서 신경치료 실시. 통증이 심해 소염진통제 3알을 복용한지 4~5시간이 지나도 통증이 계속됨. 9월 26일 신경치료 마무리하는 과정에서 염증이 발견, 재치료 들어갔으나 계속 통증이 있고 소염진통제 복용 시 속쓰림 증상 호소.

- **증기흡입** : 라벤더 2방울을 대야에 넣고 흡입
- **통증부위 마사지** : 라벤더 2방울, 버가못 1방울을 호호바 5ml에 블랜딩
- 진통제 복용 후 4시간이 지난 후 통증이 심해 증기 흡입하였으며 증기흡입 15분 실시 후 통증이 가라앉음.
- 9월 13일 하루에 1회씩 마사지 실시 후 통증이 가라앉아 소염진통제를 복용하지 않아도 됨.
- 9월 26일부터 3일 정도 마사지 요법 후 통증이 완전히 없어짐.

32세 여성, 기혼 | 잇몸의 출혈과 염증으로 음식 섭취 및 양치질 곤란.

- **가글링** : 클로브버드 1방울을 물에 떨어뜨려 가글링을 1일 3회 하도록 함.
- **마사지** : 캐리어 오일 5ml에 3%로 희석하여 1일 2~3회 마사지하게 함.
- 출혈은 가글링으로 치료하고, 잇몸의 염증과 통증은 블랜딩 오일로 1일 3회 정도 마사지
- 출혈은 가글링 직후 멈추었고, 염증으로 인한 통증과 부종은 마사지 시작 8일 후 완치. 현재까지 식사와 양치지에 불편함이 없다고 함.

34세 여성, 기혼 | 충치로 인한 치통으로 치과 치료를 받고 있으나 차도가 없음.

- **마사지** : 캐리어 오일 5ml에 클로브 버드 오일을 3%로 희석하여 통증 주변의 입부위를 마사지함.
- 3회 마사지 후 통증이 완전히 소실됨.

chapter 08

아로마테라피에 관한 Q&A

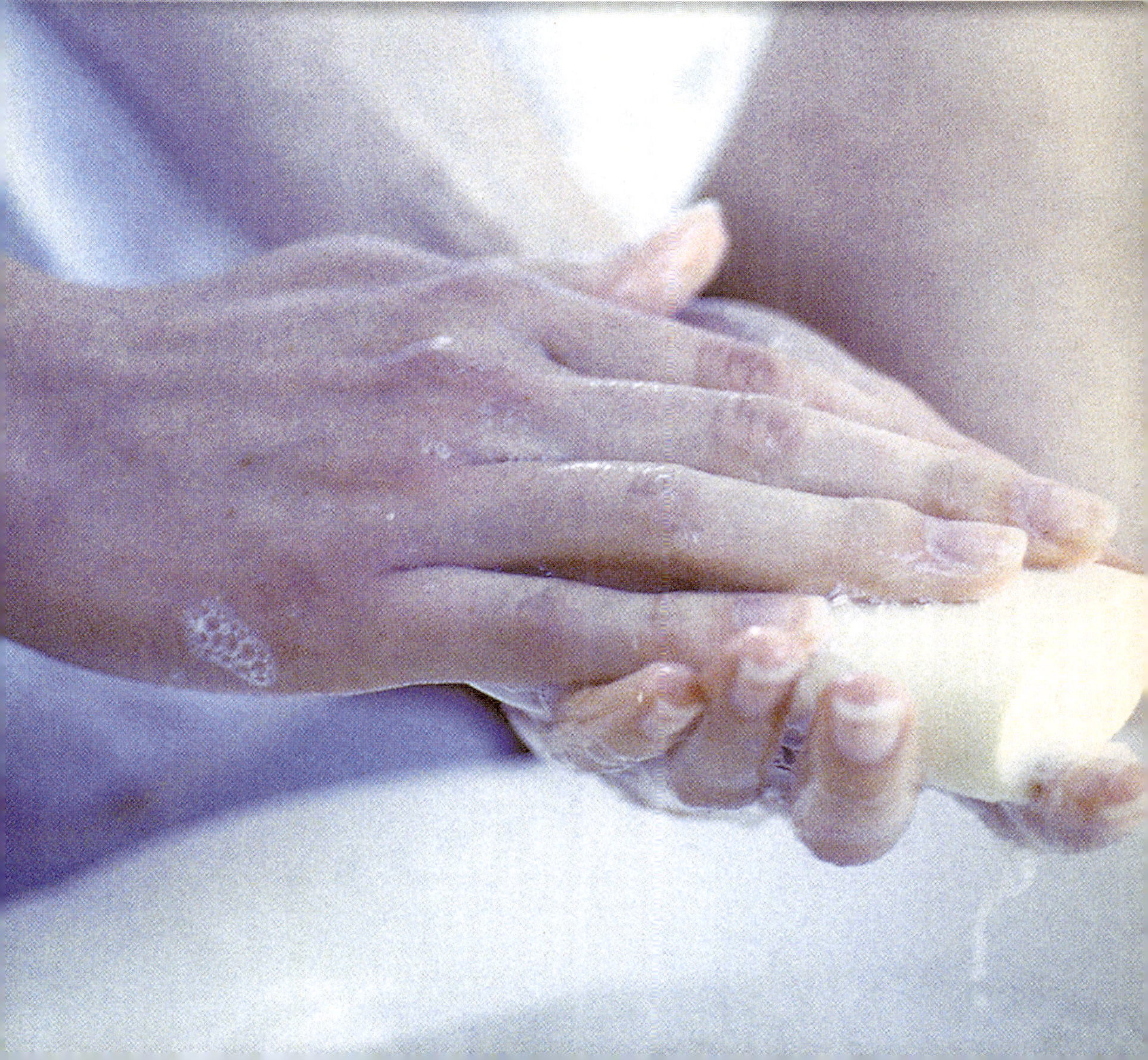

Aromather

제8장

아로마테라피에 관한 Q & A

Q. 아로마테라피가 뭔가요?

A. 아로마테라피 aromatherapy 는 향기 나는 각종 식물의 꽃, 잎, 열매, 줄기, 뿌리 등에서 추출한 휘발성 물질을 사용하여 심신을 건강하게 하는 향기요법을 말합니다. '아로마 aroma '는 일반적인 향을 의미하며, '테라피 therapy '는 '치료'라는 뜻을 가지고 있습니다. 따라서 '아로마테라피'는 향, 즉 나무, 뿌리, 꽃, 잎 등 자연의 힘을 이용해 몸과 마음에 긍정적인 효과를 얻어내는 생활 치료법입니다.

Q. 아로마가 중독이 되나요? 그렇다면 얼마 동안 사용해야 하나요?

A. 일반적인 아로마테라피 요법 중 흡입 방법은 괜찮습니다. 그러나 마사지의 경우 한 가지 오일이나 두세 가지 오일을 오랫동안 사용하면 신체에 부작용이 따를 수도 있습니다. 따라서 아로마테라피 전문가들은 똑같은 오일을 6주 이상 사용하는 것을 금하고 있습니다.

Q. 오일의 값이 회사마다 다르던데 이유가 있나요?

A. 우리나라에서 취급되는 오일은 세계 각지에서 수입되고 있습니다. 물론 제조 회사도 다르구요. 이렇게 다양한 오일들이 있는 것처럼 그 가격도 다양합니다.

그러나 회사마다 가격의 차이가 나는 가장 큰 이유는 오일의 질 입니다. 일부 비양심적인 회사들은 아로마테라피용이 아닌 오일을 아로마테라피용으로 속여 팔기도 하지요. 통상적으로 아로마 오일의 질은 가격에 비례한다고 생각하시면 됩니다.

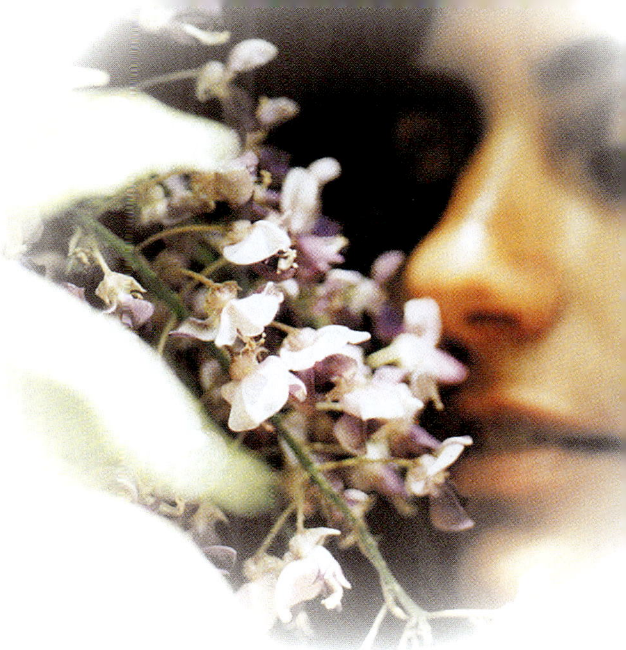

Q. 에센셜오일은 옷에 묻으면 지워지지 않나요?

A. 에센셜오일은 향기가 나는 휘발성 오일입니다. 따라서 시간이 지나면 휘발되므로 옷에 얼룩이 생기지는 않습니다. 그러나 오염된 오일일 경우는 냄새와 얼룩이 남을 수 있습니다.

아로마 오일

Q. 시너지 효과란 무엇인가요?

A. 시너지 효과란 2가지 이상의 에센셜오일을 섞어 사용할 때 생기는 상승작용을 말하는 것입니다. 에센셜오일을 한 가지만 사용하는 것보다 두 가지, 세 가지를 섞어 사용하게 되면 두 배, 세 배, 열 배 이상의 효과가 나타나므로 아로마테라피에서는 중요합니다. 시너지 효과는 19C 프랑스의 뻬아제에 의해 정립된 것으로 아로마 에센셜오일의 3가지 노트 즉, 상 · 중 · 하향이 적절하게 조화를 이룰 때 일어납니다.

Q. 아로마 오일의 농도측정은 어떻게 가능한가요?

A. 아로마 에센셜오일의 농도측정은 GC gas chromatograph 에 의해서 측정됩니다. 대부분은 GC MSD gas chromatography mass selective detector 에 의해 정성분석이 이루어져 각 오일의 성분을 알게 되는 것이지요.

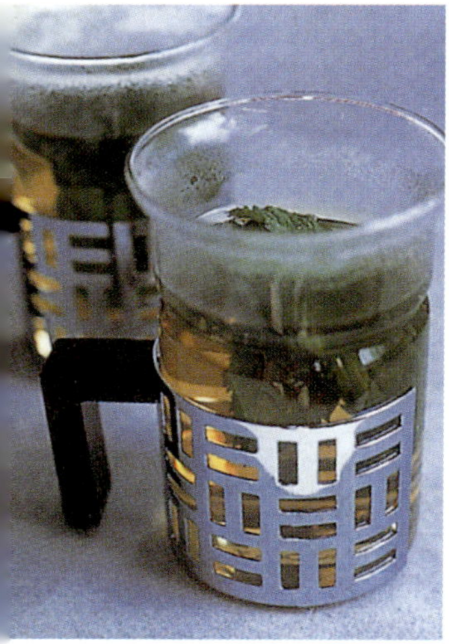

Q. 아로마 오일도 유통기한이 있나요?

A. 있습니다. 보통 아로마 오일의 유통기한은 1년입니다. 뿌리나 나무 수지에서 추출하는 샌달우드나, 진저 같은 경우는 더 길고요. 그리고 레몬, 오렌지 스위트, 버가못 등의 시트러스 citrus 계열은 6개월을 사용할 수 있으며, 캐리어 오일과 혼합된 섞여진 오일 또한 6개월을 사용할 수 있습니다.

Q. 아로마 오일을 먹을 수도 있나요?

A. 일반적으로 아로마 오일을 복용할 수 없습니다. 유럽의 일부 국가에서는 아로마 오일을 먹을 수 있도록 제품이 나오고 있는데 그 경우는 아로마 오일을 약하게 희석해서 캡슐 같은 곳에 넣어 내복약 형태로 복용할 수 있게 나옵니다. 물론 유럽의 경우는 수많은 임상실험을 거쳤구요.

Q. 아로마테라피를 아이에게 적용할 수 있나요?

A. 6개월 이상된 아이들에게 사용할 수 있습니다. 단, 1% 이내로 희석해서 사용해야 합니다. 6개월이 안 된 유아들에게는 캐리어 오일과 플로럴 워터를 전문가와 상의 후 사용할 수 있습니다. 6개월 이상된 아이들의 경우도 알레르기 테스트를 실시 후 사용해야 함을 잊지 마세요.

Q. 에센셜오일이 뭔가요?

A. 에센셜오일은 식물에서 추출한 순 식물성 오일입니다. 천연오일이라고 해야겠죠. 요즘은 유기농 오일이 나오고 있으며, 에센셜오일은 치료의 목적에 사용하는 만큼 순수 유기농 오일을 사용해야겠죠? 아로마테라피라는 분야에서 에센셜오일이 차지하는 비중은 90% 이상입니다.

Q. 비싼 오일일수록 좋은 오일이나요?

A. 좋습니다. 보통 질이 좋은 오일을 선택할 때 선택 조건 중에 오일의 가격이 들어 있습니다. 비싼 오일은 그만큼의 가치를 지니고 있습니다. 그러나 100% 맞는 말은 아닙니다. 일부 비양심적인 사업자들은 아로마테라피용이 아닌 질이

떨어지는 오일을 비싸게 팔기도 하니까요. 따라서 좋은 오일을 선택하기 위해서는 한국아로마테라피협회와 같은 공인된 기관에서 인증한 제품을 사용하시는 것이 좋습니다.

Q. 한 가지 오일보다 여러 오일을 혼합해서 쓰는 이유가 있나요?

A. 여러 가지 오일을 혼합해서 사용하면 시너지 효과가 일어납니다. 즉, 한 가지 오일을 사용할 때보다 두 가지, 세 가지 오일을 혼합하여 사용하면 상승효과가 일어나게 됩니다. 어느 한 증상이나 상황이 복합적이거나 한 가지 오일로 처리가 힘들 때는 두세 가지 오일로 시너지 오일을 만들어 사용하는 것이 효과적입니다.

Q. 낮에 사용해서는 안 되는 오일이 있다던데요?

A. 보통 시트러스 계열의 오일들은 낮에 사용하면 안 됩니다. 시트러스 계열의 오일들은 감광성이 있어 햇빛에 노출이 되면 오일이 발라진 부분만 까맣게 타게 됩니다. 참고로 시트러스 계열의 오일들로는 레몬, 그레이프프루트, 버가못 등이 있습니다.

Q. 오일을 얼마 정도 사용해야 효과가 나타나나요?

A. 어느 한 증상에 대해 오일을 사용하면 그 효과는 바로 나타나지 않습니다. 물론 무좀에 대한 티트리 사용이나, 상처에 대한 라벤더는 몇 번 사용으로 그 효과가 나타나지만 보통의 경우에는 효과를 바로 기대하기가 힘듭니다. 따라서 몇 번 사용하고 나서 효과가 나지 않는다고 조급해하지 마시고 좀 더 지속적으로 사용해보세요.

Q. 오일은 같은데 냄새가 달라요.

A. 같은 오일이라도 학명이 다르면 다른 오일입니다. 그래서 냄새가 다를 수도 있습니다. 따라서 같은 오일인데 냄새가 다르다면 학경을 확인해보시기 바랍니다.

Q. 에센셜오일의 원산지가 중요하나요?

A. 중요합니다. 예를 들어, 인삼을 생산하는 국가는 미국이나 중국도 있습니다. 그러나 최고의 인삼은 한국 인삼이지요. 그것은 인삼이 자라는 데는 한국의 토양과 기후가 적당하기 때문입니다. 오일도 마찬가지입니다. 오일의 식물이 어디에서 자라느냐에 따라서 그 오일의 질이 결정됩니다. 따라서 오일을 구입할 때는 원산지를 꼭 확인해서 질이 좋은 오일을 선택하시기 바랍니다.

Q. 에센셜오일에 학명이 있던데 학명은 무엇인가요?

A. 학명은 그 오일의 이름입니다. 우리들이 흔히 부르는 오일들은 "속"이지요. 유칼립투스도 "속"에 속하지요. 엄밀히 말하면 유칼립투스가 이름이 아니라 그것의 학명인 유칼립투스 글루블루스, 유칼립투스 라디에이타가 이름이라고 할 수 있습니다.

Q. 좋은 아로마 오일을 어떻게 고를 수 있나요?

A. 먼저 학명, 추출부위, 원산지, 그리고 유기농인지 아닌지를 확인해야 합니다. 거기다 추출방법까지 확인할 수 있으면 좋구요. 가격이 너무 싸다면 그 오일의 질도 확인해봐야 합니다. 반드시 그런 것은 아니지만 오일가격과 질이 비례하는 경우가 많거든요. 좀 더 전문가적인 입장에서 살펴보면, 너무 심한 알코올 냄새가 나면 알코올이 섞였다고 볼 수 있으니까 좋지 않구요. 오일 한 방울을 떨어뜨려 기름성분이 느껴지면 캐리어 오일이 혼합되어 있을 가능성이 있습니다. 또한, 물에 떨어뜨렸을 때 물에 뜨지 않고 물과 잘 혼합되거나 탁한 색으로 변하면 유화제가 섞인 화장용이나 공업용일 가능성이 높습니다. 천연 에센셜오일은 원래 물과 혼합되지 않는 성질이 있으므로 물에 오일 한 방울을 떨어뜨렸을 때 혼합되거나 우유빛으로 변하면 안 됩니다.

Q. 에센셜오일을 식물에서 어떻게 만드나요?

A. 일단 에센셜오일이 식물로부터 추출하는 것인지는 알고 계시죠? 앞 분에 추출법에 대해 설명이 되어 있으니까 그 부분을 참조하세요.

캐리어 오일 & 플로럴 워터

Q. 플로럴 워터는 어떻게 얻어지며 어떤 효과가 있는지 궁금합니다.

A. 플로럴 워터는 오일 추출법 중 증류법으로 얻어집니다. 증류법에 대한 설명은 1장에 잘 나와 있습니다. 증류되어서 나오는 것 중 위에 뜨는 것이 에센셜오일이고 밑에 수용성 물이 플로럴 워터입니다. 에센셜오일만큼의 효과는 아니지만 에센셜오일이 가지고 있는 작용을 플로럴 워터도 합니다. 물론 크진 않지만요. 그리고 플로럴 워터는 화장수로 사용하면 좋습니다. 일반 화장품보다 훨씬 낫죠.

Q. 캐리어 오일에 대해서 알고 싶습니다.

A. 캐리어 오일은 마사지를 할 때 에센셜오일을 희석시키는 베이스 오일입니다. 캐리어라는 말처럼 에센셜오일을 체내로 침투시키기 의해 에센셜오일을 옮겨주는 역할을 하는 오일이라고 설명하면 쉽지요. 한편, 캐리어 오일 자체만으로도 치료 성분이 들어있기도 합니다.

아로마테라피스트

Q. 아로마테라피스트 자격증이 있어야 숍을 할 수 있나요?

A. 꼭 그렇지는 않습니다. 그러나 가능하면 자격증 취득 즉, 전문적으로 공부를 하는 것이 좋습니다. 요즈음 교육을 받으시는 분들 중에 숍을 하고계시는 분들과 숍을 오픈하시기 원하시는 분들이 많습니다. 그만큼 아로마테라피에 대해서 알고 있어야 숍을 원활하게 할 수 있기 때문이지요.

Q. 아로마테라피스트는 어떤 과정을 거쳐 될 수 있나요?

A. 한국아로마테라피협회를 비롯한 여러 곳에서 교육과정을 운영하고 있으므로 관련정보를 확인해보시는 것이 좋겠습니다.

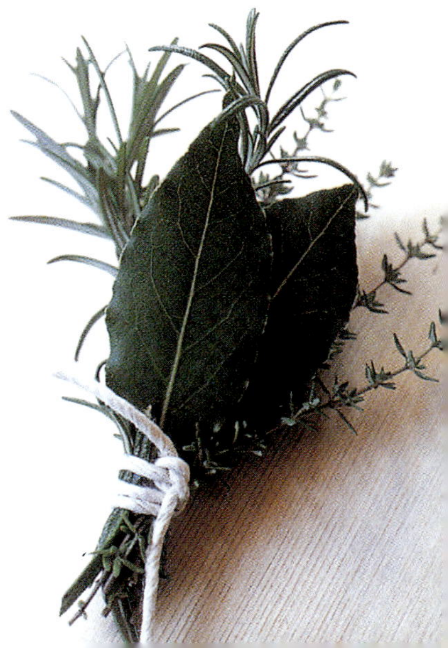

수험생

Q. 수험생에게 좋은 아로마테라피는?

A. 수험생들에게는 집중력과 기억력, 기분을 상쾌하게 해주는 오일이 좋겠죠? 집중력과 기억력에는 로즈마리 오일이 좋습니다. 그 다음에, 분위기를 상쾌하게 해주는 오일은 페퍼민트, 시트러스 계열의 오일들, 파인 등이 좋습니다. 집안에 수험생이 계시다면 로즈마리향이 어떠세요?

피부과

Q. 여드름에 좋은 오일은 무엇인가요?

A. 호르몬의 불균형, 스트레스, 잘못된 식습관 등으로 여드름이 생기고 피지로 땀구멍이 막히면 보기 흉한 화농성 상태가 됩니다. 피부에 자극을 주지 않도록 세안을 하고난 후 주니퍼베리, 제라늄, 클라리세이지 등을 캐리어 오일과 함께 솜뭉치에 적셔서 닦아주거나 발라주면 좋습니다.

Q. 아로마테라피가 탈모에도 효과가 있나요?

A. 모발 촉진과 두피의 혈액순환 개선을 위해서 로즈마리, 일랑일랑 등이 좋고 스트레스와 탈모예방에는 라벤더와 아틀라스 시더우드를 권해드립니다.

이비인후과

Q. 아로마가 비염(알레르기성)에 효과가 있나요?

A. 비염은 주로 비강에 알레르기성 물질이 히스타민 반응을 일으켜 생기는데 코안이 충혈되고 분비물이 심하게 배출되어 고통스러운 상태가 됩니다. 무엇보다 알레르기의 원인성 물질을 차단해주어야 되겠지만 유칼립투스, 파인, 라벤더 오일들을 희석하여 코 주위나 비강 안에 뿌려주면 도움이 됩니다.

정신과

Q. 불면증에 좋은 아로마는 무엇인가요?

A. 스트레스가 많은 현대인들에게 흔한 증상입니다만, 잘못된 약물복용 습관으로 약물 중독 현상이나 부작용을 경험할 수 있습니다. 라벤더, 캐모마일, 일랑일랑 등으로 깊은 수면과 상쾌한 아침을 맞이할 수 있습니다.

Q. 정신건강에 좋은 아로마테라피는?

A. 평소에 몸과 마음을 안정시켜주고 스트레스를 잘 관리하면 항상 건강한 정신 상태를 유지할 수 있겠죠? 아로마테라피는 그러한 목적에 가장 적당한 생활 건강요법이라고 할 수 있으며 평소에 라벤더를 가지고 향수처럼 코밑이나 목 뒷덜미에 바르거나 뿌려주면 좋습니다. 또한 상쾌한 기분을 유지하기 위해서는 페퍼민트나 로즈마리를 사용해보세요.

비만

Q. 다이어트에도 아로마테라피가 효과가 있나요?

A. 원인이 다양한 비만상태의 치료에는 무엇보다도 다이어트가 중요합니다. 아로마로 식욕조절을 하고 운동과 식이요법을 하면 이상적인 비만관리법이 되겠죠? 그레이프프루트가 대표적인 식욕조절 오일로 알려져 있으며 주니퍼베리, 파출리, 사이프러스 등으로 마사지를 해서 지방을 분해시키는 아로마테라피가 효과를 볼 수 있습니다.

여성

Q. 여성질환에 쓰이는 아로마는 무엇입니까?

A. 생리장애(생리 전 증후군, 폐경기 장애 등)의 종류에 따라 클라리세이지, 로즈, 레몬, 사이프러스 등을 선택하여 마사지, 도포법 등에 사용해보세요. 질염

(칸디다, 트리코모나스 감염증 등) 등에는 티트리, 머르, 사이프러스 등이 좋으며 뒷물, 좌욕법으로 활용해보세요.

Q. 임신 중에 아로마를 사용할 수 있나요?

A. 아로마 사용을 금하는 것이 제일 안전합니다. 그러나 입덧, 임신 중 감염상태(감기 등) 등이 생겼을 때는 화학약물보다 독성이 적고 안전한 만다린, 라벤더, 버가못을 사용하면 좋습니다.

Q. 출산 후 관리에 좋은 아로마도 있나요?

A. 로즈, 라벤더, 네롤리 등은 산후 튼살방지, 우울증 예방 및 부종과 생식기관의 안정상태를 개선시키는데 도움이 됩니다. 가볍게 복부마사지나 목욕을 하는데 활용해보세요.

재활의학과

Q. 관절염에도 아로마가 좋나요?

A. 자가면역장애로 오는 류머티스 관절염과 부상, 퇴행성 현상 등으로 염증이 생겨 오는 골관절염이 있습니다. 로즈마리, 유칼립투스, 페퍼민트, 캐모마일 등은 통증을 줄여주고 염증을 해소시켜주며 부은 관절부위를 완화시켜줍니다. 마사지, 습포, 목욕을 꾸준히 해보세요.

마사지

Q. 아로마 마사지 후 바로 샤워해도 되나요?

A. 아로마 마사지로 오일이 몸에 묻어있기 때문에 끈적거릴 수 있습니다. 너무 두껍게 오일이 발라져 있을 때는 가볍게 타월로 몸을 닦아주면 됩니다. 한편, 바로 샤워를 하게되면 오일이 몸 안으로 스며들면서 효과를 얻을 수 있는 기회를 방해하는 셈이 됩니다. 따라서 보통 20~30분에서 길게는 2~3시간이 지난 다음에 샤워하는 것이 좋습니다.

Reference

1. 오홍근. 자연치료의학, 1996년 4월, 가림출판사 刊, 서울
2. 오홍근. 아로마건강법, 1997년 10월, 도솔출판사 刊 , 서울
3. 오홍근. 스트레스과학의 이해 한국 스트레스학회편, 스트레스의 자연치료법 著, 1997년 6월, 신광출판사 刊 , 서울
4. 오홍근. 향기요법, 2000년 6월 27일, 양문출판사 刊, 서울
5. 전세일, 전홍준, 오홍근. 새로운 의학, 새로운 삶, 2000년 12월 15일, 창작과 비평사 刊, 서울
6. 오홍근. 아로마테라피 핸드북, 2002년 8월, 양문출판사, 서울
7. 오홍근. 아로마치료의학, 한국대체의학회지 1998 ; 1: 29-36,
8. 오홍근. 에센셜오일 흡입에 의한 EAV측정치의 변화연구, 스트레스연구, 4:1, 57-62, 1996
9. 오홍근. 민병일, 김형석, 한승호, 조영욱, 김창주. 스트레스와 Aromatherapy 대한심신스트레스학회지 1995 ; 3(2) : 101-106
10. 오홍근. 최진영, 전겸구, 이준석, 박동기, 최성돈, 전태일. 3종의 아로마 시너지브랜딩향의 항스트레스와 각성효과 및 3종향 사이의 효과에 비교 연구, 대한심신스트레스학회지 2000 ; 8(2) : 9-24.
11. 오홍근. 아로마 에센셜오일의 생체전자기장에 미치는 효과, 한국대체의학회지 1998 ; 1 : 46-54, Seoul, Korea
12. 오홍근. 한국의 아로마테라피 연구방향과 발전계획, 한국 아로마테라피협회지 1999 ; 1 : 1-5, Seoul, Korea
13. 오홍근. 아로마 에센셜오일의 미약자기 공명분석과 아로마 파동치료의 실험적연구, 한국 아로마테라피협회지 1999 ; 1 : 29-37, Seoul, Korea
14. 오홍근. 아로마 에센셜오일의 스트레스감소에 미치는 영향, 한국대체의학회지 1999 ; 2 : 45-48, Seoul, Korea

Reference

15. 오홍근. 아로마 향기치료의 임상, 대한내과개원의협의회회보 2000 ; June : 55-60, Seoul, Korea

16. 오홍근. 3종의 아로마 시너지브랜드향의 항스트레스와 각성효과 및 3종향 사이의 효과에 대한 비교연구, 한국 아로마테라피협회지 2000 ; 2 : 1-27, Seoul, Korea

17. 오홍근. 아로마 에센셜오일의 항스트레스효과에 대한 연구 - 뇌파검사를 중심으로 -, 대한임상신경생리학회지 2000 ; 2 : 70-80, Seoul, Korea

18. 오홍근. 향기치료의 이비인후과적 임상적용, 대한이비인후과개원의협의회보 2001 ; 2 : 22-25, Seoul, Korea

19. 오홍근. 3종의 아로마시너지브랜딩향의 항스트레스효과에 대한 흰쥐의 비교 연구, 스트레스연구 2001 ; 9 : 7-13, Seoul, Korea

20. Aromatherapy : evidence for sedative effects of the essential oil of lavender after inhalation Buchbauer G, Jirovetz L, Jager W, Dietrich H, Plank C, 1991, Z Naturforsch C, 46(11-12):1067-1072

21. Prophylactic aromatherapy for supervening infections in patients with chronic bronchitis -statistical evaluation conducted in clinics against a placebo, Farley J P, Poutignat N, Zmirou D, Azzopardi Y, 1989, Phytother Res, 3(3):97-100

22. Treating irritable bowel syndrome with peppermint oil, Rees W D, Evans B K, 1979, Br Med J, 2(6194):835-836

23. Allergic contact dermatitis of the nipple from Roman chamomole ointment, McGeorge B C, Steele M C, 1991, Contact Dermaitits, 24(2):139-140

24. Replacement of drug treatment for insomnia by ambient odor, Hardy M, Kirk-Smith M.D, Stretch D.D, 1995, Lancet, 346:701

25. Neuropsychic effect of Bulgarian rose, lavender and geranium, Tasev T, Toleva P, 1969, Folia Med, 11(5): 307-317

26. Illustration of antibacterial and antifungal properties of Eucalyptus essential oils, Hmamouch M., Tantaoui-Elaraki A, 1990, Plantes Med Phytother, 24(4): 278-289

27. Using Aromatherapy in Childbirth, Burns E, Blamey C, 1994, Nurs Times, 90(9) :54-60

28. Hyperglycemic and insulin release inhibitory effects of Rosmarinus Officinalis, Al-Hader A A, Hasan Z A, 1994, J Ethnopharmacol, 43: 217-221

29. Effects of Fragrances on Vigilance Performance and Stress, rm J S, Dember W N, 1990, Perfum Flav, 15: 15-18

30. Sugano, H.,"Psychophysiological Studies of Fragrances"in Dodd, G.H. and Van Toller, S., Perfumery: The Psychology and Biology of Fragrance I, Chapman and Hall, 1990, P.169.

31. Davis, P., Aromatherapy an A-Z, C.W.Daniel Co.,1998,

32. Ryman, D., Aromatherapy, Piatkus, 1997,

33. Lawless, J., The Encyclopaedia of Essential Oils, Element, 1998,

34. Fischer-Rizzi, s., Complete Aromatherapy Handbook, Sterling, 1990

35. Morris, E. T., Fragrance: The Story of Perfume from Cleopatra to Chanel, Charles Scribner's Sons, New York

36. Tisserand, R., 'Essential Oils as Therapeutic Agents' in Dodd, G.H.and Van Toller, S., Perfumery: The Psychology and Biology of Fragrance I, Chapman and Hall, 1990,p.169.

37. King, J.R., 'Anxiety Reduction Using Fragrances in Dodd and Van Toller, Perfumery I, op.cit., p.157.

Reference

38. Steele, J., 'Brain Research and Essential Oil' in Aromatherapy Quarterly, Spring 1984.

39. Lorig, T. S., 'Cognitive and non-cognitive effects of odour exposure: electro-physical and behavioural evidence' in Dodd and Van Toller, Fragrance Ⅱ, op. cit., p.162.

40. International Journal of Aromatherapy, vol. 5, no.2, p.14.

41. Nukina. I, Glavin GB, Labella FS: Acute cold-restraint stress affects α2-adrenoreceptors in specific brain regions of the rat. Brain Res401: 30-33,1987.

42. Stone EA, Platt JE: Brain adrenergic receptors and resistance to stress. Brain Res 237: 405-414, 1982.

43. Price S, The aromatherapy workbook. Thorsons, London, 1993

44. Rossi T, Melegari M, Bianchi A, Albasini A, Vampa G, Sedative, antiinflammatory and antidiuretic effects induced in rats by essential oils of varieties of Anthemis nobilis: a comparative study. Pharacol res Commun 5, December 20: 71-74, 1988

45. Valnet, The practice of aromatherapy. Daniel, Saffron Walden, 1980

46. Weiss R F , Herbal medicine. Arcanum, G teborg, p.296, 1988

47. Toller SV, Godd G. Perfumery, the psychology and biology of fragrance. Chapman & Hall, NY. 1988.

48. Worwood VA., The complete book of essential oils & aromatherapy. San Rafael. NY, 1997